Thomas Bock, Kristin Klapheck, Friederike Ruppelt
Sinnsuche und Genesung
Erfahrungen und Forschungen zum
subjektiven Sinn von Psychosen

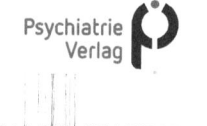

Thomas Bock, Kristin Klapheck, Friederike Ruppelt

Sinnsuche und Genesung

Erfahrungen und Forschungen zum
subjektiven Sinn von Psychosen

Aus der Forschungsgruppe zum SuSi-Projekt
waren am Buch beteiligt: Julia von Iljin,
Sabrina Koschinsky, Candelaria Mahlke, Dieter Naber,
Simone Nordmeyer und Christiane Uhlmann
sowie zahlreiche Partner aus anderen Städten

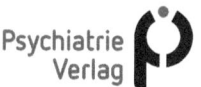

Psychiatrie
Verlag

Thomas Bock, Kristin Klapheck, Friederike Ruppelt
Sinnsuche und Genesung
Erfahrungen und Forschungen zum subjektiven Sinn von Psychosen
1. Auflage 2014
ISBN-Print: 978-3-88414-577-7
ISBN-PDF: 978-3-88414-858-7

Bibliografische Informationen der Deutschen Nationalbibliothek
Die Deutsche Nationalbibliothek verzeichnet diese Publikation
in der Deutschen Nationalbibliografie; detaillierte bibliografische
Daten sind im Internet über http://dnb.ddb.de abrufbar.

Weitere Bücher zum Umgang mit psychischen Störungen
und ihrer Behandlung im Internet unter: www.psychiatrie-verlag.de

© Psychiatrie Verlag GmbH, Köln 2014

Alle Rechte vorbehalten. Kein Teil des Werkes darf ohne Zustimmung
des Verlags vervielfältigt, digitalisiert oder verbreitet werden.
Lektorat: Uwe Britten, textprojekte, Eisenach
Umschlaggestaltung: GRAFIKSCHMITZ, Köln
unter Verwendung eines Fotos von johoelken / photocase.com
Typografiekonzeption: Iga Bielejec, Nierstein
Satz: Psychiatrie Verlag, Köln
Druck und Bindung: KN Digital Printforce, Erfurt

Einleitung: Dem Selbstverständlichen mehr Raum geben   9

GRUNDSÄTZLICHES

Bedürfnis nach Sinn   19

Eigensinn und Psychose – Ringen um Kooperation   32

Wie gesund ist krank? Argumente für eine anthropologische Sicht   36

Hoffnung macht Mut – Recovery   53

DER STELLENWERT VON SINN, BEDEUTUNG UND ANEIGNUNG

Ich bin nicht ohne Grund ver-rückt   67
Gwen Schulz

Der SuSi-Fragebogen – ein Versuch, Sinn zu erfassen   72

»Veränderung, Entwicklung, Reifung« –
qualitative Erhebung zum Sinnerleben in Psychosen   90
Sabrina Koschinsky

Sinnbedürfnis und Lebensqualität   98
Simone Nordmeyer

Irren und Glauben – subjektiver Sinn und Religion   104
Julia von Iljin

Psychose oder Die Vision des Kreuzes   109
Robert Thessier

WIE ANDERE DEN SINN SEHEN – VERSTÄNDIGUNG ÜBER SINN

»Unerwünschte Bereicherung« – die Perspektive einer Mutter — 117
Janin Berg-Peer

Das Leben ist ein langer ruhiger Fluss ... — 121
Beispiel für Sinnerfahrung als Angehörige
Kirsten Khaschei

Der Sinn der Krise – auch für die Familie? — 125
Christiane Uhlmann

Gibt es ein gemeinsames Psychoseerleben bei Erfahrenen, Angehörigen und Helfern? — 131

Welche Auswirkungen haben Psychoseseminare auf Sinnsuche? — 138

SINNSUCHE BEI ANDEREN ERKRANKUNGEN

»Ich habe gelernt zu fühlen« – *mein* Weg aus der Depression — 151
Lilly Unverzagt

Macht Depression Sinn? — 154
Daniel Hell

Gestärkt hervorgehen – Erfahrungen mit Depression und Manie — 159
Hendrik Meyer

Aus Manien lernen? Sinnbedürfnis bei bipolaren Störungen — 163
Fragebogenentwicklung zum subjektiven Sinn bipolarer Störungen
Candelaria Mahlke

Wachstum durch Trauma – per aspera ad astra? — 168
Martina Stubenvoll und Ingo Schäfer

Lebenssinn und Sinnsuche bei Patienten mit körperlichen Erkrankungen — 177
Anja Mehnert

PRAKTISCHE KONSEQUENZEN: SINNBEDÜRFNIS UND THERAPIE

**Die Bedeutung der Stimmen –
Erfahrungen des Stimmenhörer-Netzwerks** 187
Suzanne, Julie Mewes und Jörg Niewöhner

Von anderen lernen – im Bipolar-Netzwerk 194
Martin Kolbe

Raum für die persönliche Geschichte – Sinnsuche in der Soteria 202
Roswitha Hurtz, Daniel Nischk, Maher Showah und Johannes Rusch

**Zu Hause erst recht – der subjektive Sinn im
»Assertive Community Treatment«** 217
Bettina Jacobsen

Psychiatrische Pflege und die Suche nach dem Sinn 226
Michael Schulz

Subjektive Erfahrung und Wirksamkeit der Medikation 234

Biografische Krankheitsverarbeitung in der Psychoedukation 239
Friederike Schmidt und Katrin Körtner

**Raum für Individualität –
Weiterentwicklung des Metakognitiven Trainings** 245
*Steffen Moritz, Charlotte Wittekind, Kalia Planells Keller,
Francesca Bohn und Dieter Naber*

**»To teach is to touch someones life« –
Verhaltenstherapie und Psychosentherapie** 255
Evelyn Gottwalz-Itten und Maike Hartmann

**Defekt oder Konflikt?
Psychoseverständnis aus psychodynamischer Sicht** 262
Günter Lempa

**Das Dilemma der Ambivalenz – Plädoyer für die
tiefenpsychologische Behandlung von Menschen
mit psychotischen Erkrankungen** 267
Brigitte Bremer

Stimmige Lebensgeschichte – die Sicht der systemischen Therapie 276
Gerhard D. Ruf

Aneignung statt Abspaltung – ein Schlussplädoyer 283
Psychose und Lebenserfahrung – jede(r) ist anders

Autorinnen und Autoren 295

Literatur 300

Einleitung: Dem Selbstverständlichen mehr Raum geben

Haben seelische Krisen eine Lebensgeschichte, eine biografische Vorgeschichte, einen Zusammenhang zum erlebten Leben sowie eine Wirkung auf das Lebenskonzept und auf Zukunftserwartungen? »Was denn sonst!« – so würden zumindest all diejenigen sagen, deren Leben nicht immer nur glatt verlaufen ist. Und doch sieht es so aus, als müssten wir fachlich darum ringen, dass solche Selbstverständlichkeiten nicht aus dem Blick geraten.
Da werden psychische Störungen mit Stoffwechselprozessen »erklärt«, als seien diese ein vom Leben isolierter Faktor; da wird über Genetik gesprochen, als habe diese nicht auch via Epigenetik einen Zusammenhang zu existenziellen Krisen des Einzelnen und zu allgemeinen Stressfaktoren; da wird die Psychopathologie nicht selten abgehoben und abstrakt gehandhabt, als erklärten die Begriffe, was sie bestenfalls beschreiben. Die Diskussion um das neue Manual DSM-5 zeigt, dass wir Gefahr laufen, immer mehr Besonderheiten des menschlichen Denkens und Fühlens als Krankheit zu begreifen, ohne mindestens mit derselben Sorgfalt umgekehrt in den bekannten psychischen Erkrankungen das zutiefst Menschliche wahrzunehmen.
Viele einzelne persönliche Geschichten belegen die Sinnhaftigkeit seelischer Krisen. Viele Betroffene werden zu Experten ihrer selbst, gerade weil sie den Anspruch haben, nicht nur nach dem Warum, sondern auch nach dem Wozu zu fragen. Nicht nur: Warum bin ich so geworden? Sondern auch: Was kann ich daraus lernen? Oft beschränkt sich die Sinnsuche bescheiden auf die Wiederaneignung von Erfahrung: Was unterscheidet meine Psychose von der anderer? Wie kann ich gesund leben, auch mit dem Rest der Erkrankung? Wie kann ich mit mir in Einklang (= kohärent) sein, meine Identität (wieder) befestigen – auch mit meiner sehr »besonderen« Erfahrung?
Diese Fragen haben für die Psychiatrie, für die Konzeption von Hilfen eine große Bedeutung, zumal wenn sie zur aktiven Krankheitsbewältigung beitragen. Aus demselben Grund sind sie für die Familien bedeut-

sam. Ja, sogar für die nahen Angehörigen lässt sich mit aller Vorsicht fragen, ob das Miterleben von Krisen neben der oft ungeheuren Belastung auch eine konstruktive Herausforderung darstellen kann und ob in den für alle schmerzhaften Krisen auch die Chance für eine positive familiäre Entwicklung liegt. Welches Verständnis, welche Beteiligung und welche Hilfen können dazu beitragen, die Belastung der Angehörigen wahrzunehmen und zu reduzieren, aber ebenso ihre Ressourcen zu berücksichtigen und zu fördern sowie die Chancen für gemeinsames Wachstum aller zu verbessern?

Lebensnahe Praxis braucht lebensnahe Theorie

Die Psychiatrie könnte an einem Scheideweg stehen – wieder einmal: Sie könnte noch reduktionistischer werden, sich auf biologische Teilprozesse fixieren und sich auf die geschaffenen künstlichen klinischen Räume beschränken, damit das reale Leben ihr nicht die schönen Forschungsdesigns der evidenzbasierten Medizin zunichtemacht – eine Art Laborpsychiatrie also. Oder sie könnte sich konsequent in den Lebensraum hineinentwickeln und einen Kontext bevorzugen, der für die Betroffenen angstfreier ist, sich auf Hometreatment und Soteria konzentrieren, die Sozialräume einbeziehen und die Behandlungsbeziehungen konsequent »trialogisch«, flexibel und kontinuierlich gestalten.
Es gibt gute Gründe für Hoffnung, dass Letzteres geschehen wird. Die UN-Menschenrechtskonvention gibt den individuellen Lebenskonzepten mehr Raum; die Psychiatrie ist gefordert, differenzierte Formen der Begleitung zu schaffen. Die Sozialpsychiatrie ist auf dem Weg, Zersplitterung zu überwinden und Räume für soziale Bedeutungen neu zu erschließen. Die Idee der Integrierten Versorgung trägt dem Rechnung, ermöglicht mehr Ressourcennutzung im ambulanten Bereich, mehr Respekt und Kontinuität. Der Trialog wirbt ebenfalls für gleiche Augenhöhe im Umgang mit Erfahrenen und für mehr Selbstverständlichkeit beim Einbeziehen der Angehörigen – vom Psychoseseminar bis hin zur Peerarbeit. Und auch die psychotherapeutischen Schulen scheinen endlich bereit und in der Lage, für Menschen mit Psychoseerfahrung offen zu sein und dabei vielleicht sogar die unsinnige Aufteilung der Zuständigkeit für Denken, Fühlen und Handeln zu überwinden (sie-

he etwa: www.ddpp.de) – für Menschen in Psychosen, die genau an dieser Stelle um den inneren Zusammenhalt ringen, keine unwichtige Voraussetzung.
Beide, eine lebensnähere Psychiatrie und eine psychosenähere Psychotherapie, brauchen offene Krankheitskonzepte. Wegen der Konzentration auf den Einzelnen wird die Unterscheidung in festgelegte »Schubladen« weniger wichtig. Doch das Interesse am subjektiven Erleben und an individuellen Erklärungsmodellen sowie deren Rückwirkung auf die Genesung wächst ebenso wie die Achtsamkeit im Umgang mit individuellen, familiären und sozialen Ressourcen.

Erzählte und erfahrene Wirklichkeit – ein trialogisches Forschungsprojekt

Das Hamburger Projekt zum subjektiven Sinn von Psychosen (kurz: SuSi) ist ein Kind des Trialogs: Erfahrene und Angehörige haben den Start wesentlich mitbestimmt. Das SuSi-Projekt hat sich zur Aufgabe gemacht, Subjektivität empirisch erfahrbar zu machen und die im Trialog erlebbare Bedeutung der subjektiven Sinngebung bei psychischen Krisen auch in anderen Kontexten wissenschaftlich zu untersuchen. Bisher sind es vor allem einzelne, erzählte Geschichten, die uns vermitteln, dass Psychosen nicht aus dem Nichts entstehen, dass sie sehr vielfältig erlebt werden und dass auch die subjektiven Konsequenzen sehr unterschiedlich sind: Geschichten wie die von Dorothea BUCK (2007), die ihre Psychosen als Zugang zu Konflikten aus dem Unbewussten verstand und aus eigener künstlerischer Kraft zur Heilung fand. Oder andere Geschichten, die uns zeigen, dass subjektive Erklärungsmodelle und Bewältigungsversuche den Krankheitsverlauf wesentlich beeinflussen, beispielsweise die der »Bettelkönigin« Hildegard Wohlgemuth. Im vorliegenden Buch illustrieren weitere Lebensgeschichten die allgemeinen Ergebnisse.
Sind die Inhalte der Psychose nicht nur narrativ (in der einzelnen erzählten Geschichte) bedeutsam, sondern auch für eine Mehrheit der Betroffenen? Sind aktive Krankheitsbewältigung und Zuordnung subjektiver Bedeutung bei der Genesung hilfreich? Lässt sich aus seelischen Krisen und psychotischen Erfahrungen etwas lernen – vielleicht

sogar weitgehend unabhängig von der Schwere der Erfahrung bzw. Erkrankung? Welche Facetten hat die subjektive Sinngebung? Was von dieser Rekonstruktionsleistung, von diesem Ringen um Kohärenz betrifft Vergangenheit, was Gegenwart, was Zukunft? Lässt sich die aktive sinnbasierte Bewältigungsstrategie empirisch erfassen?

Das Ergebnis unserer Forschung ist aufschlussreich und spannend. Nicht nur wegen des offensichtlichen hohen Sinnbedürfnisses, das auch in größeren Stichproben und weitgehend unabhängig von der Schwere der Psychose bestätigt wurde, sondern auch wegen des Zusammenhangs der Faktoren untereinander: Was bedeutet es, wenn Menschen die Psychose mit dem eigenen Leben in Verbindung bringen? Welche Rückwirkungen hat das auf das aktuelle Erleben der Psychose und die Zukunftserwartungen? Und: Welchen Stellenwert hat dann eine biografisch orientierte Psychotherapie?

Erst nach und nach ist uns klar geworden, dass dieser Ansatz Brücken schlägt – sowohl in die Medizin als auch in die Philosophie. So gibt es in der Krebsforschung längst erhellende Ergebnisse zur Bedeutung von Sinngebung und »Benefit-Finding« für den Genesungsprozess. Und auch bei psychiatrischen Diagnosen wie der Depression ist die wissenschaftliche Beschäftigung mit der Notwendigkeit, sich das Erfahrene anzueignen, längst weiter vorangeschritten. Die Brücken zur Philosophie laufen nicht nur über die anthropologische Sichtweise (im Sinne einer Besinnung auf das zutiefst Menschliche in tiefen seelischen Krisen), über Daseinsanalyse und Phänomenologie. Mindestens so aufschlussreich sind die Verbindungen zur Salutogenese, bei der die Kohärenz (hier mit den Unterkategorien Verstehbarkeit, Bewältigbarkeit und Sinnhaftigkeit) als Gesundungskriterium gilt, und zur Recovery-Orientierung, die den Weg zur Genesung befreit von der Fixierung auf bloße Symptomreduktion.

Es gibt keinen äußeren Maßstab für Sinn

Nach einer subjektiven »Bedeutung« zu fragen, heißt nicht, Leid und Verzweiflung zu bagatellisieren oder gar zu negieren – weder bei den Betroffenen noch bei den Angehörigen. Die vorsichtige Verbindung von Sinnsuche und Psychoseerfahrung bedeutet selbstverständlich nicht, dass ein Leben ohne Psychose sinnlos oder Psychoseerfahrung per se erstrebenswert oder lohnend sei.

Für viele Lebensereignisse gilt, dass sie schmerzhaft und schwierig und dennoch bedeutsam und lehrreich sind. Nichts anderes erwarten wir auch für den Umgang mit Psychosen. Lebenskrisen jede Bedeutung abzusprechen oder aus Konflikten nicht lernen zu wollen, macht diese nicht leichter, sondern kann die Last im Gegenteil erhöhen. Dasselbe gilt für Psychosen.

Sicherlich müssen wir uns vor einem absoluten Anspruch hüten. Es gibt verschiedene Ebenen der Sinnsuche: Manche Stimmen haben eine unmittelbare Botschaft; manche Psychose hat eine eindeutige Geschichte; aber oft sind das Geschehen und die Erfahrungen sehr viel komplexer. Entsprechend kann auch die Auseinandersetzung mit dem subjektiven Sinn sehr verschieden sein. Auf keinen Fall kann und darf es einen *äußeren* Maßstab für den je persönlichen Sinn in einer Lebensgeschichte geben. Sinn ist immer subjektiv und kann nur vom Individuum selbst konstruiert werden. Nicht selten ist dabei das Suchen wichtiger als das Finden, sind das Ringen um inneren Zusammenhalt, Kohärenz und das Streben nach Aneignung der Erfahrung lohnend auch ohne endgültiges Ergebnis. Psychoseerfahrene Menschen darin zu unterstützen, erscheint nötig, hilfreich und therapeutisch realisierbar. Die Bedeutung biologischer Behandlungsmethoden wird dadurch nicht geschmälert; sie darf aber einem breiten Verstehensansatz und einer dialogischen Beziehungskultur nicht entgegenstehen.

Unser Weg zum Buch

Das vorliegende Buch zum subjektiven Sinn von Psychosen ist breit angelegt: Wir wollen den theoretischen Hintergrund lebendig werden lassen und die Verbindungen herstellen zu angrenzenden Diskursen von der Anthropologie bis zu Recovery. Immer geschieht dies mit der Leitfrage: Kann die Zuordnung der subjektiven Bedeutung für das Erleben der Erkrankungen und die Chancen der Genesung wichtig sein (erster Teil)? Wir wollen die Entstehungsgeschichte des Fragebogens und die Teilergebnisse der zahlreichen Studien darstellen (zweiter Teil), also da, wo wir können, Antworten geben. Dabei spielten auch Perspektive und Sinnbedürfnis der Angehörigen sowie die Verständigung über den Sinn im Trialog eine besondere Rolle (dritter Teil). Besonders froh sind wir über die Gastbeiträge aus anderen Medizin- bzw. Psychiatriebereichen. Offenbar ist die Frage nach Sinn und Bedeutung auch im Zusammenhang mit anderen Erkrankungen relevant (vierter Teil). Beispielhaft folgen dort Ausführungen zu Depression, Traumatisierung und Krebserkrankung.

Den Abschluss bilden Beiträge zu den Konsequenzen der Sinnfragen für alle Hilfebereiche von Selbsthilfe über Pflege bis hin zu den verschiedenen Psychotherapien – mit besonderer Berücksichtigung jener Strukturen, die sich um angstfreie Räume bemühen, etwa der Ansätze des Hometreatments und der Soteria.

Im Sinne des Trialogs waren viele an diesem Projekt beteiligt: Erfahrene und Angehörige haben wesentlich die Weichen mitgestaltet. In der Folgezeit wurde das Projekt vom Kongress »Subjektive Seite der Schizophrenie« adoptiert. Viele aktive Unterstützer kamen aus diesem Kreis, auch viele, die hier nicht als Koautoren erscheinen; sie sind unten aufgeführt. Viele Studierende brachten weit mehr Kraft und Engagement ein, als sie mussten. Nur wegen dieser Infrastruktur und des hohen Einsatzes von Diplomanden und Doktoranden konnte die bescheidene Unterstützung des einzigen Sponsors so nachhaltig wirksam werden: Die UNNA-Stiftung ist eigentlich im Hautarztbereich beheimatet. Doch Psychosen sind eben auch als besondere Form der Dünnhäutigkeit zu verstehen. Herzlichen Dank für Weitsicht und finanzielle Unterstützung.

Im Jahr 2012 haben das SuSi-Projekt und Kristin Klapheck als Person den Forschungspreis für Sozialpsychiatrie gewonnen. Das hat uns sehr gefreut und dieses Buch ermöglicht. Herzlichen Dank an die Deutsche Gesellschaft für Soziale Psychiatrie und den Psychiatrie Verlag.

Thomas Bock, Kristin Klapheck, Friederike Ruppelt

Wir bedanken uns bei den vielen Unterstützern des Projektes, die nicht als Koautoren beteiligt sind, die aber bei einzelnen Etappen der Multicenter-Forschung beteiligt waren: Michaela Amering; Dorothea Buck; Hans Jochim Meyer und dem LApK; Tanno Brysinski; Sabine Pankratz; Anna Sander; Karl Wegscheider; Stefan Priebe; Hanna Cronjäger; Wassili Hinüber und dem Alexianer Krankenhaus Aachen,

Allgemeine Psychiatrie; Friedhelm Meißner, Astrid Rosenkranz und dem Sächsischen Krankenhaus für Psychiatrie und Neurologie Arnsdorf; Ute Golombek und dem Evangelischen Krankenhaus Königin Elisabeth Herzberge Berlin, Abteilung Psychiatrie, Psychotherapie und Psychosomatik; Wolf Müller und der Psychiatrischen Tagesklinik Bünde; den Rheinischen Kliniken Essen-Heidhausen, Klinik für Psychiatrie und Psychotherapie; Steffi Langner-Timm und dem Evangelischen Krankenhaus Bethanien Greifswald, Abteilung Psychotherapie, Tagesklinik und Psychiatrische Institutsambulanz; Tilmann Klähn und dem Bethesda Krankenhaus Hamburg-Bergedorf, Klinik für Psychiatrie und Psychotherapie; Joachim Schwertfeger und dem Nussknacker e. V./VIA Hamburg-Altona; Rainer Paschinger und den Sozialen und medizinischen Diensten Exit-sozial Linz; Werner Schütze und der Havelland-Klinik Nauen; Armin Lenz und dem Psychiatrischen Rehabilitationsverbund Oldenburg (PRO); Jörg Zimmermann und der Karl-Jaspers-Klinik Bad Zwischenahn; Daniel Nischk und dem Zentrum für Psychiatrie Reichenau; Marlies Busch und den Sozialpsychiatrischen Hilfen Reutlingen.

GRUNDSÄTZLICHES

Der Wille zum Sinn ist nach Viktor Frankl eine grundlegende menschliche Eigenschaft, das Sinnbedürfnis ist tief in uns verankert. Dieser Wesenszug des Menschen wird auch in existenziellen Krisen nicht außer Kraft gesetzt; und wir möchten ihn sogar mit der Genesung und Gesundung bei psychischen Erkrankungen in Verbindung bringen.

Festzustellen ist, dass Sinnsuche bzw. Sinngebung als Krankheits-Verarbeitungsstrategie bei Psychosen zwar für die Betroffenen relevant ist, aber deren Bezug zu fachlichen Konzepten bisher kaum untersucht wurde. Als spezifischer Prädiktor für verschiedene Variablen wie Lebensqualität und Therapieerfolg oder als Ergebnis von Therapie- bzw. Trainingsprogrammen konnte Sinn im Gegensatz zu anderen Strategien der Krankheitsverarbeitung bisher kaum herausgestellt werden. Dies lässt sich vielleicht damit erklären, dass Sinnsuche bzw. Sinngebung mit den verwendeten Instrumenten nur wenig differenziert erfasst werden.

Sinnsuche wird dabei nicht nur als Bemühen um Kausalität (Ursachen) und Finalität (Zweck) verstanden, sondern auch als Prozess der Aneignung von Erfahrung als individueller, unverwechselbarer Besonderheit und des (Wieder-)Herstellens von innerem Zusammenhalt.

Verschiedene Theorien helfen, diese Gedanken zu vertiefen – zum Beispiel zur Salutogenese und zu Recovery-Konzepten. Symptome können störend und stützend (dysfunktional und funktional) wirken. Ebenso können wir uns psychischen Erkrankungen pathologisch und anthropologisch nähern. Der Blick auf das zutiefst Menschliche hilft zu entstigmatisieren und schafft Raum für Selbstverständlichkeit und Selbstwirksamkeit.

In diesem Zusammenhang wird nicht nur der *eigene Sinn* der Erkrankung, sondern auch der individuelle *Eigensinn* verdeutlicht, der mit Psychosen verbunden sein kann; auch er kann eine besondere Funktion und Sprache haben.

Am Ende des Kapitels rücken die Grenzen und Nebenwirkungen unseres eigenen Konzepts in den Vordergrund; wir wollen auch hier vor Verabsolutierung und Verharmlosung warnen. Sinnsuche kann nie von außen »gefordert« und normiert werden; sie ist ein vielfältiger intrapsychischer und rein subjektiver Vorgang. Psychiatrische und psychotherapeutische Hilfe kann und sollte diesen Prozess allerdings stützen und ggf. anregen.

Bedürfnis nach Sinn

Nur der Mensch kennt ein Bedürfnis nach Sinn, kein anderes Lebewesen – soweit wie wir es nachvollziehen können. Nur der Mensch kann nach dem Sinn des Lebens allgemein oder dem Sinn eines bestimmten Ereignisses fragen. So betont der Psychiater Viktor Frankl, der in seinem Lebenswerk auf die Sinnsuche des Menschen fokussiert und die Sinnforschung maßgeblich mitgeprägt hat, dass das Sinnbedürfnis – oder, wie er sagt, der »Wille zum Sinn« –, eines der wichtigsten Motive des Menschen sei. Dieser Standpunkt ist nicht zuletzt durch Frankls eigene Biografie zu erklären, denn er erlebte als österreichischer Jude während des Zweiten Weltkriegs den Aufenthalt in mehreren Konzentrationslagern, wo er unter anderem seine erste Ehefrau und seine Eltern verlor.

Der Wille zum Sinn setzt Willensfreiheit und Eigenverantwortlichkeit voraus, die bei jedem Menschen grundsätzlich bestehen, wenn auch von den jeweiligen biologischen, psychologischen und sozialen Bedingungen eingeschränkt (Raskob 2005). Setzen wir also voraus, dass auch die Psychose ein ganz persönlicher Weg ist, auf dem ein Mensch sich selbst und seinen Lebensbedingungen einen Sinn zuzuschreiben versucht, weil er *als Mensch* gar nicht umhinkommt, nach einem Sinn zu suchen, dann müssten wir in der Arbeit mit psychisch Erkrankten erst einmal diesen Sinnzusammenhang rekonstruieren.

Der menschliche Hunger nach Sinn

Als Reaktion auf ein kritisches Lebensereignis, als das eine psychotische Störung auch angesehen werden kann, gilt der Versuch der Sinnkonstruktion als normal und universell (Davis u. a. 1998). Die Frage nach dem Sinn zielt meist sowohl auf den Grund eines Ereignisses ab, das heißt auf seine Kausalität (»Warum?«), als auch auf den Zweck, also auf die Folgen, auf seine Finalität (»Wozu?«) (Längle 2005). Diese Zweiteilung wird in der Forschung zur Bewältigung schwerer

Lebensereignisse aufgegriffen, in der das Verstehen von Ursachen und Kohärenz (»Sense-Making«) der Wahrnehmung positiver Folgen eines Ereignisses (»Benefit-Finding«) gegenübergestellt wird (DAVIS u. a. 1998). Dieser Umstand verdeutlicht, dass ein Sinn von etwas meist erst im größeren Zusammenhang der dynamischen Vernetzung von Vergangenheit, Gegenwart und Zukunft, von Ursache und Wirkung, Ausgangspunkt und Zielen erkannt wird.

Die Warum-Frage scheint dabei im Verlauf der Anpassung früher gestellt zu werden als die Wozu-Frage (JANOFF-BULMAN/FRANTZ 1997). Psychische Krisen und Krankheiten nicht nur nach dem Woher, sondern auch nach dem Wozu zu befragen, war für die psychiatrisch Tätigen lange Zeit ungewohnt. Systemische Betrachtungen haben aber inzwischen den Weg dorthin geebnet.

Frankl geht von einem zutiefst subjektiven Sinnverständnis aus, denn den Sinn in einer Situation zu erkennen wird erst durch Aktivität der betreffenden Person möglich. Es besteht kein allgemeingültiger Sinn, denn er ist situations- und personengebunden und daher auch wandelbar. Entsprechend kann Sinn auch nicht vorgegeben oder durch einen anderen Menschen »verordnet« werden (FRANKL 1998). Ein Therapeut kann also dem Psychose-Erfahrenen nicht aufzeigen, worin der Sinn seiner Krise besteht, sondern ihn nur unterstützen, den jeweils subjektiven Sinn zu erkennen, vielleicht auch therapeutisch zu bearbeiten. Allerdings sind die Bedingungen der Sinnsuche nicht völlig willkürlich. Hugo MENNEMANN (2000, S. 55) verweist auf die gesellschaftliche Eingebundenheit jeder Sinnkonstruktion: »Stellt man sich nun die Frage, ob jeder einzelne Mensch kreativ Sinn schafft oder ob Sinnzusammenhänge festliegen, so ergibt sich schnell die Antwort, dass beides vorliegt: Sinn wird individuell konstruiert und liegt gesellschaftlich vor.«

Die medizinische Psychiatrie des 20. Jahrhunderts hatte sich dafür entschieden, den Sinn einer Psychose als »Un-Sinn« zu betrachten, und wandte sich der Tiefendimension psychotischen Erlebens gar nicht erst zu. Leider ist das sowohl in der Bevölkerung allgemein als auch in der psychiatrischen Versorgungslandschaft weitenteils immer noch so. Das bedeutet, dass beispielsweise die Diagnose einer Schizophrenie mit vielerlei Stigmatisierungen einhergeht (BAUMANN u. a. 2007). Das historische Auftreten einer Selbsthilfebewegung betroffener Menschen seit den sechziger Jahren ist ein deutliches Zeichen dafür, psychotische

Erfahrungen in einem erweiterten Kontext zu sehen und sie aus der Reduzierung auf Funktionsstörungen im Gehirn herauszuholen.

Ebenen der Sinnsuche

Sinngebung kann als ein emotional-kognitiver Prozess verstanden werden, »als eine Bedeutung oder Bewertung, die wir bei einer Tätigkeit, einem Geschehen oder einem Ereignis wahrnehmen oder erleben, die wir herstellen oder dem Geschehen/der Tätigkeit geben. Meist ist die Bedeutung/Bewertung förderlich, positiv, bejahend, akzeptierend für den jeweiligen Menschen, verbunden mit einem charakteristischen, meist positiven Gefühl« (TAUSCH 2004, S. 89). Zusätzlich ist bei der Sinnerfüllung von einer motivationalen Komponente auszugehen (REKER/WONG 1988), die das Verfolgen und Erreichen wertbesetzter Ziele umfasst und als Werteverwirklichung zu verstehen ist (RASKOB 2005). Viktor Frankl nennt drei Wertkategorien, in denen Sinn gefunden werden kann: schöpferische Werte, Erlebenswerte und Einstellungswerte.

- *Schöpferische Werte* zielen auf Arbeit, Beruf sowie allgemein auf die aktive Gestaltung der Welt ab.
- In der Kategorie der *Erlebenswerte* bzw. ästhetischen Werte besteht Sinn im positiven Erleben der Welt in Beziehungen, Liebe, Kunst oder wenn »Wahrheit« gefunden wird.
- Schließlich gibt es die *Einstellungswerte* bzw. Leidenswerte, wonach Sinn auch in der Auseinandersetzung mit Leid, Schuld und Tod bestehen kann, welche menschliche Reifung ermöglicht.

Frankl betont dabei, dass der Mensch allein in sich selbst keinen Sinn finden kann, dazu muss er sich anderen und der Welt zuwenden (RASKOB 2005). Hier zeigen sich schon einige Überschneidungen mit den Zielen des Recovery-Ansatzes, der für die Behandlung schwerer psychischer Leiden nicht nur eine Symptomreduktion, sondern weitreichende Anpassungen und Genesungsprozesse fordert. Darauf soll später noch ausführlicher eingegangen werden.

Existenzielles Vakuum und psychische Störungen

Die sinnzentrierte Psychotherapie nach Frankl – die Logotherapie – ist von der Annahme geprägt, dass ein Mangel an Sinn zu einem existenziellen Vakuum führt, das heißt zu einem Zustand der Sinnlosigkeit, Apathie und Depression. Frankl sah diesen Zustand als ein eigenständiges Störungsbild, die noogene Neurose. Viele psychische Störungen wie Phobien, Depressionen, Zwänge, Süchte etc. sah er darin begründet, dass das menschliche Sinnbedürfnis in der Lebensgestaltung nicht ausreichend befriedigt werde (siehe BILLER/DE STIEGELER 2008).
Die Logotherapie (gr. logos = Sinn) knüpft daran an, die eigenen Werte und ihre Nichtbeachtung bewusst zu machen und eine Umsetzung in Handlungen zu unterstützen, mit denen subjektive Werte besser ausgelebt werden können, sodass eine sinnerfüllte Lebensgestaltung möglich wird. Dies erfordert eine Klärung dessen, was wichtig ist, sowie den Mut und die Verantwortung des Betroffenen, Schritte in diese Richtung zu unternehmen.
In ähnlicher Weise zeigt die Therapieforschung nach Klaus GRAWE (2004) auf, dass die (biografisch) unbefriedigten psychischen Grundbedürfnisse nach Konsistenz und Kohärenz ein Risiko für die Entwicklung psychischer Störungen darstellen. Bei Psychosen ist zweierlei vorstellbar: erstens, dass verletzte Grundbedürfnisse und die daraus resultierenden Schwierigkeiten, ein sinnerfülltes Leben zu führen, den Weg für die psychische Krise ebneten. Zweitens stellt die Psychose selbst eine Erschütterung der Fähigkeit dar, ein persönlich sinnerfülltes Leben zu führen, denn die Neuorientierung nach der erstmaligen oder länger anhaltenden Erkrankung mag vielen Betroffenen nicht unmittelbar gelingen.
Gemessen mit dem ältesten Instrument der Sinnforschung, dem auf der Theorie Frankls beruhenden »Purpose in Life Test« (PIL; CRUMBAUGH/ MAHOLICK 1964; deutsche Übersetzung bei YALOM 1989), sahen Patientinnen und Patienten mit der Diagnose Schizophrenie Einschränkungen in puncto Sinnerfüllung (CRUMBAUGH 1968; YARNELL 1971; CHAUDHARY/SHARMA 1976). Auch Patienten mit neurotischen oder Persönlichkeitsstörungen sowie Alkoholkranke schneiden schlechter ab als Gesunde (HAUSER 2004). Allerdings wiesen manche Patienten

mit der Diagnose Schizophrenie – gefragt nach einem Mangel an allgemeinem Lebenssinn und der Motivation, diesen zu finden – keine signifikanten Unterschiede auf. Gleichzeitig zeigte sich ausschließlich für die Patientinnen und Patienten mit Schizophrenie, dass ein Mangel an persönlichem Sinn mit verringerter Selbstkontrolle, weniger Gefühlen sozialer Verantwortung und weniger effektiver Einsicht einhergeht (CRUMBAUGH 1977). Auch in einer weiteren Untersuchung ergaben sich bezüglich der Fähigkeit zur sinnerfüllten Lebensgestaltung signifikant niedrigere Ausprägungen bei einer schizoaffektiven Psychose gegenüber der Normstichprobe, die Werte bei der Diagnose schizophrene Psychose fielen noch niedriger aus (KOHLHOFER 1992).

Diese Befunde können einerseits als Beleg dafür gesehen werden, dass ein Mangel an Lebenszweck – wie von Frankl postuliert – zu existenzieller Frustration, Angst, Hoffnungslosigkeit und im Extremfall zu neurotischen und psychotischen Störungen führt (SHEFFIELD/PEARSON 1974; CHAUDHARY/SHARMA 1976; MOOMAL 1999). Andererseits bleibt offen, ob nicht gerade die psychische Störung mit möglicherweise destruktiven Auswirkungen auf die Lebensgestaltung verhindert hat, dass der Lebenssinn nach dem Abklingen der psychischen Probleme wieder gesunde Ausmaße annehmen konnte. Es wäre also für weitere Forschung wichtig, den zeitlichen Verlauf mitzuerfassen, um Ursache und Wirkung klarer zu definieren.

Sinnsuche und Gesundheitsförderung

In einer anderen Forschungstradition steht das salutogenetische Modell von Aaron ANTONOVSKY (1979), das im Kontext der Stressforschung entstanden ist und häufig von der Gesundheitspsychologie aufgegriffen wird. Der Begriff der Salutogenese (Gesundheitsentstehung) ist als Gegenbegriff zur Pathogenese (Krankheitsentstehung) entwickelt worden und verdeutlicht den besonderen Blickwinkel: Statt sich wie in der Medizin und klinischen Psychologie sonst meist üblich mit krankheitsverursachenden Faktoren, Symptomen und ihrer Bekämpfung auseinanderzusetzen, wird darauf fokussiert, was Gesundheit angesichts von Lebensbelastungen *erhält* und *fördert* (REIMANN/HAMMELSTEIN 2006).

Physische und psychische Gesundheit und Krankheit werden dabei als Endpole eines Kontinuums verstanden, deren Ausprägung sowohl von subjektiver Wahrnehmung als auch von objektiven Aspekten bestimmt wird. Als wichtiger subjektiver Schutzfaktor gilt neben generellen Widerstandskräften das Kohärenzgefühl. Es wird definiert als Lebensorientierung, »die das Maß ausdrückt, in dem man ein durchdringendes, andauerndes, aber dynamisches Gefühl des Vertrauens hat, daß die eigene interne und externe Umwelt vorhersagbar ist und daß es eine hohe Wahrscheinlichkeit gibt, daß sich die Dinge so entwickeln werden, wie vernünftigerweise erwartet werden kann« (ANTONOVSKY 1997, S. 15).

Das Kohärenzgefühl umfasst die drei Komponenten: Verstehbarkeit (»Comprehensibility«), Bewältigbarkeit/Handhabbarkeit (»Manageability«) und Sinnhaftigkeit/Bedeutsamkeit (»Meaningfulness«).

- Die *Verstehbarkeit* zielt auf die Einstellung ab, die Welt als strukturiert und konsistent sowie spezifische Ereignisse als kognitiv einordbar und erklärbar wahrzunehmen.
- *Bewältigbarkeit* bezieht sich auf die Stärke der Annahme, dass Anforderungen der Umwelt mit den vorhandenen Ressourcen bewältigt werden können.
- Das Erleben von *Sinnhaftigkeit* zielt schließlich auf das Vorhandensein von Lebenssinn und Lebenszielen ab, was sich vor allem motivational auswirkt.

Generell erleichtert ein starkes Kohärenzgefühl die Anpassung der vorhandenen Bewältigungsstrategien an ein negatives Lebensereignis. Angesichts einer schweren psychischen Störung wie der Schizophrenie wird die Wahrnehmung von Verstehbarkeit, von Bewältigbarkeit und von Lebenssinn und Lebenszielen sicherlich besonders herausgefordert.

In Studien konnte beobachtet werden, dass ein hohes Kohärenzgefühl mehr mit psychischer als mit physischer Gesundheit einhergeht. In unterschiedlichen Stichproben hat sich gezeigt, dass das Kohärenzgefühl bei Männern stärker als bei Frauen ausgeprägt ist sowie stärker bei nichtklinischen als bei klinischen Stichproben. Mit dem Alter nimmt das Kohärenzgefühl zu (REIMANN/HAMMELSTEIN 2006).

Dass Kohärenz auch bei Psychosen relevant ist und einen wichtigen Schutzfaktor darstellt, zeigen verschiedene Studien. Nach BENGTSSON-

Tops und Hansson (2001b) ist das Kohärenzgefühl bei Patienten mit Schizophrenie positiv mit Anforderungsbewältigung, Selbstwertgefühl und sozialer Unterstützung verknüpft sowie negativ mit der Psychopathologie. Darüber hinaus hängen positive Veränderungen des Kohärenzgefühls längerfristig positiv mit Verbesserungen der Lebensqualität, der generellen Gesundheit, dem globalen Wohlbefinden und dem psychosozialen Funktionsniveau zusammen. Außerdem fanden Bejerholm und Eklund (2007) heraus, dass bei Patienten mit einer Psychose eine hohe Ausprägung des Kohärenzgefühls mit einem höheren Niveau beruflicher Beschäftigung einhergeht, ohne Aussagen über Ursache-Wirkungs-Zusammenhänge machen zu können.

Sinnsuche als Bewältigungsstrategie

Ein umfassendes Modell sinnbasierter Bewältigung kritischer Lebensereignisse bietet die psychologische Stressforschung, in der das etablierte transaktionale Stressmodell von Lazarus und Folkman (Lazarus/Folkman 1984) um die Komponente der Sinnkonstruktion ergänzt wird. Das ursprüngliche Modell basiert auf der Annahme, dass die Bewältigung (»Coping«) von kritischen Lebensereignissen von zwei Bewertungsprozessen abhängt: Zuerst erfolgt die kognitive Bewertung des Stressereignisses selbst (»Primary Appraisal«) als (möglicher) Schaden, Verlust oder aber als Herausforderung, anschließend werden die zur Verfügung stehenden Bewältigungsmöglichkeiten eingeschätzt (»Secondary Appraisal«). Stress entsteht demnach, sobald die eigenen Ressourcen zur Bewältigung subjektiv als nicht ausreichend eingeschätzt werden oder keinen Erfolg zeigen, und ist somit weniger von der objektiven Schwere des Stressors abhängig. Strategien zur Bewältigung werden häufig in *problembezogen* und *emotionsregulierend* zu unterteilen versucht, je nachdem, ob durch sie eine Veränderung des Problems selbst oder der begleitenden Gefühle erreicht werden soll.
Das Modell zum sinnbasierten Coping von Park und Folkman (1997; Park 2010) unterscheidet sich vom ursprünglichen transaktionalen Stressmodell durch die Integration von Sinnsuche als Bewältigungsstrategie, durch die Differenzierung von globalem und situativem Sinn sowie die Darstellung ihrer wechselseitigen Beziehung. Globaler Sinn

bezieht sich auf grundlegende, abstrakte Überzeugungen über die Welt, das Selbstbild und die eigene Position in der Welt (»Beliefs«) sowie auf übergeordnete Lebensziele und Wertvorstellungen (»Purpose«). Der globale Sinn beeinflusst die Wahrnehmung von Vergangenheit und Gegenwart und die Erwartungen an die Zukunft. Die globalen Überzeugungen beziehen sich auf die Vorstellungen von der Ordnung der Welt (etwa ob die Welt und der Mensch generell gut sind, ob es Gerechtigkeit gibt etc.), auf den Wert der eigenen Person, auf Aspekte von Kontrolle und Verletzbarkeit sowie auf die Position der eigenen Person in der Welt (etwa in Beziehungen zu anderen oder in Form optimistischer Annahmen, dass bestimmte Dinge gelingen).

Außerdem ist der Mensch in seinem Handeln durch die Ausrichtung auf bestimmte Zwecke und Ziele gekennzeichnet. Individuelle Ziele bestehen meist zugleich auf einer übergeordneten Ebene (materieller Wohlstand, Karriere, Vergnügen, intime Beziehungen, Macht etc.) und in untergeordneten, situationsspezifischen Zielen (eher instrumentelle Ziele je nach Situation, zum Beispiel eine Universität besuchen, um einen bestimmten Beruf ausüben zu können). Individuelle Ziele stehen in einer engen Verknüpfung zur Persönlichkeit und Identität.

Die Bewertung der situativen Bedeutung eines Ereignisses bzw. Stressors erfolgt vor dem Hintergrund des globalen Sinns (»Initial Appraisal«). Angestrebt wird eine Konsistenz zwischen dem Sinn bzw. der Bedeutung der spezifischen Situation und den globalen Überzeugungen und Zielen. Falls die Bedeutung der Situation nicht zum globalen Sinn passt, also ein Diskrepanzgefühl entsteht, wird dies als belastend empfunden und der Prozess des sinnbasierten Copings setzt ein: Neben problembezogenen und emotionsregulierenden Strategien kann durch eine Neubewertung (»Reappraisal«) der Situation versucht werden, ihr einen anderen Sinn zu geben, der besser mit dem globalen Sinn übereinstimmt. Eine Möglichkeit besteht auch darin, globale Überzeugungen und Ziele zu verändern. Somit beeinflussen sich globaler und situativer Sinn wechselseitig.

Es kann sich dabei um automatische, unbewusste kognitive und emotionale Prozesse handeln, aber auch um eine bewusste Bewältigungsleistung. Zudem wird unterschieden, ob ein Ereignis bloß verstanden werden will (Warum ist es passiert?) oder ihm auch eine Bedeutung gegeben wird (Wozu ist es gut?), also ob Fragen nach Ursache und Kohärenz oder Fragen nach den Folgen eines Ereignisses beantwortet werden.

Als Ergebnis der Sinnkonstruktion steht schließlich die spezifische Sinngebung und damit Anpassung an das kritische Lebensereignis. Dies kann mit einem Gefühl von Akzeptanz einhergehen, mit einem neuen Verständnis der Ursachen, mit der Wahrnehmung von persönlichem Wachstum und positiven Veränderungen, mit einer Integration der Erfahrung in die Identität, mit einer Neubewertung des Stressors, mit veränderten globalen Überzeugungen und Zielen sowie mit einem wiederhergestellten oder veränderten allgemeinen Lebenssinn. Solange Gefühle von Diskrepanz jedoch nicht überwunden sind, also die Sinngebung und eine Anpassung an das Lebensereignis nicht erfolgen, verbleibt man in jenem Grübeln, das eng mit Depression assoziiert sein kann.

Hilfreich sind immer die Integration einer Krise in das Selbstbild (Veränderung globaler Überzeugungen etwa hinsichtlich der eigenen Verletzbarkeit, aber auch der Stärken) und die Anpassung persönlicher privater und beruflicher Ziele an ein Leben mit verbleibenden Symptomen und erhöhtem Risiko für erneute Krisen. Auch die Symptome selbst sind in diese sinnorientierte Betrachtung einzubeziehen: Wahnvorstellungen können als ein Erklärungsversuch von Halluzinationen, Stimmenhören kann als Kompromiss zwischen Einsamkeit und sozialer Überforderung, sozialer Rückzug kann als Schutzmechanismus sichtbar werden (CORIN/LAUZON 1992).

Mit dem Modell des situativen und globalen Sinns lässt sich eine Vielzahl komplexer Prozesse in Hinblick auf die Verarbeitung von Psychosen verknüpfen. Subjektivität wird in den individuellen Bewertungsmustern von Lebensereignissen sowie in den spezifischen Eigenschaften, Ressourcen und Zielen der betroffenen Person deutlich. Das Modell betont zudem den Blick auf die individuellen Ressourcen.

Sinnstiftendes Coping ist nachhaltig

Sinnstiftung dient dazu, das Wohlbefinden wiederherzustellen, und ist damit den emotionsregulierenden Bewältigungsstrategien ähnlich. Sinnbasiertes Coping zeichnet sich zudem durch besondere Nachhaltigkeit aus (TAUBERT 2003). Emotionales Wohlbefinden gilt dabei als Kriterium für Krankheitsverarbeitung und weniger die »Heilung« der

Krankheit selbst – eine solche Sichtweise geht auch mit dem Recovery-Ansatz konform.

An einen umfassenden empirischen Beleg für die Gültigkeit des Modells hat sich leider nach unserem Kenntnisstand noch kein Forscher herangewagt. Als Annäherung werden einige Studien zu Verarbeitungsstrategien bei Psychosen vorgestellt. Zum Beispiel stellten sich Religiosität und Sinnsuche nach aktivem problemorientiertem Coping und Selbstaufbau die Ablenkung als drittwichtigste Verarbeitungsstrategie bei den Betroffenen heraus (ENGLERT u. a. 1994). Interessanterweise unterscheiden sich Patienten und Ärzte dabei signifikant in der Einschätzung, wie sehr die teilnehmenden Patienten bestimmte Verarbeitungsstrategien heranziehen: Die Ärzte schreiben den Patienten weniger Religiosität und Sinnsuche, weniger aktives und problemorientiertes Coping, jedoch mehr Bagatellisierung und Wunschdenken zu.

Bei einer Untersuchung von Prädiktoren für die Aufnahme einer stationären psychiatrischen Behandlung stellt sich das Repertoire an Krankheitsbewältigungsformen als relevanter heraus als eine bestimmte Diagnose, stärker sogar als das Vorliegen einer Psychose. Ambulante Patienten unterscheiden sich von stationär aufgenommenen durch ein insgesamt größeres Repertoire verschiedener Bewältigungsstrategien und durch stärkere Ausprägung der Strategien Akzeptieren, Dissimulation, Zupacken, Sinngebung, Altruismus, Optimismus und Relativieren (SCHNYDER u. a. 1995).

In einer Studie zu Effekten einer copingorientierten Gruppenpsychotherapie stellte sich das aktive problemorientierte Coping als bester Prädiktor für langfristigen Therapieerfolg heraus. Religiosität und Sinnsuche spielten keine entscheidende Rolle (ANDRES u. a. 2003).

Ein ähnliches Bild ergibt sich bezüglich der Lebensqualität: Bei Patientinnen und Patienten mit Schizophrenie in (teil)stationärer Behandlung stellten sich nur aktives problemorientiertes Coping als positiver Prädiktor sowie Bagatellisierung und Wunschdenken als negativer Prädiktor heraus. Doch steht Religiosität und Sinnsuche in der Studie zumindest mit der Lebensqualität bezüglich der sozialen Umwelt (Skala des WHOQOL-Bref) in einem schwach positiven Zusammenhang (SCHMID u. a. 2006).

In der Evaluation eines Stressbewältigungsprogramms für psychisch kranke Personen, von denen etwa zwei Drittel die Diagnose Schizophrenie hatten, wird eine tendenzielle Zunahme der Strategie aktives problemorientiertes Coping infolge des Gruppentrainings festgestellt. Bei den anderen Krankheitsverarbeitungsstrategien – also auch bei Religiosität und Sinnsuche – zeigen sich keine signifikanten Veränderungen (HAMMER u. a. 2008).

Sinnbasiertes Coping in der allgemeinen Medizin

In der Psychoonkologie und in der Forschung zu HIV/Aids wurde sinnbasiertes Coping vielfach explizit untersucht unter der Annahme, dass Sinnkonstruktion die Anpassung an schwere Erkrankungen erleichtert. Bei Patienten mit HIV und Krebs zeigte sich ein Zusammenhang zwischen der Konstruktion von Sinnhaftigkeit in der Krankheit und einer besseren Anpassung an die Erkrankung (FIFE 2005).

In einer anderen Studie mit Tumorpatienten stellte sich die subjektive Sinnkonstruktion als emotionsregulierend und günstig für die Krankheitsverarbeitung heraus, wobei es mehr auf den Zuwachs an Sinn während des Prozesses der Krankheitsverarbeitung anzukommen scheint als auf die absolute Ausprägung. Unterschiede ergeben sich in dieser Untersuchung bei verschiedenen Altersgruppen: Jüngere Patienten weisen einen stärkeren Anstieg von Sinnhaftigkeit auf als ältere. Bei den älteren Patienten jedoch besteht ein positiver Zusammenhang zwischen ihrem emotionalen Wohlbefinden und ihrer wahrgenommenen Gesundheit (TAUBERT 2003; TAUBERT/FÖRSTER 2005).

Persönliche Reifung und »Benefit-Finding«

Ein weiterer Ansatzpunkt in der Stressforschung befasst sich mit den positiven Folgen negativer Lebensereignisse. Hier wird untersucht, was nach belastenden Erfahrungen positive Auswirkungen und persönliche Weiterentwicklung bzw. Reifung und die Wahrnehmung positiver Effekte ermöglicht. So wird von »Benefit-Finding« (ANTONI u. a. 2001) gesprochen, wenn in widrigen und traumatischen Ereignissen ein positiver Nutzen wahrgenommen und somit Sinn darin gefunden wird.

In einer Studie wurde bei Krebspatienten herausgestellt, dass die Erkrankung dazu beigetragen hat, ihrem Leben Sinn zu verleihen und andere, neue Schwerpunkte zu setzen. Der mögliche Nutzen wird dabei operationalisiert als »verbesserte Akzeptanz von Mängeln im Leben«, »verstärkte Nähe zu anderen«, »verbesserte Coping-Fähigkeiten« und »neue Schwerpunkt- und Zielsetzung im Leben« (MOHAMED/BÖHMER 2004).

Eine Vielzahl ähnlicher Studien erfolgte mit Betroffenen nach traumatischen Ereignissen und nach einer Erkrankung an Krebs, multipler Sklerose oder HIV/Aids. Studien zu Psychosen in diesem Feld sind eher selten und bedienen sich meist qualitativer Studiendesigns, belegen aber ebenfalls das »Benefit-Finding« (DUNKLEY u. a. 2007; CHIBA u. a. 2011; PIETRUCH/JOBSON 2012).

Wie können wir bei der Sinnsuche helfen?

Um eine sinnförderliche Haltung zu entwickeln, können logotherapeutische Ansatzpunkte hilfreich sein. Der Sinn im Leiden wird sowohl in der Position Viktor Frankls als auch in der modernen Logotherapie und Existenzanalyse betont. Dabei ist mit »Sinn im Leid« die Sinnkonstruktion gerade *trotz* des Leidens gemeint (BILLER/DE STIEGELER 2008), die dem von physischer, aber auch von psychischer Krankheit betroffenen Menschen mittels seiner gesund gebliebenen Anteile gelingen kann.

Angesichts unabänderlichen Leids, wie es beispielsweise bei chronischen Krankheiten – also oft auch bei Psychosen – besteht, geht es in der Logotherapie um die Unterstützung der sogenannten »Trotzmacht des Geistes« (Frankl): »Es geht ihr darum, die Trotzmacht des Geistes im Leidenden zu aktivieren, den Gestaltungsraum für das Leben angesichts und trotz des Leidens und im Leiden zu entdecken und auszufüllen« (RIEDEL u. a. 2008, S. 112). Unter der Trotzmacht des Geistes versteht Frankl die Macht des Geistes, sich jemandem oder etwas entgegenzustellen bzw. zu trotzen (BILLER/DE STIEGELER 2008). Ziel der Logotherapie ist die Förderung der Leidensfähigkeit, das heißt von Einstellungen, die es leichter machen, einen Sinn in der Erkrankung zu erkennen. Der Sinn kann beispielsweise in persönlichem Wachstum bestehen (RASKOB 2005).

In der neueren existenzanalytischen Literatur (siehe etwa SEIDL/MOLLIK-KREUZWIRT 2006) wird für die Therapie bei psychotischen Symptomen betont, dem gesund gebliebenen Menschen hinter den psychotischen Symptomen Beachtung zu schenken. Dies steht ganz in der Tradition von Frankls psychiatrischem Credo:

»Denn der ›Geist‹, die geistige Person selbst, kann überhaupt nicht krank werden, auch noch hinter der Psychose ist sie da, wenn auch selbst dem Blick des Psychiaters kaum ›sichtbar‹. Ich habe dies einmal als das psychiatrische Credo bezeichnet: diesen Glauben an das Fortbestehen der geistigen Person auch noch hinter der vordergründigen Symptomatik psychotischer Erkrankung« (FRANKL 1982, S. 110).

Diese Ansicht deckt sich mit modernen psychoanalytischen Theorien, wonach das *Selbst* des Menschen letztlich unzerstörbar ist und sein Ringen um Balance zwar sehr existenziell verzweifelt sein kann, aber letztlich nie aufhört (DENEKE 2001). Neben der Förderung eines sinnerfüllten Lebens entsprechend den subjektiven Werten der Person, wie es oben beschrieben wurde, wird es in der Logotherapie und Existenzanalyse als hilfreich angesehen, wenn Symptome als »zu sich« gehörig integriert werden können. Alfried LÄNGLE (1988) hält es für unterstützend, wenn Symptome als Ausdruck der eigenen Person verstanden und biografische Zusammenhänge aufgezeigt werden. Einschränkend muss berücksichtigt werden, dass logotherapeutische Interventionen nur bei leichteren Erkrankungen oder zumindest in nichtakuten psychotischen Zuständen angeraten werden (SEIDL/MOLLIK-KREUZWIRT 2006).

Eigensinn und Psychose – Ringen um Kooperation

Psychoseerfahrene Menschen müssen um den Sinn des eigenen Handelns ringen. Wenig ist selbstverständlich. Handlungen, die sonst fast automatisch erfolgten, müssen mühsam erdacht und konstruiert werden. Umgekehrt drängen sich Bezüge auf, denen sonst keine Bedeutung zukam. Manches ist in sich noch schlüssig, doch nach außen kaum zu vermitteln und für Außenstehende kaum zu durchschauen.
So erscheinen Menschen mit Psychosen in mehrfacher Hinsicht »eigensinnig«:
- Ihre Sinne gehen eigene Wege. Die Wahrnehmung der Realität ist verändert. Die Gedanken sind sprunghaft.
- Sie ringen um Eigenheit und Sinn, um eigene Grenzen und um die Bedeutung für andere – dies tun sie körperlicher und existenzieller als jeder andere Mensch.
- Sie suchen einen eigenen Sinn des Geschehens und versuchen, das Geschehen zu begreifen, zu entschlüsseln, um es sich anzueignen und es nicht als abstrakte Krankheit zu betrachten, die es abzuspalten gilt.
- Dabei bekommt auch der Eigensinn selbst eine sinnhafte Bedeutung. Das Verhalten wird unverständlich – vielleicht ein Versuch, sich vor dem vermeintlichen Zugriff anderer auf einen letzten Hort von Eigenheit zu retten? (BOCK 2011a)

Gerade der Eigensinn erfordert eine Übersetzung: Warum zieht sich der andere zurück? Warum ist er nicht mehr erreichbar? Was davon ist Selbstschutz, wo liegen zusätzliche Risiken? Wie ist die Kommunikation zu halten? Wie ist das Fremdwerden erst einmal zu verstehen, bevor es vorsichtig möglich ist, Brücken zwischen den Welten zu bauen?

Krankheitseinsicht und Compliance – korrekturbedürftige Konzepte

Im Umgang mit eigensinnigen Patientinnen und Patienten macht es sich die moderne Psychiatrie insofern bequem, als sie Krankheitseinsicht und Compliance, also Kooperationsfähigkeit, mehr von den Patienten als von sich selbst verlangt. Patienten sollen Einsicht zeigen, das heißt unsere Sicht der Krankheit übernehmen. Wir selbst bemühen uns kaum noch um ein tieferes Verständnis, begnügen uns mit Diagnosen, als könnten diese *erklären*, was sie bestenfalls *beschreiben*. Wir fragen nicht mehr, warum jemand Stimmen hört und welche, sondern nur, ob. Wir geben es auf, Einsicht zu nehmen, verlangen sie aber umgekehrt von den Patienten.
Eine Züricher Forschungsgruppe (RÖSSLER u. a. 1999) fand heraus, dass Patienten mit »idiosynkratischen Krankheitskonzepten«, also letztlich mit eigensinnigen Erklärungsmustern, eine höhere Lebensqualität erlangen. Schon dieses eher unerwartete Ergebnis einer großen Studie stellt allzu simple Psychoedukationsprogramme infrage. Offensichtlich müssen wir uns mehr für die subjektive Bedeutung der Erkrankung und für die individuellen Erklärungsmodelle interessieren, auch weil sie bestimmte, mehr oder weniger erfolgreiche Bewältigungsstrategien mit beeinflussen. Krankheitseinsicht kann also keine Vorleistung des Erkrankten sein, sondern ist vielmehr eine Aufgabe der Therapeutinnen und Therapeuten. Wir müssen Einsicht nehmen weniger in eine abstrakte Krankheit, sondern in die konkreten Lebensumstände und die besondere Entwicklung eines individuellen Menschen.
Compliance wird, überspitzt definiert, verstanden als die Bereitschaft des Patienten, das zu tun, was der Arzt für richtig hält. Noncompliance hingegen betrachten wir zu schnell als ein Krankheitsmerkmal. Der Patient kooperiert nicht, also muss er besonders krank sein. Diese einseitige Sichtweise ignoriert grundlegende Merkmale der Kommunikation: Wenn die Kooperation zwischen zwei Partnern nicht funktioniert, sind beide verantwortlich. Wir Therapeuten müssen Patienten erst einmal dort abholen – im wörtlichen und im übertragenen Sinn –, wo sie stehen, müssen uns um Kooperation bemühen, Beziehung entwickeln und pflegen und dabei bedürfnisorientiert auch bereit sein, Umwege zu gehen (BOCK 2005 b, 2011).

In diesem Kontext ist auch die Meta-Analyse der Arbeitsgruppe um Tania Lincoln interessant, die zeigt: Die Situation von Patienten mit begrenzter Krankheitseinsicht und Kooperation ist keineswegs eindeutig schlechter. Umgekehrt bringt ein hohes Maß an Krankheitseinsicht und Compliance auch höhere Depressionswerte und eine höhere Suizidalität mit sich (LINCOLN u. a. 2007).

Ringen um Kooperation

Noncompliance lässt sich einerseits mit den Nebenwirkungen der Medikamente erklären, aber auch mit der Qualität der therapeutischen Beziehung. Offenbar muss nicht nur die Chemie des Wirkstoffs stimmen, sondern auch die »Chemie« der Beziehung. Kooperation ist immer ein beidseitiger Prozess, für dessen Zustandekommen wir Therapeuten in hohem Maße mitverantwortlich sind. Unsere Behandlung kann nur dann Früchte tragen, wenn sie die Bedeutungsmuster, die besondere Sprache, die ureigenen Bewältigungsstrategien und die inneren Prozessen des Patienten berücksichtigt (BOCK 2011 a).
Unsere eigentliche psychiatrische, psychologische, pflegerische, psychotherapeutische und sozialarbeiterische Arbeit fängt doch beim Dissens erst an. Gerade im Umgang mit Psychosepatienten, die Mühe haben, die eigenen Grenzen zu spüren und zu wahren, sind Unterschiede und ist Eigensinn eine »spannende« Herausforderung: *Ich* bin dieser Meinung, *du* jener. Was machen wir jetzt? Wer bestimmt? Wer überzeugt wen? Was ist die Besonderheit des Einzelnen, welche Erfahrungen sind ausschlaggebend? Wo sind deine Grenzen, wo meine? Wie kann ich mich auf jemand anderes einlassen, wie lerne ich, jemandem zu vertrauen?
Um das zu verdeutlichen, plädieren wir versuchsweise für eine Umbewertung: Wir psychiatrisch Tätigen sind es, die Compliance entwickeln, also kooperativer werden müssen. Die Noncompliance der Patienten ist als *Beziehungsangebot* zu verstehen: Wie finde ich eine Balance zwischen Selbst- und Fremdbestimmung, zwischen Bindung und Autonomie? Eigensinn verweist auf Lebensqualität und innere Kraft. Wenn also in Zukunft ein Patient allzu brav alles annimmt, was wir verschreiben oder vorschreiben, dann sollten wir skeptisch sein

und uns fragen, was schiefläuft und was wir falsch gemacht haben. Wenn uns aber ein Patient nicht in jedem Fall folgt, wenn er die Standardmedikation nicht begeistert annimmt, sondern Vorbehalte äußert, und wenn es uns dabei immer noch gelingt, um Kooperation zu ringen, dann dürfen wir auf eine gute Prognose schließen.

Lernen von unbehandelten Patienten

Psychoseerfahrene Personen, die die Psychiatrie weitgehend meiden, lehren uns, die individuellen, familiären und sozialen Ressourcen sensibler wahrzunehmen. Ihr Vorhandensein oder Fehlen entscheidet mit darüber, ob aus einer psychischen Besonderheit eine Erkrankung erwächst, ob sich das Stimmenhören zu einer Psychose verdichtet, eine depressive Reaktion nicht nur Schutzmechanismus oder Totstellreflex, sondern eigendynamische Erkrankung wird.

Dasselbe gilt auch für Ängste oder Zwangshandlungen, die, anthropologisch betrachtet, zunächst einmal notwendige Fähigkeiten sind und erst viel später zu einer Störung werden können. Auch und besonders bei Psychosen entscheiden genetische Dünnhäutigkeit und entwicklungsbedingte Irritationen des Stoffwechsels, individuelle Kompensationsfähigkeiten, familiäre Ressourcen, materielle Möglichkeiten, soziale Bindungen und kulturelle Spielräume darüber, ob aus dem grundlegenden menschlichen Psychosepotenzial eine Erkrankung erwächst oder nicht (BOCK 2011).

Wie gesund ist krank? Argumente für eine anthropologische Sicht

Anthropologie meint die Lehre vom Menschen und vom Menschsein, so wie Biologie eigentlich als Lehre vom Leben zu übersetzen ist. Beide Lehren schließen sich also nicht aus, sie haben verschiedene Auslegungen, Verengungen und Erweiterungen erlebt und erleben sie noch. Im Kontext dieses Buches ist mit der anthropologischen Sicht auf psychische Erkrankung die Besinnung auf das »zutiefst Menschliche« gemeint. Eine Sicht, die Normalisierung und Entpathologisierung besonderer Phänomene ermöglicht.

Was Menschen in Phasen einer psychischen Erkrankung, auch in Psychosen, erleben, ist eben nicht nur »anders« und »fremd«, sondern auch ein Rückgriff auf zutiefst Menschliches, auf archaische Erfahrungen und auf allen Menschen gemeinsame *Möglichkeiten*. Nicht nur Enzyme und Eiweiße spielen dann verrückt, sondern auch Selbstkonzepte und soziale Systeme geraten aus den Fugen. Der Hirnstoffwechsel entgleist nicht ohne Not, sondern reagiert auf ungewohnte Anforderungen oder Entbehrungen. Psychische Krisen als »sinnlos« zu bezeichnen, wird dem Wesen des Menschen nicht gerecht und führt in die Irre – auch bezogen auf die Voraussetzungen einer guten therapeutischen Beziehung.

Die anthropologische Sicht will und darf Krankheit nicht verleugnen, doch sie stellt auch diesen Begriff in den notwendigen kulturhistorischen Kontext: Psychotische Phänomene galten nicht immer und in jedem Kontext als »krank«; doch risikolos war diese Erfahrung auch im religiösen oder mystischen Zusammenhang selten. Heute bedeutet die Definition der Erkrankung (leider immer noch) nicht nur Stigmatisierung, sondern auch Schutz, zum Beispiel im Sinne eines Anerkennens, vorübergehend nicht arbeitsfähig zu sein und Anspruch auf Lohnersatzleistungen, Krankengeld oder Rente zu haben. Wer »krank« ist, hofft grundsätzlich erst einmal Entlastung und Unterstützung zu bekommen.

Notwendig ist, mehr Selbstverständlichkeit im Umgang mit psychischer Erkrankung (zurückzu)gewinnen. Wobei auch dieses Herangehen in beide Richtungen zu wenden ist: Die Gesellschaft soll Menschen mit psychischer Erkrankung/Besonderheit als Ausdruck menschlicher Vielfalt selbstverständlich akzeptieren und so die Inklusion ermöglichen, die von der Behindertenrechtskonvention der Vereinten Nationen so deutlich wie nie zuvor gefordert wird. Die psychische Erkrankung soll aber auch für die handelnden Personen »selbst-verständlich« werden. Eine anthropologische Psychiatrie will also helfen, zwischen Betroffenen, Angehörigen und psychiatrisch Tätigen (also im »Trialog«), zwischen Krankheitskonzepten und Erlebnisweisen, zwischen subjektiven Bewertungen und Erklärungsmodellen zu vermitteln.

Neue Praxis braucht eine neue Theorie

Allen Bedenken zum Trotz gibt es hoffnungsvolle Anzeichen einer neuen therapeutischen Praxis: Seit 1989 fordert die Idee des Trialogs im Sinne einer Realutopie die Psychiatrie heraus, auf Augenhöhe zu kommunizieren, Patienten nicht nur als Betroffene, sondern auch als Erfahrene und Experten des eigenen Lebens anzuerkennen. Den Erfolg der Sozialpsychiatrie und Ambulantisierung haben viele Behandlungsbeziehungen aus der Klinik heraus in den alltäglichen Lebenskontext der Menschen verlagert. Muss dann nicht auch das Nachdenken über psychische Erkrankung weitere zusätzliche Koordinaten bekommen? Muss nicht zumindest die Sprache adaptiert werden?
Das Konzept des Hometreatments verlagert sogar die Akutbehandlung weitgehend in den privaten Kontext – mit der großen Chance, Entstehungszusammenhänge anders wahrzunehmen sowie individuelle, familiäre und soziale Ressourcen anders einzubeziehen. Kann das gelingen, wenn das aus der Hospitalisierung heraus entstandene pathologische Modell des vorletzten Jahrhunderts mitgenommen wird auf dem Weg »nach draußen«?
Psychotherapeuten interessieren sich mehr und mehr für Psychosenpsychotherapie. Nach den Pionieren, die in allen therapeutischen Schulen Wege gebahnt haben, finden sich immer mehr Nachahmer. Noch sind die strukturellen Voraussetzungen und die Ausbildungsbedingungen unzulänglich, doch auch die Psychotherapeutenkammern wollen den Vorwurf nicht mehr gelten lassen, Psychotherapeuten würden sich

mehr um die leicht Erkrankten kümmern. Noch haben Patienten mit F 2x- oder F 31-Diagnose Mühe, geeignete Therapeutinnen und Therapeuten zu finden. Doch immer mehr Verbände schließen sich dem Dachverband Psychosenpsychotherapie an, um gemeinsam bessere Voraussetzungen zu schaffen – organisatorisch und inhaltlich.

Dass nun ausgerechnet bei Psychosen bisher eher abgegrenzte und manchmal auch verfeindete Psychotherapieschulen bereit sind zur Zusammenarbeit, verdient Beachtung: Gerade diese Erkrankung galt lange als unheilbar und hoffnungslos, mit den bekannten schrecklichen Verbrechen der Nazipsychiatrie vor allem gegen die Patienten, aber auch gegen so manche Psychotherapeuten. Gerade Psychosen bedeuten oft, dass Denken, Fühlen und Handeln auseinanderdriften und unkoordiniert erscheinen. Insofern muss erstaunen, dass die Experten für eben diese seelischen Bereiche so viel Zeit gebraucht haben, um zusammenzuarbeiten – zugleich ein Glück, dass sie es endlich tun.

Die anthropologische Betrachtung ist eine gute Basis für die neuen Konzepte der Psychiatrie, für die angestrebte andere Form der dialogischen Behandlungsbeziehung, für den notwendigen Respekt gegenüber dem individuellen Erleben und für die Zusammenarbeit der (Psycho-)Therapeuten. Und dies nicht als unversöhnlicher Gegensatz zur Pathologie, sondern als notwendige Ergänzung. Nicht feindlich gegenüber einer sorgfältigen Analyse von Symptomen, aber wachsam und kritisch gegenüber der Eigendynamik der internationalen Diagnosesysteme, die in der Gefahr stehen, sich selbst durch ihre endlose Ausweitung ad absurdum zu führen, nicht zuletzt durch die drohende Gleichsetzung von Beschreibung und Erklärung.

Historische Wurzeln der anthropologischen Psychiatrie

Die anthropologische Sicht ist selbstverständlich keine neue Erfindung; sie war verschiedenen, auch widersprüchlichen Einflüssen ausgesetzt. Für die Psychiatrie bedeutsam waren unter anderem die Phänomenologie (etwa Jaspers) und die Daseinsanalyse (etwa Binswanger).

Karl Jaspers verlangte von der Psychiatrie vor allem eine Vorurteilslosigkeit, eine gerade in unserer Zeit hochmoderne Forderung, zumal es bei dieser Art von Antistigmaarbeit vor allem um die Stigmatisierung durch die Psychiatrie selbst geht: »Die eigentümliche phänomenologische Vorurteilslosigkeit bei der Anschauung der Erscheinung als solcher ist nicht ursprünglicher Besitz, sondern mühsamer Erwerb nach kritischer Arbeit und oft vergeblichen Bemühungen« (JASPERS 1913). Sein Anliegen war, sich den subjektiven Erscheinungen des kranken Seelenlebens ehrlich zu nähern; er sah darin eine Grundvoraussetzung für eine therapeutische Beziehung.

Ludwig Binswanger war begeistert von der Psychoanalyse, wollte diese aber zur Daseinsanalyse weiterentwickeln. Er forderte von der Psychiatrie als Voraussetzung einer einheitlichen Wissenschaft ein »philosophisch geklärtes Menschenbild« (Binswanger, zitiert nach HOLZHEY-KUNZ 1994). Er bezog sich dabei in vielem auf Martin Heidegger. Entscheidend für Verständnis und Therapie sei, nicht nur zu untersuchen, was dem psychisch Kranken im Vergleich zum Gesunden fehle, sondern in welcher besonderen *Welt* er existiere: »Es sind die Weltentwürfe, die den geisteskranken Menschen vom Gesunden unterscheiden« (BINSWANGER 1947).

Eine aktuelle Vertreterin der Daseinsanalyse, Alice Holzhey-Kunz, versteht seelisches Leiden in Abgrenzung zur Psychoanalyse nicht nur als ein »Leiden an Reminiszenzen« (das heißt an unverarbeiteten Kindheitserfahrungen), sondern auch als ein »Leiden am eigenen Sein« (also an Grundbedingungen der menschlichen Existenz). Weil Holzhey-Kunz seelisches Leiden mit einer besonderen individuellen Hellhörigkeit für das Abgründige und Unheimliche des menschlichen Existenzvollzugs in Verbindung bringt, bezeichnet sie den seelisch leidenden Menschen auch als »Philosophen wider Willen« (HOLZHEY-KUNZ 1994, 2008).

Das stärkste Plädoyer nach dem Zweiten Weltkrieg, Psychiatrie auch philosophisch zu begründen und sie immer wieder auf ihr Menschenbild hin zu hinterfragen, kam von Karl KISKER (1960). Seine Aufforderung, nach Sinn zu fragen, hat einen sozialen Bezug: »Will man die Sprache eines schizophrenen Menschen nicht mehr nur als Kuriosum oder Symptom nehmen, dann entsteht die Aufgabe, ihrem Sinn als Mit-Teilung, als Ruf an den oder die Anderen nachzugehen« (KISKER 1976; siehe auch MACHLEIDT u. a. 2007). Erstaunlich bleibt, dass die nächste Generation der Sozialpsychiatrie, die sogenannte Enquete-Generation, mit einigen Ausnahmen (Ralf Seidel, Klaus Dörner, Erich Wulff) wenig Bezug auf seine Gedanken nahm. Vielleicht hätte sonst die zeitweilig stark antipsychotherapeutische Konzeption der Sozialpsychiatrie verhindert werden können.

Neu belebt wurde die anthropologische Sicht durch das Erstarken der Psychiatrie-Erfahrenen und Angehörigen und den dadurch entstandenen Trialog. Nun rückte der hoffnungsvolle Blick auf das zutiefst Menschliche in allen psychischen Ausnahmesituationen in den Vordergrund. Die narrativen Prozesse in Psychoseminaren gaben der Idee der vorurteilsfreien phänomenologischen Begegnung einen neuen sozialen Rahmen (BOCK 2011). Und inzwischen nimmt auch die Psychotherapie wieder stärker Bezug auf die Phänomenologie (DAMMANN 2013).

Psychopathologie – Ordnungskraft oder Wahnwelt?

Die Psychopathologie dient der systematischen Ordnung psychischer Erkrankungen. Symptome werden zu Syndromen und diese zu Krankheitsbildern geordnet. Beschrieben werden vorrangig (sichtbare) Verhaltensweisen, die von der Norm abweichen, die fremdartig erscheinen, die auffallen. Was aber zugleich Menschen in seelischen Ausnahmesituationen mit allen anderen Menschen verbindet, was ihre Symptome zutiefst menschlich erscheinen lässt, das ist nicht Gegenstand der Betrachtung.

Überblickt man die Veränderungen innerhalb der Psychopathologie über die Zeit hinweg, dann wird deutlich, dass nicht nur wissenschaftliche Erkenntnisse einfließen, sondern auch kulturelle Entwicklungen: Dass Alkoholismus seit 1968 als Krankheit angesehen wird, gilt als sozialpolitischer Fortschritt, dass das für Homosexualität seit wenigen Jahrzehnten nicht mehr gilt, ebenfalls. »Schizophrenie« ist eine vergleichsweise neue Bezeichnung. Vorher war von »Dementia praecox« (KRAEPELIN 1899) oder von der allgemeinen Mania die Rede, ein zukünftig möglicher und weit präziserer Folgebegriff könnte die »kognitive Psychose« (in Abgrenzung zur affektiven Psychose) sein.

Übersehen wird oft, dass schon früh nicht von *der* Schizophrenie, sondern von »der Gruppe der Schizophrenien« (E. BLEULER 1911; M. und R. BLEULER 1986) gesprochen wurde. Eugen Bleuler war klar, dass es

sich nicht um eine einheitliche Erkrankung handelt, sondern (bestenfalls) um einen Oberbegriff für sehr verschiedene Erscheinungen.
Die Debatten um diese Fragen wiederholen sich in regelmäßigen Abständen. Sie werden nicht selten mit großer Leidenschaft geführt, oft auch mit dem Anspruch einer Ausschließlichkeit, die vermutlich eher mit der Eigendynamik wissenschaftlicher Kongresse und Gesellschaften und Karrieren als aus der Sache selbst heraus zu erklären ist. Verloren geht dann bisweilen die Einsicht, dass alle diese Diagnosen nicht (ontologische, »gegebene«) Entitäten darstellen, sondern Konstruktionen: Sie schaffen keine neue Seinswirklichkeit, sondern bleiben Bezeichnungen einer komplexitätsreduzierten Wirklichkeit, mithin »künstliche«, kontingente, also zufällige, wenn auch nicht willkürliche Zusammenfassungen einer unendlichen Vielfalt.
Manfred Bleuler definiert im Anschluss an seinen Vater die Schizophrenie als besondere, individuelle Entwicklung: »Nach unserem heutigen Wissen bedeutet Schizophrenie in den meisten Fällen die besondere Entwicklung, den besonderen Lebensweg eines Menschen unter besonders schwerwiegenden inneren und äußeren disharmonischen Bedingungen, welche Entwicklung einen Schwellenwert überschritten hat, nach welchem die Konfrontation der persönlichen inneren Welt mit der Realität und der Notwendigkeit zur Vereinheitlichung zu schwierig und zu schmerzhaft geworden und aufgegeben worden ist« (zitiert nach AG der Psychoseseminare 2009, S. 1).
Wohltuend ist dieses Zitat in mehrfacher Hinsicht: Innere und äußere Welt (inklusive der Erfahrungen und Erwartungen) werden als Spannungsfeld wahrgenommen, das zu balancieren für jeden Menschen eine Herausforderung darstellt. Die Disharmonie ergibt sich aus einem graduellen Unterschied; die (vorübergehende) Aufgabe der Balance kann einer Notwendigkeit entsprechen, einen Schutzmechanismus darstellen und ist als solche nicht schon krankheitsbedingt, erst recht nicht aussichts- oder hoffnungslos.

Fortschritt und Schlichtheit der internationalen Diagnoseklassifikationen

Die international maßgebliche Diagnoseklassifikation ICD-10 hatte bei ihrer Veröffentlichung eine geradezu revolutionäre Zielsetzung: Die bis dahin sehr absolute und oft starre Einteilung in endogene, reaktive und exogene Erkrankungen sollte aufgegeben werden. Man hatte erkannt, dass kaum eine Erkrankung nur von außen oder nur von innen bestimmt wird, dass äußere Stressoren verschiedene Menschen sehr unterschiedlich treffen und umgekehrt die Gleichsetzung von endogen = genetisch nicht zu halten war, innere Zustände vielmehr auch von äußeren Erfahrungen geprägt sind. Lange vor den bahnbrechenden Erkenntnissen zur Epigenetik und zu Wechselwirkungen von biologischen Vorgängen und subjektiven Bewertungen sollte die absolute Trennung von endogenen und reaktiven Depressionen bzw. Psychosen aufgegeben werden und einer differenzierteren Betrachtung weichen. Diesen Fortschritt gilt es nach wie vor zu würdigen – gerade auch im Hinblick auf künftige Überarbeitungen hin zur ICD-11 und zum DSM-5.
Mit kritischerem Blick auf Umsetzung und praktische Handhabung der Diagnoseschlüssel kann man heute den Eindruck gewinnen, dass »das Kind mit dem Bade ausgeschüttet« wurde und die Psychiatrie nun Gefahr läuft, theorielos zu werden: In der Hektik der Akutpsychiatrie scheint die Frage nach der Gewordenheit von Erkrankungen insgesamt verloren zu gehen. Statt einer ausführlichen biografischen Anamnese finden sich in vielen Akten nur noch Hinweise auf frühere Erhebungen (»wird als bekannt vorausgesetzt«, »verweisen wir auf frühere Krankenberichte« u. Ä.). Wer diesen Hinweisen nachgeht, findet sich nicht selten im buchstäblichen Nichts wieder. Es scheint fast so, als werde die Diagnose selbst zur Erklärung erhoben.
Die Diagnostik hat nicht mehr nur die Aufgabe, die ansonsten unendliche Vielfalt psychischer Erscheinungen zu bändigen und handhabbar zu machen. Sie soll nun erklären, was zu verstehen aufgegeben wurde, als wäre nicht nur die Frage »Endogen oder reaktiv?« zu schwierig zu beantworten geworden, sondern die Erklärung eines Weges in die Erkrankung insgesamt überflüssig, irritierend, ablenkend. Dies erscheint als ein Armutszeugnis für die Psychiatrie und – wie das SuSi-Projekt zeigen will – eine Sackgasse für die Patientinnen und Patienten.

Mit unendlicher Ausdauer und Präzision werden Symptome geordnet, neu konstruiert, Einteilungen überprüft, neue Erscheinungen neuen Erkrankungen zugeordnet. Das mag für die sprachliche Verständigung der Fachleute eine Berechtigung haben, doch wenn aus dem Sortieren unreflektiert ein Erklären wird, werden nicht nur wissenschaftstheoretische Implikationen verletzt, sondern auch die notwendigen Voraussetzungen einer therapeutischen Beziehung.

In zeitlichen Abständen von rund zehn Jahren wird diese psychiatrische Welt neu geordnet. Zwei konkurrierende, aber zugleich aufeinander bezogene internationale Diagnosesysteme (DSM und ICD) werden überprüft. In der Regel folgt eine Ausweitung der als solche erkannten Krankheiten.

Die aktuelle Überprüfung des DSM-IV ist hier besonders lehrreich. Als positiv kann man ansehen, was in der Regel nicht mehr infrage gestellt wird, nämlich dass Gesundheit und Krankheit nicht absolut zu betrachten, sondern auf einem Ausprägungskontinuum anzusiedeln sind. Doch diese Annahme bleibt merkwürdig folgenlos. Schon die Annahme, dass alle Menschen auf »verschiedenen Achsen« mehr oder weniger gesund oder krank sind, bleibt implizit. Erst recht gerät nicht in den Blick, dass auch schwere Erkrankungen »gesunde Anteile« haben und dass sie funktionale oder gar protektive Aspekte haben. Eher wird die Grenze der Erkrankung immer weiter in Richtung Gesundheit verschoben.

Die Forderung, eine schizophrene Prodromalphase als eigenständige Erkrankung zu definieren, wurde an wissenschaftliche Ausschüsse verwiesen; die bisherigen Ergebnisse seien nicht überzeugend. Ein sehr differenziertes Abwägen der Vor- und Nachteile von Früherkennung findet sich in tiefenpsychologischen Diskursen (LEMPA 2012).

Hingegen wird in Zukunft als psychisch krank betrachtet,
- wer länger als zwei Wochen trauert,
- wer als Kind überdurchschnittlich viele und lange Wutanfälle hat,
- wer im Alter vergesslicher wird,
- wer bisweilen Fressattacken hat.

Der Kontext solcher und anderer Erscheinungen spielt kaum noch eine Rolle, die subjektive Bedeutung des Geschehens ebenfalls nicht. Wer aber würde einem Arzt vertrauen, der die komplexe subjektive Erfahrungswelt so eindimensional klassifiziert? Ist ein Gesundheitssystem, das auf diese Weise Gelder zuordnet oder verweigert, sich entsprechenden Interessen ausliefert oder verweigert, noch in der Lage, begrenzte Ressourcen bedürfnisnah und zielgenau zu verteilen?

Wird die Menschheit kränker ...

Kaum ein Patient verlässt die Psychiatrie mit nur einer Diagnose. Manchmal mag diese Differenziertheit angemessen und wünschenswert sein. Doch häufig geht es vor allem darum, unangenehme Anfragen des Medizinischen Dienstes der Krankenkassen abzuwehren und »Liegezeiten« zu rechtfertigen. Komorbidität festzustellen wird zur abstrakten Addition ohne Gefühl für die Wechselwirkungen der Phänomene.
Mit dieser Haltung wird vor allem Unverständnis vermittelt und das Risiko der (Selbst-)Stigmatisierung verstärkt. Psychose, Angststörung und Depression werden addiert, anstatt die Angst aus der Psychose zu erklären und die Depression mit Genesung und dem Erschrecken in Verbindung zu bringen. Wir vergessen, was früheren Pathologen längst geläufig war, dass Symptome nämlich Hierarchien bilden, sich wechselseitig bedingen und ebenso erklären können: Zwänge können vor der psychotischen Dekompensation schützen, Wahnvorstellungen der Erklärung von Halluzinationen dienen, Hypomanien als Ausgleich von Depressionen (subjektiv) geradezu nötig sein (BOCK 2012b).
Eine Hochrechnung jagt die andere. Immer mehr Menschen gelten als psychisch krank. Ist das moderne Leben nicht mehr zumutbar? Sind Stress und Überforderung allgegenwärtig? Fehlen für viele Menschen haltende Strukturen und Rituale? Ist die Gleichzeitigkeit verschiedener Kommunikationsleistungen nicht mehr zu verkraften? Wird die menschliche Seele durch die vielfach zu beobachtende Beschleunigung überfordert? Aus anthropologischer Sicht lohnt sich ein Nachdenken über diese Themen. Auch hier geht es letztlich um die Frage, welche Koordinaten unser aller Suche nach Erfüllung und Lebenssinn bestimmen, fördern oder behindern.
Jedenfalls müssen die sich überschlagenden Zahlen hinterfragt werden; denn bei genauer Betrachtung sind Zweifel angebracht:
- Wir wissen nicht, ob es eine absolute Zunahme psychischer Erkrankungen gibt oder vor allem eine Zunahme bei der Nachfrage nach Hilfe.

- Ernsthafte Epidemiologen gehen im Kernbereich psychischer Störungen von möglichen Verschiebungen innerhalb der Diagnostik selbst aus, aber eher nicht von einer realen Zunahme.
- Eine Zunahme gibt es am ehesten bei altersbedingten psychischen Krankheiten; außerdem werden Menschen mit und ohne psychische Erkrankungen älter. Und möglicherweise treten Krankheiten auch altersmäßig früher auf oder werden früher als solche bezeichnet.
- Zu beobachten ist eine Angleichung der Geschlechter in dem Sinne, dass auch Männer häufiger depressiv werden oder sich zu Depressionen bekennen und Frauen häufiger mit Suchterkrankungen in Verbindung zu bringen sind.
- Sicher müssen wir davon ausgehen, dass auch das expandierende Gesundheitssystem neue Nachfrage schafft, sei es durch die Kreation neuer Diagnosen oder durch eine Senkung der Schwelle für jegliche Diagnostik.
- So muss zum Beispiel nachdenklich machen, dass in Regionen mit höherer Dichte an Psychotherapeuten die Wartezeit für Psychotherapien nicht ab-, sondern zunimmt (MELCHINGER 2011).
- Die Gefahr solcher Entwicklung ist, dass mehr Ressourcen den weniger Kranken zugutekommen, die schwerer kranken aber unterberücksichtigt bleiben. Doch das hat sicher auch mit einem eher defizitorientierten Krankheitskonzept zu tun.
- Zu alldem kommt hinzu, dass die heutigen Massenmedien diese Tendenz zur Katastrophisierung wie ein Resonanzkörper verstärken und zur Quotensteigerung skandalisieren (»50 Prozent aller Menschen sind depressiv!«).

Die Konsequenz dieser kritischen Bestandsaufnahme kann nicht sein, psychische Erkrankung zu leugnen. Doch erscheint es notwendig, der zunehmenden Pathologisierung etwas entgegenzusetzen, und zwar etwas, das auch die schwer und ernsthaft psychisch Erkrankten mit einbezieht.

... oder wird die Krankheit menschlicher?

Der Frage, ob die Menschheit (psychisch) kränker wird, ist also zu begegnen mit der Frage, ob die Krankheit vielleicht menschlicher wird. In dieser Frage steckt eine Aufforderung, die reine pathologische Sicht um anthropologische Aspekte zu ergänzen, nicht nur das Befremdliche, sondern auch das zutiefst Menschliche, nicht nur das Besondere, sondern auch das uns allen Gemeinsame wahrzunehmen.
Diese aus dem multiperspektivischen Trialog erstarkte Sichtweise ist auch die Basis des SuSi-Projekts. Ziel ist, den gesellschaftlichen Öffnungsprozess gegenüber Psychosen und die Möglichkeit der individuellen Aneignung der psychotischen Erfahrung zu verbinden.
Das Bewusstmachen anthropologischer Konstanten soll auf mehreren Ebenen Angst reduzieren und so der Stigmatisierung vorbeugen – egal, ob sie in der Klinik, im außerstationären Bereich, in Familie, Nachbarschaft und Gesellschaft oder durch den Patienten selbst geschieht. Zwischen der anthropologischen Sicht und der Orientierung am Recovery-Konzept besteht ein inhaltlicher Zusammenhang. Georg SCHOMERUS und Kollegen (2012) sehen in der damit verbundenen komplexen Sicht sowie in konkreten Begegnungsprojekten die einzig wirksame Möglichkeit der Antistigmaarbeit. Zugleich will die anthropologische Sicht auch die innere Begegnung eines Menschen mit sich selbst, das (Wieder-)Aneignen krisenhafter Erfahrung unterstützen und der krankheits- oder behandlungsbedingten Abspaltung der eigenen Erfahrung entgegenwirken. Hier besteht ein ideengeschichtlicher Zusammenhang zum SuSi-Projekt.
Wir möchten das Dargestellte auch an einigen Krankheitsbildern verdeutlichen.
Angst – Fähigkeit oder Störung? Ohne die Fähigkeit zur Angst wären wir nicht in der Lage, uns vor Gefahr zu schützen. Die Menschheit wäre ausgestorben. Und auch die individuelle Angst ist nicht unbedingt als Störung zu betrachten, sondern zunächst einmal eine notwendige Überlebensstrategie. Die Nähe zur Angst mag, biografisch und vielleicht auch konstitutionell bedingt, individuell unterschiedlich ausgeprägt sein, aber erst wenn sich die Angst verselbstständigt und ausweitet, von Anlässen entkoppelt und generalisiert auftritt, wird sie selbst zu der Gefahr, vor der sie vorgibt zu schützen. Manchmal hilft es

dann, die Geschichte der eigenen Angst zu rekonstruieren, sie wieder in den Zusammenhang mit auslösenden Konflikten zu bringen, sich an mögliche Auslöser und wirkliche Gefahrenmomente zu erinnern, um der Angst einen Sinn zu geben und sie zugleich zu bändigen.

Zwang – Halt oder Abgrund? Zwangshandlungen ähneln zunächst abergläubischen Ritualen und religiösen Riten; wie diese sollen sie Halt geben in einer unübersichtlich gewordenen Welt. Und vielleicht müssen sie gerade deshalb zunehmend fremden Charakter annehmen, weil uns kulturell gebundene Rituale immer mehr verloren gegangen sind. Ähnlich wie bei Angststörungen kann es wichtig sein, sich bei Zwängen zu erinnern, den Prozess zurückzuverfolgen, um ihnen einen Sinn zu geben und sie zugleich zu begrenzen, um ihre Eigendynamik anzuhalten und Entspannung zu ermöglichen. Die zusammenhaltende Funktion von Zwängen wird spätestens deutlich, wenn Menschen mit Psychosepotenzial nach »erfolgreicher« Behandlung ihrer Zwänge psychotisch dekompensieren. Offenbar gibt es nicht nur eine affektive, sondern auch eine kognitive Bipolarität im Sinne einer Wechselwirkung zwischen Zwangssymptomen und psychotischer Störung.

Depression – Schutz und Eigendynamik? Auch Depressionen erscheinen zunächst einmal als Schutzmechanismus: Die Seele entwickelt eine Art Totstellreflex – vergleichbar einem Tier auf der Flucht, das sich duckt, bis die Gefahr vorbei ist. Wenn etwas Schlimmes passiert, das unser Fassungsvermögen übersteigt, wenn Gefühle widersprüchlich werden und nicht mehr zu sortieren sind, wenn wir uns lang anhaltend überfordert fühlen, wenn Entscheidungen anstehen, deren Folgen gravierend sind, dann kann es notwendig sein, vorübergehend auf »Durchzug« zu stellen bzw. sich wegzuducken. Wir entwickeln depressive Züge, um uns zu schützen, und brauchen dann Zeit, Ruhe, Geduld, Besinnung, Trost, Hilfe, Zuspruch.

Das Problem ist allerdings, dass solche Phasen eine psychische, soziale und auch somatische Eigendynamik entwickeln können; das heißt, Seele, soziale Bezüge und Hirnstoffwechsel reagieren immer empfindlicher. In schweren Depressionen kann dann zum Beispiel das Zeitgefühl verloren gehen, sodass man sich kein Vorher oder Nachher mehr vorstellen kann. Die Verzweiflung kann dann unendlich groß werden und der Gedanke ans Sterben wie eine Erlösung erscheinen. Spätestens dann ist professionelle Hilfe angesagt. Depressionsimmanent ist eine entsprechende Balance von konstruktiven und destruktiven Kräften zu beobachten: In einer schweren Depression kann der Gedanke ans Sterben viel Raum einnehmen, die gleichzeitige Lähmung aber vor der Umsetzung schützen. Verzweiflung und Selbstschutz halten sich die Waage. Die Suizdgefahr ist dann erhöht, wenn durch Antidepressiva eine Aktivierung eintritt, die Stimmung aber eigentlich noch »im Keller« ist. Die Medikation setzt daher eine gute therapeutische Beziehung voraus.

Manie – Flucht nach vorn, aber wohin? Ähnlich wie die Depression als Vermeidung von Trauer kann die Manie als Flucht nach vorn aus der Depression verstanden werden. Bei manchen Menschen folgt die Depression dann mit Verspätung, gesteigert noch durch die unvermeidliche Erschöpfung. Andere nehmen in der Depression einen langen Anlauf, um dann wellenförmig über das Ziel der Mitte hinauszuschießen. Mit therapeutischer Begleitung gibt es auch hier einerseits viele Möglichkeiten der Selbststeuerung, andererseits bleibt auch dann eine beträchtliche, längst nicht nur somatische Eigendynamik. Der oben schon erwähnte Verlust des Zeitgefühls (»Die aktuellen Energien stehen mir ab jetzt immer zur Verfügung«) lässt nun nicht die Verzweiflung, aber den Leichtsinn bodenlos werden – mit dem Risiko der Selbstgefährdung (BOCK/KOESLER 2005).

Psychosen als extreme Dünnhäutigkeit Betrachtet man Psychosen unter anthropologischen Aspekten, also mit dem Blick auf das menschliche Kontinuum, dann erscheinen sie als Zustand extremer Durchlässigkeit: Innere Konflikte und Schwierigkeiten treten nach außen und nehmen Gestalt an (Halluzinationen). Umgekehrt gelangen äußere Einflüsse ungefiltert nach innen, ohne die Möglichkeit, zu gewichten und zu ordnen (paranoide Wahrnehmungen). Wenn ein Mensch in diesem Sinne »paranoid« wird, dann ist dieser Zustand vergleichbar mit der Wahrnehmung eines kleinen Kindes, das alles, was um es herum passiert, auf sich bezieht und sich entsprechend schuldig fühlt, wenn zum Beispiel die Eltern miteinander streiten. Bei Kindern ist diese »egozentrische« Wahrnehmung eine entwicklungsbedingte und notwendige Durchgangsstufe; bei Erwachsenen ist sie jedoch realitätsfremd und unpassend, eben psychotisch, zugleich aber auch ein Rückgriff auf die frühere Zeit.

Das Erleben einer Psychose ist außerdem vergleichbar mit einem Traum – ohne den Schutz des Schlafes. Im Traum ist es ungefährlich, sich als Vogel zu fühlen, in der Psychose nicht. Es gibt Wunsch- und

Albträume und in der Psychose auch Wunsch- und Angstanteile – sinnbildlich in der paranoiden Psychose als Mischung von Bedeutung und Bedrohung.
Niemand ist immer psychotisch, aber die meisten Menschen entwickeln Psychosen in jenen Zeiten, die für jeden von uns kritisch sind: Loslösung vom Elternhaus, neue Bindungen, der Übergang in Ausbildung und Beruf, der Verlust von Arbeit, die Geburt eines Kindes, Verlust des Partners etc. Psychoseerfahrene Personen reagieren in diesen Zeiten existenzieller als andere, aber nicht völlig menschenfremd. Entsprechend ist es wichtig, Rückfallvermeidung nicht um jeden Preis zum absoluten Ziel zu erklären. Eine solche Haltung impliziert nicht nur eine Stigmatisierung, sondern fördert auch die Gefahr, mit der Psychose und den auslösenden Krisen »das Leben« gleich mit zu vermeiden. Wenn die Vermeidung von Risiken die Vernachlässigung wichtiger Grundbedürfnisse mitbedingt, dann kann das nicht unwesentlich zur Negativsymptomatik und postpsychotischen Depression beitragen. Die beobachtbare Zunahme dieser Phänomene könnte zum Teil iatrogen sein, also behandlungsverursacht (BOCK 2011a).

Borderline – Grenzgänger Menschen mit einer Borderline-Persönlichkeitsstörung wandern als »Grenz-gänger« zwischen Wirklichkeit und Traum, wobei Wunsch- und Angstanteile unversöhnlich oder untrennbar erscheinen. Selbst- und Fremdwahrnehmung haben kaum noch einen Bezug zueinander. Das Gefühl für Zwischentöne und Gleichzeitigkeiten geht verloren. Bestimmte Bedürfnisse und Gefühle werden verabsolutiert, andere ausgeblendet.

Für jeden Menschen ist es eine Lebensaufgabe, seine Wünsche und Ängste bezogen auf die Spannungsfelder von Nähe und Distanz, Anpassung und Widerstand, Bindung und Autonomie in eine Balance zu bringen. Menschen mit einer Borderlinestörung haben diese Situation also nicht neu erfunden, doch sie erleben sie erheblich gesteigert und sich selbst als existenziell, in ihrer Körperlichkeit bedroht.

Wenn es in diesem Zusammenhang zu selbstverletzendem Verhalten kommt, dann oft auch als Versuch, Spannungen zu reduzieren, sich des Lebens zu vergewissern oder auch andere zu beeinflussen. Um der damit verbundenen sozialen, psychischen, aber auch körperlichen Eigendynamik zu entkommen, ist therapeutische Hilfe dringend anzuraten.

Anthropologisch ist dennoch festzuhalten: Selbstverletzendes Verhalten gab und gibt es in vielen Kulturen im Rahmen von Ritualen und

Zeremonien des Erwachsenwerdens, es hat aber offenbar in unserer Gesellschaft jede kulturelle Bindung verloren – es sei denn, man betrachtet das Piercing als Bestandteil unserer Kultur. Mit einigen Einschränkungen erscheint die Borderline-Persönlichkeitsstörung als verlängerte und gesteigerte Pubertät, jedenfalls relativ gebunden an die Phase des Erwachsenwerdens, und verliert später mit mehr oder weniger gelungener Autonomie-Entwicklung an Dynamik.

Lebenskrisen stehen für Risiko und Chance

Psychische Erkrankung als *existenzielle Lebenskrisen besonders dünnhäutiger Menschen mit dem besonderen Risiko mehrfacher Eigendynamik* zu betrachten ist erst einmal nicht mehr als eine richtunggebende Hypothese: Eine Lebenskrise steht für Risiko und Chance, das Existenzielle steht für die tiefe innere und äußere Erschütterung aller Beteiligten. Die Eigendynamik beschränkt sich bewusst nicht nur auf den Hirnstoffwechsel, der beispielsweise bei Depressionen und Psychosen unter Umständen immer sensibler reagiert. Mindestens so wichtig sind psychische und soziale Eigendynamiken, die Entstehung und Verlauf wesentlich mitbestimmen, etwa wenn bei Depressionen bestimmte Denkmuster und Handlungsstrategien den Patienten immer weiter in die Tiefe reißen oder wenn die Angst vor Stigmatisierung den sozialen Rückzug fördert und die Isolation dann wiederum die psychotische Halluzination nährt (BOCK 2012 b).
Die Notwendigkeit dieser Besinnung auf anthropologische Aspekte wird durch die aktuellen Meta-Analysen der Stigmaforschung (ANGERMEYER/SCHOMERUS 2012) betont: Demnach gibt es in westeuropäischen Ländern in den letzten zehn Jahren einen zunehmenden Trend, psychische Erkrankungen biologisch zu erklären und medizinische Behandlung zu bevorzugen, zugleich aber keine Abnahme der sozialen Distanz Nichterkrankter zu Erkrankten. Die Untersucher vermuten, dass biologische Erklärungen inzwischen weniger der »Entschuldigung« der Erkrankung dienen, sondern eher mit Unberechenbarkeit assoziiert werden. So wie Reduktionismus in der Antistigmaarbeit schadet, weil soziale Distanz nicht verringert wird, dürfte Ähnliches auch für den Umgang des Einzelnen mit seiner Erkrankung gelten:

Rein medizinische Erklärungen helfen nicht dabei, die innere Distanz zu überwinden und sich das Geschehen anzueignen.

Psychosen – das Ringen mit dem Selbst

Menschen müssen im Unterschied zu anderen Lebewesen um ihr Selbstverständnis ringen. Es gehört zu unseren Möglichkeiten, an uns zu zweifeln, andere(s) zu bezweifeln und dabei auch zu verzweifeln, über uns hinaus zu denken und uns schlimmstenfalls dabei zu verlieren.
- Wer lange Zeit verzweifelt ist, ohne Halt und Trost zu finden, wer seine Gefühle nicht mehr mitteilen kann und sie nicht mehr aushält, kann depressiv werden. Wer die Flucht nach vorn ergreift, kann auch manisch werden.
- Wer sich selbst verliert, verliert auch seine Begrenzung und Abgrenzung zu anderen. Entsprechend verändert sich die Art, Dinge und Personen um sich herum wahrzunehmen. Die Gedanken werden sprunghaft, probierend und weniger folgerichtig. Dauert dieser Zustand an, sprechen wir von einer »Psychose«. Wer psychotisch wird, ist also kein »Wesen vom anderen Stern«, reagiert nicht menschenuntypisch, sondern zutiefst menschlich.

Eine Psychose ist eine tiefe existenzielle Krise, eine meist alle Lebensbereiche umfassende Verunsicherung. Subjektiv ist nichts mehr, wie es war, auch wenn aus der Sicht anderer gar nicht viel passiert ist. Vorrangig können Stimmung, Lebensgefühl und Lebensenergie wesentlich verändert sein, dann spricht die Psychiatrie von einer »affektiver Psychose«. Oder es können vorrangig Wahrnehmung, Denken und Sprache betroffen sein, dann nennen es Psychiater eine »schizophrene/kognitive Psychose«. Letztlich hängen Wahrnehmung und Stimmung (in beiden Richtungen) zusammen. Und jede Psychose ist anders, so wie jeder Traum anders ist, weil jeder Mensch anders ist.
Psychosen werden wahrscheinlicher:
- wenn von außen entweder zu wenig Reize ankommen (zum Beispiel aufgrund sozialer Isolation, vergleichbar der Schwerhörigkeit) oder wenn zu viele Informationen auf einmal das Fassungsvermögen sprengen sowie

- wenn in Krisenzeiten aus dem Unbewussten zu viele Eindrücke auf einmal ins Bewusstsein drängen, sodass unsere Verdrängungs- und Verarbeitungsmöglichkeiten (Bedenken, Vergessen, Träumen) nicht mehr ausreichen.

Diese Unterscheidung gilt für mögliche Dekompensationen einer Psychose, verdeutlicht aber auch, wie sehr die Möglichkeit psychotischer Wahrnehmungen in jedem Menschen angelegt ist: Überreizung in Form von Traumatisierung kann das Fassungsvermögen jedes Menschen überschreiten – nur der Schwellenwert ist verschieden.

Es scheint von Bedeutung, dass sich die erkrankte Person wieder mit ihrem Selbst verbinden kann, also die Erkrankung als ein Teil des Selbst erkannt wird, nicht aber als umfassend »bestimmend«. Diese Zu-sich-Gehörigkeit ist eine der wesentlichen Annahmen des SuSi-Projekts, nämlich die Psychoseerfahrung als Teil des Selbst zu betrachten, diese Erfahrungen zu integrieren und sich anzueignen. Für Nora JACOBSEN und Dianne GREENLEY (2001) sind das Wiedererkennen des Sinns und die Bedeutung von Selbstachtung und Selbstrespekt ausschlaggebend für die Genesung, das heißt, einen Sinn des Selbst zu finden, das trotz der Erkrankung existiert.

In den Komponenten von Recovery der SAMHSA (Substance Abuse and Mental Health Services Admistration, USA) ist die Verantwortung, also »Responsibility«, wie folgt definiert: »Consumers have a personal responsibility for their own self-care and journeys of Recovery. Taking steps towards their goals may require great courage. Consumers must strive to understand and give meaning to their experiences and identify coping strategies and healing processes to promote their own wellness« (SAMHSA 2005). Hier wird deutlich, dass eine sinnbasierte Auseinandersetzung Möglichkeiten bietet, um mit der Erkrankung umzugehen, und eine Bedingung darstellt, um Heilungsprozesse und Genesung zu fördern.

Hoffnung macht Mut – Recovery

Setzt man die Überlegungen zum subjektiven Sinn psychotischer Erfahrungen und das damit verbundene Verständnis von Psychosen mit dem Recovery-Ansatz in Bezug, dann erschließt sich die Sinnsuche als Bewältigungsstrategie. Die Hoffnung nicht aufzugeben und von Angehörigen und Helfern nicht aufgegeben zu werden ist dabei von zentraler Bedeutung.

Recovery – Genesung auch ohne »Heilung«

Der Begriff »Recovery« tauchte zuerst nur im Zusammenhang mit chronischen körperlichen Erkrankungen wie Diabetes auf (RODGERS u. a. 2007). Seit den 1980er Jahren gewann dieses Konstrukt dann aber auch im Bereich der psychischen Störungen an Bedeutung und wird seitdem immer mehr in psychiatrische Versorgungsangebote integriert (BELLACK 2006).
Die Definitionen von Recovery unterscheiden sich allerdings noch immer, sodass eine homogene Darstellung kaum möglich ist. William A. ANTHONY beschrieb Recovery 1993 (S. 17) wie folgt: »Recovery ist ein zutiefst persönlicher und einzigartiger Prozess der Veränderung von Verhalten, Gefühlen, Zielen, Fähigkeiten und Rollen. Er ermöglicht es, ein zufriedenes, hoffnungsvolles und aktives Leben zu führen, trotz der Einschränkungen durch die Erkrankung. Während man über die katastrophalen Auswirkungen der psychischen Erkrankung hinauswächst, gewinnt das Leben eine neue Bedeutung, kann man einen neuen Sinn entwickeln.« Recovery, wie wir es verstehen, ist also ein Begriff, der auszudrücken versucht, dass Genesung nicht gleich Heilung ist. Er meint vielmehr die bestmögliche Lebensweise mit einer Erkrankung, die möglicherweise als individueller Idealzustand angestrebt werden kann, selbst wenn man sich im Bereich schwerer psychischer, chronifizierter Störungen bewegt.

Der Mangel an einer allgemeingültigen Definition von Recovery lässt einigen Spielraum für Interpretationen und Haltungen. So gehen einige Autoren davon aus, Recovery sei ein Endzustand, den es zu erreichen gelte, andere wiederum sehen Recovery als stetigen Prozess an (BELLACK 2006). Nach Michaela AMERING und Margit SCHMOLKE (2012) sind Rückfälle innerhalb des Recovery-Prozesses möglich und auch die Inanspruchnahme von Hilfeangeboten wird nicht als Ausschlusskriterium von »Genesung« angesehen. Recovery als Prozess zu betrachten wird auch bei Leamy und Kollegen verdeutlicht. Sie fanden fünf Kategorien, in denen sich der Recovery-Prozess zeigt:

- »Connectedness«,
- »Hope and optimism about the future«,
- »Identity«,
- »Meaning in life« und
- »Empowerment« (LEAMY u. a. 2011, S. 448).

Verbundenheit (»Connectedness«): beinhaltet die Beziehung zu anderen Menschen, aber und vor allem die Verbindung mit Menschen, die Ähnliches erlebt haben, gezielt zum Beispiel durch Peer-Unterstützung (UTSCHAKOWSKI u. a. 2012) oder in jeder Form von Selbsthilfegruppen. Die Verbindung nach außen, Teil einer Gemeinschaft zu sein sowie von anderen unterstützt zu werden sind in diesem Prozess zentral.

Hoffnung und Optimismus (»Hope and optimism about the future«): Hiermit ist der Glaube an die Möglichkeit von Recovery gemeint, verbunden mit der Motivation, etwas zu ändern. Hier spielen ebenfalls hoffnungsvermittelnde Beziehungen eine wichtige Rolle sowie eigene positive Einstellungen, Wünsche und Träume, also das Aufrechterhalten von Hoffnung.

Identitätsstabilisierung (»Identity«): Sie erfolgt durch die Auseinandersetzung mit den unterschiedlichen Facetten der eigenen Identität, fördert die eigene Definition oder Neudefinition der Identität in positiver und sinnvoller Weise und unterstützt die Überwindung von Stigmata.

Lebenssinn (»Meaning in life«): Diese Kategorie umfasst die Bedeutung und den Sinn der Erfahrungen, die mit einer psychischen Erkrankung gemacht wurden. Hier fließen auch spirituelle Aspekte ein und es gibt wesentliche Überschneidungen mit Lebensqualität. Es geht dabei auch um das Erleben sozialer Rollen und Ziele als sinnvoll sowie die

Neubildung oder Neuordnung des eigenen Lebens in einer sinnvollen Weise.

Selbstbefähigung (»Empowerment«): Empowerment appelliert an die eigene Verantwortungsübernahme, die aktive Kontrolle und Mitbestimmung über den eigenen Lebensweg und ist dabei stärken- und ressourcenfokussiert.

In dieser Darstellung wird deutlich, dass die von Alisha BELLACK (2006) vorgenommene analytische Unterscheidung von Recovery als Prozess oder Endzustand in der Praxis nicht nötig ist, da beides gleichzeitig enthalten sein kann.

Die Fähigkeit, gestärkt aus einer sehr belastenden Lebenssituation hervorzugehen, ist auch ein Merkmal von Resilienz und eng verwoben mit Recovery (WALSH 1998). Dabei wird Resilienz nicht als starre Fähigkeit, sich gesund zu halten, verstanden, sondern als Summe der wandelbaren Kräfte des Individuums, bedingt durch ein Wechselspiel der bio-psycho-sozialen Dynamik.

Recovery und Empowerment

Eng mit Recovery verbunden ist das ältere Empowermentkonzept. Empowerment wird als ein entscheidender Bereich von Recovery angesehen und kann unterschiedlich ins Deutsche übersetzt werden, etwa als »Selbstbefähigung« oder »Selbstermächtigung«. Der Begriff wurde übernommen von der Schwarzen-Bewegung in den USA und 1981 von Rappaport in die psychiatrische Arbeit eingeführt (nach WETZEL 2006, S. 77 f.). Gemeint ist ein Prozess, bei dem Menschen die Kraft gewinnen, die sie selbst benötigen, um ein nach eigenen Maßstäben »besseres Leben« zu führen. Allerdings ist die Frage danach, was denn ein solches »Mehr an Lebenswert« ausmacht, offen für verschiedenste Interpretationen und Ideologien (WETZEL 2006).

Nach Andreas KNUF (2003) bedeutet Empowerment die vermehrte Mitbestimmung bei Behandlung, Behandlungsstrukturen und psychiatriepolitischen Entscheidungen. Er bezeichnet Empowerment als einen Akt der Selbsthilfe, der somit nicht primär an professionelle Arbeit geknüpft ist. Im Prozess des Empowerments wird das Augenmerk auf die Fähigkeiten, Ressourcen und Stärken der Menschen gerichtet, statt ausschließlich deren Defizite zu analysieren und einer unterstellten Hilfebedürftigkeit mit professionellen Maßnahmen zu begegnen (siehe auch WETZEL 2006).

Thomas KLICHE und Gesa KRÖGER (2008) haben eine Übersichtsarbeit zu Empowerment in Prävention und Gesundheitsförderung erstellt. Sie konnten zeigen, dass »individuelle, kollektive und politische Wahrnehmung eigenen Einflusses und ein allgemeines oder bereichsspezifisches Kohärenzerleben (nach Antonovsky)« wesentlich mit Empowerment verknüpft sind. Der »Sense of Coherence« nach Antonovsky hat also im Konzept der Sinnfindung und beim Empowerment auf der individuellen Ebene eine große Bedeutung. Allerdings ist das Kohärenzerleben hier eher auf den Aspekt der Handhabbarkeit zurückzuführen.

Eine Studie von Ingrid SIBITZ u. a. (2011) zeigt, dass es eine Ressource sein kann, psychische Symptome positiv zu bewerten, was auch das Empowerment im Sinne eines Kontrollgewinns über Lebensumstände und das eigene Schicksal steigern könnte.

Aufgrund der positiven Wirkung, die Recovery und Empowerment auf die Betroffenen haben, wird die Frage danach, wie der Weg zu ihnen gefördert werden kann, immer bedeutender. In einigen angelsächsischen Ländern ist Recovery-Förderung inzwischen eines der wesentlichen Ziele der Gesundheitspolitik geworden. Es ist demnach schon lange nicht mehr einfach nur ein Genesungskonzept, sondern auch zu einer politisch bedeutsamen Frage geworden.

Wie kann Recovery gefördert werden?

International gibt es eine Fülle von Projekten, die genau dies versuchen. Neu an diesen Projekten ist, Betroffene und zum Teil auch Angehörige in die Planung einzubeziehen. Bei der Umsetzung der Programme zeigt sich jedoch, dass es vielfache Hindernisse gibt, die es zu bewältigen gilt. Eines der Hindernisse ist die immer noch vorherrschende Stigmatisierung psychisch erkrankter Menschen. Zwei weitere Hindernisse lassen sich eher im Versorgungssystem selbst verorten: die weiterhin vorherrschenden Ungerechtigkeiten und Ungleichbehandlungen im Versicherungssystem zuungunsten psychisch kranker Personen sowie das fragmentierte psychiatrische Versorgungssystem.

Trotz dieser Hindernisse ist es jedoch aufgrund der positiven Auswirkungen von Recovery auf die Betroffenen lohnenswert, weitere Projekte zur Förderung von Recovery durchzusetzen und diese systematisch zu beforschen.

In Forschung und Projektentwicklung sind aber auch die sozialen Bedingngen mitzuberücksichtigen. So müssen die Angehörigen der Betroffenen stärker einbezogen werden. Die Forschungen zu Recovery bei Angehörigen beziehen sich bisher eher auf die Einstellung gegenüber Recovery und das Fördern von Recovery beim Erkrankten, kaum aber auf die Angehörigen selbst. Sylvie NOISEUX u. a. (2010) haben eine qualitative Untersuchung durchgeführt, die Einstellungen gegenüber Recovery in sogenannten Triaden vergleicht, also zwischen Patienten, deren nahen Angehörigen und Behandlern (Psychotherapeuten oder Psychiatern). Es zeigte sich, dass die Vorstellungen von Angehörigen und Patienten bezüglich Recovery-Prozessen weit auseinandergehen können. So schreiben NOISEUX und Kollegen bereits 2008 (S. 1158): »People living with schizophrenia must also convince those around them to trust in their potential and ability to achieve the goal of taking their place in society.«

Auch Knuf macht auf diesen Unterschied aufmerksam: »Betroffene und Angehörige müssen sich von der häufigen Idealisierung ›Früher, bevor ich krank war, war alles gut, und genauso soll es wieder werden‹ lösen« (KNUF 2008, S. 9). Dass Angehörige eine ausschlaggebende Rolle in den Ausprägungen von Recovery bei ersterkrankten Kindern oder Jugendlichen spielen, zeigt eine Studie von SIN, MOONE und WELLMAN (2005). Familienangehörige versuchen beispielsweise, den Alltag aufrechtzuerhalten, sich mit der Störung auseinanderzusetzen und ihre Kinder weiterhin in ein soziales Leben einzubeziehen (SIN u. a. 2005, S. 591 f.). Die Einstellungen gegenüber Recovery und damit verbundene eigene Prozesse der Eltern wurden nicht weiter untersucht. Es gibt nur wenige Studien, die dies zum Untersuchungsgegenstand machen. Sie scheinen jedoch nötig.

Da die Familientherapie und weitere (soziotherapeutische) Interventionen, die die Familie in die Behandlung mit einbeziehen, an Bedeutung gewinnen, müssen die Angehörigen zwingend mit einbezogen werden. In den USA wird Familien-Psychoedukation von der *American Psychiatric Association* (APA) als ein »empirically supported treatment« bei der Behandlung von Schizophrenie-Patienten unterstrichen.

Aber auch in Bezug auf psychiatrisch Tätige ist die Forschung zu Recovery noch nicht weit vorangekommen. Hierbei geht es um die Einstellung und Haltung gegenüber Recovery, die sich bei vielen noch entwickeln muss, dass Recovery auch bei schweren psychischen Erkrankungen möglich ist (SLADE u.a. 2008, S. 134). Darüber hinaus muss es in der alltäglichen Arbeit mit psychotischen Patientinnen und Patienten viel stärker um die Vermittlung von Hoffnung und Zuversicht gehen. Viel zu stark sind wir immer noch im Defizitdenken verhaftet.

Kehrseiten und Nebenwirkungen – eine Zwischenreflexion

Wer die therapeutische Begleitung von Menschen neu ausrichten will, tut immer gut daran, auch die Kehrseiten seines Handelns und eventuelle Nebenwirkungen zu reflektieren. So stellt sich die Frage, ob es auch Menschen gibt, für die die Frage nach der subjektiven Bedeutung psychisch belastender Ereignisse von untergeordneter Bedeutung ist. Selbstverständlich gibt es sie! Es kann auch keinen absoluten Maßstab geben, welches Ausmaß an Reflexion und Sinnsuche dem Leben insgesamt angemessen ist. Außerdem kann es zur legitimen Bewältigungsstrategie unangenehmer Erfahrungen gehören, sie zu verdrängen oder zumindest ihre Nachwirkungen zu begrenzen, zum Beispiel indem man die Fragen nach der Vorgeschichte, der besonderen Qualität oder der Botschaft der Erfahrung hintanstellt.
Viele Philosophen stimmen darin überein, dass menschliches Handeln dadurch gekennzeichnet ist, dass es nach innerem Gleichgewicht (Homöostase) strebt, also eine innere systemische Bedeutung hat (siehe etwa HOLZKAMP 1972; LEONTJEW 1982). Das gilt im Grundsatz auch für ungewöhnliche Handlungen in Ausnahmesituationen. Doch kann es in diesem Kontext keinen äußeren Maßstab für die Art und Weise oder gar für den Umfang der Sinnfindung geben. Subjektiver Sinn erschließt sich eben vor allem subjektiv.
Psychiatrie und Psychotherapie können den Zugang zum subjektiven Sinn erschweren oder erleichtern, indem sie psychische Krisen und Erkrankungen im Lebenszusammenhang sehen, mehr oder weni-

ger extern betrachten und erklären, indem sie sich für die subjektive Bewertung interessieren und die individuelle Aneignung fördern. Die subjektive Sinnfindung bleibt ein individueller Vorgang.

Der richtige Moment

Dabei bleibt ebenso zu berücksichtigen, dass auch der Zeitpunkt im Prozess der Bewältigung eines Verlusts, einer Erkrankung oder Krise entscheidend sein kann. Wir wissen alle aus eigener Erfahrung, dass in manchen Momenten die Frage, warum etwas Schreckliches passiert ist, quälend ist, vor allem, wenn sie ohne Antwort bleibt. Umso mehr kann es als »Zumutung« wirken, sich der Frage stellen zu sollen, wozu das Leid, das wir erfahren haben, vielleicht auch noch gut sein soll, welche »Botschaft« oder Lernchance dahintersteckt.
Die rückwärtige Suche und Konstruktion eines Sinns mag zu mancher Zeit auch nicht mehr relevant scheinen, da der Blick längst nach vorn gerichtet ist und/oder alle Kapazitäten benötigt werden, um nach einer schweren Krise den Alltag wieder in geordnete Bahnen zu lenken. Es kann geradezu lästig erscheinen, alte Wunden wieder aufzureißen, wenn beispielsweise endlich der Umzug in eine eigene Wohnung oder der Ausbildungsabschluss ansteht. Das jeweilige Lebensalter und damit einhergehende Entwicklungsstufen, die mehr oder weniger drängend erklommen werden wollen, machen sicherlich einen vorsichtigen und differenzierten Umgang aufseiten der psychiatrisch Tätigen nötig.
Außerdem muss man wohl die Bedeutung von Sinnfragen abgrenzen gegen die im Grundsatz hoffnungsvolle und erleichternde Selbstverständlichkeit des Lebens. Schon Sigmund Freud stellte sich 1937 als Kritiker der Sinnfrage heraus, als er feststellte, dass diese Frage selbst pathologisch sei. »Im Moment, da man nach dem Sinn und Wert des Lebens fragt, ist man krank, denn beides gibt es ja in objektiver Weise nicht« (zitiert nach WIRTZ/ZÖBELI 1995, S. 190). Auch wissenschaftliche Studien zeigen, dass sich eine nicht kleine Minderheit als Reaktion auf belastende Lebensereignisse eben nicht auf die Suche nach Sinn macht (siehe UPDEGRAFF u. a. 2008). Die Erschütterung des globalen Bewertungs- und Orientierungssystems eines Menschen muss also nicht zwangsläufig die Sinnsuche anstoßen.

So wie der Auftrag der Psychoedukation, Frühwarnzeichen wahrnehmen zu lernen, in einem übertriebenen Maß die Spontaneität der Erkrankten verhindern und zum Gesundheitsrisiko werden kann, gilt das vermutlich auch für anspruchsvollere Fragen der Sinnfindung. Das Bemühen um Selbstverstehen und die Notwendigkeit von Selbstverständlichkeit gilt es in Balance zu halten. Doch nicht selten ist die Selbstverständlichkeit in der Krise verloren gegangen und die Besinnung ein Weg, sie zurückzugewinnen – doch eben in Maßen, zum richtigen Zeitpunkt und vorrangig im Dialog.

Die Frage des Kontextes

Schließlich müssen wir uns auch fragen, ob die Suche nach einem Sinn mit Nebenwirkungen und Risiken einhergeht. So kann der Versuch, den Sinn im eigenen Leben und in der Erkrankung zu konstruieren, zu belastendem, unproduktivem Grübeln führen (BONANNO u. a. 2005).
Außerdem spielt der Kontext des Nachdenkens und -fühlens eine große Rolle: Steht der Menschen in der Krise mit seinen inneren Fragen allein da? Wer steht dem Suchenden bei? Hierzu gibt es unterschiedliche Einschätzungen: So wird im Kontext vieler Psychoseseminare dem Suchen auch unabhängig von endgültigen Antworten eine hohe Bedeutung beigemessen, weil schon darin eine Chance gesehen wird, Beziehung zu stiften – zu sich und zu anderen –, die innere Isolation zu mildern und dem autistischen Selbstbezug zu entkommen (BOCK u. a. 2007).
Andere Autoren gehen davon aus, dass die Sinnsuche häufig noch als Belastung erlebt wird und erst die erfolgreiche Sinnkonstruktion mit Entlastung und Anpassung einhergeht (CURRIER u. a. 2006). Das gelte auch im Vergleich dazu, erst gar nicht nach Sinn gesucht zu haben (TOLSTIKOVA u. a. 2005). Schließlich scheint es dabei nicht zuletzt auf die Qualität der Sinnkonstruktion anzukommen, nicht bloß auf die Vehemenz und Häufigkeit der Versuche (PARK 2010). Selbstverständlich wird das Ziel, einen Sinn zu finden bzw. zu konstruieren, nie endgültig erreicht, aber das gilt für alle existenziellen Fragen des menschlichen Lebens.
Diese Relativierungen sind wichtig, denn eine zwanghaft betriebene und subjektiv erfolglose Sinnsuche kann mit negativen Auswirkungen

verbunden sein. Das lässt sich der Trauerarbeit entnehmen. Beispielsweise ist es für verwitwete Partner und verwaiste Eltern belastend, angesichts des unveränderbaren Verlustes beständig über die Ursachen nachzugrübeln oder der Frage nachzugehen, warum ein Schicksalsschlag gerade die eigene Person getroffen hat (DAVIS u. a. 2000).

Auch kann die Sinnsuche in die Irre führen, wenn objektive medizinische oder psychosoziale Variablen außer Acht gelassen und der Subjektivität geopfert werden. So muss zum Beispiel die ausschließliche Interpretation einer Erkrankung als Strafe (Gottes) für begangene Sünden als wenig zielführend bezeichnet werden. Problematisch wäre auch die Rückkehr zu extremen Ideologien, die das Leben eher instrumentalisieren, als es mit Sinn zu erfüllen. Sinnsuche bleibt ein Kind der Aufklärung. Darüber hinaus kann die Frage nach dem Sinn des Lebens oder eines Ereignisses den Menschen stark verunsichern, sodass er dabei der Unterstützung bedarf, um nicht gleich sein ganzes Leben infrage zu stellen. Eine andere Gefahr lauert bei der Bilanzierung am Ende des Lebens, wenn der Blick in die Vergangenheit durch Schmerzen und Ängste negativ verzerrt wird.

Sinnsuche ist also nicht per se immer und für jeden gut. Sie ist nicht voraussetzungslos. Entscheidend sind ein wohlwollender Kontext und eine gewisse Großzügigkeit im Umgang mit sich selbst. Womöglich ist der Prozess der Aneignung von Erfahrung entscheidend – mit dem Ziel, Kohärenz zu stärken, anstatt zu schwächen. Womöglich sind endgültige Antworten nicht nur unwahrscheinlich, sondern auch unnötig. Es kann keinen äußeren Maßstab für die Bedeutung dieser inneren Auseinandersetzung geben. Sicherlich spielt die Einbindung der Reflexion in einen sozialen Kontext eine wichtige Rolle. In diesem Zusammenhang kann unsere Kultur im Umgang mit psychischen Erkrankungen und Krisen gerne noch sinnfreundlicher und weniger reduktionistisch werden. Hier spielt die Qualität der (psychotherapeutischen) Begleitung eine wichtige Rolle.

Worauf bezieht sich die Sinnhaftigkeit von Psychosen?

Nun lässt sich natürlich auch gänzlich infrage stellen, ob eine Psychose tatsächlich einen »Sinn« haben kann bzw. worauf sich die Sinndimension überhaupt beziehen muss und kann. Der psychoseerfahrene Rolf Scheffel aus Hamburg spitzt diese Frage polemisch zu, indem er die folgenden Gedanken schreibt:

Den Profis gelingt es immer wieder, Menschen zu finden, für die ihre psychotischen Krisen etwas Gutes, ja sogar Sinnvolles sind. Das empfinde ich gelinde gesagt als äußerst provokant und auch irreführend. Wer sagt von einem gebrochenen Bein oder einer Lungenentzündung im Nachhinein, es sei sinnvoll gewesen? Unter »sinnvoll« verstehe ich etwas Gutes, etwas Erhabenes, etwas, was vielleicht nur einen mikroskopisch kleinen Teil unserer Gesellschaft verbessert.
Habe ich eine schwere Psychose und randaliere, bedrohe oder verletze vielleicht andere Menschen und lebe dann mit den möglichen Konsequenzen wie einer fristlosen Wohnungskündigung, wenden sich Familie, Freunde und Bekannte von mir völlig ab, muss ich Arbeitsplatzverlust, Unterbringung aufgrund eines Gerichtsurteils oder Gerichts- und Anwaltskosten und eventuell auch ein psychiatrisches Gutachten bezahlen, hat sich dadurch für die Gesellschaft oder für mich etwas verbessert? Im Gegenteil!
Habe ich eine leichte Psychose und schwatze Nachbarn, Arbeitskollegen und andere mit für sie sinnlosem Zeug voll, halten sie mich anschließend für sonderbar, verrückt oder einfach gaga. Hat sich dadurch für die Gesellschaft oder mich etwas verbessert? Im Gegenteil!
Psychosen selbst sind für mich erst mal sinnzerstörend! Zumindest hinterlassen sie ein Sinnvakuum. Durch eine Psychose können viele ehemals wichtige sinnvolle Lebensbezüge zerstört werden. Je nach Schwere der Psychose sind anschließend vielleicht wirklich nur noch »Ruinen« übrig. Das Leben geht weiter oder man suizidiert sich. Es mangelt an Sinn und dieses Sinnvakuum ist nur langsam auszufüllen.
Soll man seinen Nachbarn sagen, nachdem man während einer Psychose dauernd nachts laut in seiner Wohnung randaliert hat und die Nachbarn sich überall darüber beschwert haben, ohne eine fristlose

Kündigung erreicht zu haben, diese Psychose sei das Schönste und Sinnvollste im eigenen Leben gewesen? Erlange ich dadurch Respekt und Achtung von ihnen zurück oder fühlen die sich dann nicht eher vollständig verarscht?

Sicherlich, als Mensch möchte man sich seine Psychosen erklären können. Es ist wohl sinnvoll, sie sich erklären zu können. Aber bloße Erklärung ist noch kein Sinn. Und ich darf dabei nicht unnötig etwas an den Haaren herbeiziehen.

Steckte ich vor meiner Psychose auch in einer erdrückenden Situation und es kam dann zur Psychose, hat man dann sinnvoll gehandelt oder ist es dann zum Schlimmen oder auch Schlimmsten gekommen?

Nun gibt es sicherlich Hunderttausende von Menschen, die in noch schlimmeren Situationen steckten und nicht psychotisch wurden. Etliche von ihnen werden sich durch etwas Sinnhaftes aus ihrer Situation ganz oder zumindest zum Teil befreien können. Psychotisch geworden zu sein schafft dagegen erst mal nur zusätzliche Probleme.

Fazit: Sinn ist lebenswichtig. Psychosen sind sinnzerstörend. Einer Psychose folgt ein Sinnvakuum. Das Sinnvakuum zu füllen, setzt an bei den bleibenden Lebenschancen, die man anschließend noch vorfindet. Sinn muss nicht nur *gefunden* werden, Sinnvolles muss auch getan werden. Im Zusammenhang mit Psychosen ist Sinn evident wichtig, um im Anschluss von der Psychose wieder auf die Füße zu kommen.

Tatsächlich würde niemand behaupten, dass »Psychosen sinnvoll sind« in dem Sinne, dass man das im Leben unbedingt erlebt haben muss. Eher geht es darum, dass man *trotzdem* aus der Erfahrung lernen und dass die Frage nach der subjektiven Bedeutung von Symptomen auf dem Weg aus der Psychose heraus hilfreich sein kann. Vor allem aber kann die Suche nach einem Sinn im Leben oder auch nach der eigenen Bedeutung für andere Menschen auf dem Weg der Genesung große Bedeutung haben – mit und ohne Psychose.

DER STELLENWERT VON SINN, BEDEUTUNG UND ANEIGNUNG

In diesem Kapitel geht es zentral um den Fragebogen zum subjektiven Sinn und Erleben von Psychosen als Forschungsinstrument. Da sich die Entwicklung des Fragebogens unmittelbar aus der Auseinandersetzung mit subjektiven Bedeutungen von Psychosen im Hamburger Psychoseseminar ergab, beginnt das Kapitel auch mit einem Erfahrungsbericht. Der Text von Gwen Schulz zeigt, wie sehr wir das Verständnis von Psychosen ändern müssen, wenn wir Betroffene mit ihren Wahrnehmungen stärker zu Wort kommen lassen, wenn wir hören, wie sie ihre psychotischen Erfahrungen ausdrücken, und wenn wir diese Sinnkonstruktionen in die therapeutische Arbeit einbeziehen.

Anschließend werden die Entwicklung, die Anwendungsmöglichkeiten, die psychometrischen Eigenschaften des Fragebogens und seine teststatistische Tauglichkeit, vor allem aber die wichtigsten Ergebnisse dargestellt.

Zur Veranschaulichung folgen die qualitativen Ergebnisse, also eine Analyse der offenen Fragen, die zugleich als Validierung des Fragebogens dient, bei dem uns Sabrina Koschinsky geholfen hat. Hier zeigt sich, wie sehr die Befragten auch positive Auswirkungen sehen und sich am psychotischen Erleben sogar gereift fühlen.

Die Zusammenhänge zwischen Sinnkonstruktion und Lebensqualität verdeutlicht Simone Nordmeyer. Das zentrale Ergebnis in ihrem Text ist, dass es vorrangig das Wahrnehmen positiver, konstruktiver Konsequenzen ist, das die Lebensqualität steigert. Es kommt dabei nicht auf das Erklärungsmodell selbst an.

Julia von Iljin unterstützte uns darin, Religiosität im Zusammenhang der Verarbeitung von Psychosen genauer zu betrachten. Auch hier gilt, dass die konstruktiven Elemente des Glaubens hilfreich sind für die Bewältigung der Erkrankung.

Das Kapitel wird abgeschlossen von Robert Thessier, der ausgehend von seiner persönlichen Erfahrung verdeutlicht, wie psychotisches Erleben eben eine tiefere, in diesem Fall religiöse Sinnkonstruktion ermöglichen und sehr befriedigend erlebt werden kann.

Ich bin nicht ohne Grund ver-rückt

Gwen Schulz

Wie ich meine Psychose erlebe

Ich spreche von meiner Psychose nicht in der Vergangenheit, ich halte sie notgedrungen im Arm. Immer. Ich bewege mich in der Regel auf dünnem Eis. Manchmal ist es tragfähiger, manchmal ist es so brüchig, dass ich mich fast nicht mehr traue weiterzugehen, innerlich erstarre, versuche, in einer äußeren Welt mitzumachen, die *mir* verloren gegangen ist, in der ich mir verloren gegangen bin. Ich habe keine ganz heilen Phasen, in denen die Psychose eine abgetrennte Erinnerung ist, mit der ich nichts zu tun habe. Ich bewege mich nie selbstverständlich in dieser Welt. Ich bin in nicht psychotischen Phasen kein anderer Mensch. Ich nehme alles viel zu ernst, zu wörtlich. Ich kann mich sehr schwer abgrenzen, sowohl im persönlichen Bereich wie auch im Welten-Bereich. Ich bin sehr beeinflusst durch das, was mich umgibt.
Diese Beweglichkeit ist häufig verstörend. Es ist nötig, die Dinge von einem festen Platz, aus einer gewissen Entfernung zu betrachten. Das fehlt mir. Ich glaube, das teile ich mit anderen Menschen, die Psychoseerfahrungen haben. Ich ringe um den eigenen unverrückbaren Platz, ich bin innerlich viel zu schnell da, wo gerade etwas passiert: wo jemand komisch guckt; Kriege entstehen; Atomkraftwerke explodieren; mich jemand nicht grüßt, der mich kennt; Flugzeuge in Hochhäuser fliegen; Menschen in der S-Bahn neben mir weinen etc. Das alles geht mich was an, geht mir mitten ins Herz, hat unmittelbar mit mir zu tun. Ich bin extrem verunsicherbar und beziehe Dinge auf mich oder denke, ich habe Schuld und Verantwortung, ich muss helfen zu ändern. Nicht, weil ich mich so wichtig finde, sondern weil ich Mühe habe zu unterscheiden. Ich verliere meine Kontur, ich schwimme.
Ich höre immer wieder auch Stimmen, die mich bedrohen, die mich existenziell verwirren. Ich löse mich auf, ich kann nichts mehr orten, meine Handlungen machen keinen Sinn. Und ich habe unerträgliche

Angst wegen alldem, was ich nicht durchschaue, was mich überrollt, was in mir ist, was ich nicht beeinflussen kann, wo ich als handelnder Mensch in einem fassbaren Rahmen nicht mehr vorkomme.

Meine schlechte Prognose

Ich bin bereits mit 14 Jahren als hebephren und grenzdebil diagnostiziert worden. Im Laufe meines Lebens habe ich viele Jahre in psychiatrischen Kliniken zugebracht. Mir wurde immer wieder freundlich erklärt, ich müsse akzeptieren, dass ich eine Krankheit habe, für die ich zwar nichts kann, die aber auch nicht weggehen wird. Um überhaupt damit zurechtzukommen, müsste ich mein Leben lang Medikamente nehmen. Diese Aussage hat mich sehr hoffnungslos gemacht. Sie zwingt zu einem eher passiven Erleiden, sie vermittelt, dass ich selbst mit der Gestaltung meines Lebens nichts zu tun habe. Sie sagte mir, dass ich nichts bewirken oder ändern kann, dass eine Krankheit in mir wohnt, vor der ich mich fürchten muss, mehr noch, dass ich mich vor mir und dem Leben fürchten muss. Dass ich nicht dazugehören werde.
Die Wirkung der Medikamente fand ich schrecklich, sie haben mir jede Möglichkeit zur Eigenbewegung genommen. Der Rest von Kraft, um mich gegen die sehr bedrohlichen Stimmen und Welten zu wehren, ging mir damit verloren. Ich konnte keinem Gespräch folgen oder eins führen, die Farben verschwanden, ich konnte nicht lesen, ich nahm an nichts Anteil, aber ich musste qualvoll da sein. Ich bewegte mich wie ein Roboter in einem alles fühlenden Körper, der aber nichts mehr vermitteln konnte, nur sabbern und sinnlos mit den Füßen tippeln.

Hilfreiche Beziehungen – auch in der Psychiatrie?

In der Psychose gehe ich mir als Mitmensch in der Welt verloren. Ich bin nicht mehr bei den anderen Menschen, ich bin in der grenzenlosen Hölle verschwunden. Das macht sehr große Angst und Panik. Um mich zu beruhigen, um zurück zu den Menschen kommen zu können, bin ich darauf angewiesen, dass sie mir Verbindung anbieten. Ich brauche einen dünnen Faden, an dem ich anknüpfen kann. Ich brauche Menschen, die sich an mich erinnern oder mich dabei unterstützen, mich als Teil dieser Welt wiederzufinden.

In der Psychiatrie entferne ich mich in der Regel noch mehr von mir selbst, werde ich noch mehr getrennt von Eigenem. Es macht zusätzlich verrückt, dass meine Kooperationsbereitschaft daran gemessen wird, mein Wille, gesund zu werden, daran überprüft wird, ob ich bereit bin, Medikamente zu nehmen und einsehe, dass ich krank bin, und deshalb andere Menschen besser wissen, was für mich gut ist. Ich suche Hilfe, weil ich merke, dass meine Kräfte versagen, ich kann das Durcheinander nicht mehr ordnen. Ich fühle mich in Einzelteile zersprengt. Es ist für mich keine Lösung, es ist nicht heilend, wenn von außen zusätzlich Druck gemacht wird, die ich als Gefahr erlebe. Ich brauche Hilfe beim Sortieren meiner Teile und keine Fremdbestimmung.

Vor zwanzig Jahren wandte ich mich in einer erneuten, für mich gefährlichen Krise an eine Sozialpsychiatrische Ambulanz. Ich wurde trotz meines ziemlich lang anhaltenden und desolaten Zustandes nicht gezwungen, Medikamente zu nehmen oder mich stationär aufnehmen zu lassen. Mein Widerstand wurde akzeptiert. Die Menschen, mit denen ich in diesem Rahmen zu tun hatte, haben auch in den für mich unerträglichsten Zeiten an mich geglaubt und stellvertretend die Hoffnung für mich aufrechterhalten. Mir wurde vor allem Verlässlichkeit und lebendige menschliche Beziehung angeboten.

Dadurch, dass ich als Einzelwesen in meinem gesamten So-geworden-Sein akzeptiert und gestärkt wurde, konnte ich bei mir ankommen, musste nicht alles an mir krank und falsch finden. Ich durfte etwas von mir behalten und davon ausgehend meine eigenen Möglichkeiten und Wege suchen. Es ging nicht mehr darum, dass ich normal werde, sondern dass ich mit meinen mir zur Verfügung stehenden Mitteln die Regie für mein Dasein übernehme, dass ich mich auf etwas Eigenes beziehen kann. Ich musste nicht eine ganz andere Person werden, um zu den »Gesunden«, zu den »Anderen« dazugehören zu dürfen. Natürlich ist das Dazugehören eine tiefe Sehnsucht, die ich mit allen Menschen teile.

Biografische Zusammenhänge

Ich konnte beginnen, meine psychotischen Symptome im Zusammenhang mit meinem bisherigen Leben zu erkennen. Die Bedrohung, die Isolation, die Hölle, die ich in akuten Zeiten erlebe und immer noch gut kenne, sind eine Reaktion auf ein großes Grauen, das in mir wohnt und das ich real erlebt habe. Es ist wichtig für mich zu erkennen: Es gibt einen Grund, warum ich so bin, wie ich bin. Meine Psychosen sind auch Reaktion, Antwort, ein Versuch der Verarbeitung. Sie sind nicht vom Himmel gefallen oder ein Schicksalsschlag, den ich nicht beeinflussen konnte. Oder eine Hirnstoffwechselerkrankung. Sie haben Bedeutung, die mit meinem Leben, meinen Erfahrungen zu tun hat.
Das zu erkennen war nicht leicht für mich. An manchen Stellen ist es sogar eher schmerzhaft, weil ich akzeptieren muss, dass mir bestimmte Dinge in diesem Leben nicht möglich sein werden, nach denen ich mich durchaus sehne. Aber ich bin nicht ohne Grund ver-rückt. In Beziehung zu sich selbst und seinen eigenen Möglichkeiten, Fähigkeiten und Begrenzungen zu kommen, sich mit sich selbst zu befreunden, ist, glaube ich, die Basis dafür, das Leben in die eigenen Hände zu nehmen, seinen Weg zu gehen.

Was ich durch die Psychose gelernt habe

Ich lebe zeitweise immer noch schwer, aber ich kann autonomer und eigener mit meiner Art, meinem Da-Sein umgehen. Durch die Psychose habe ich eine starke Verbindung zu heilsamen Ritualen entwickelt. Sie geben mir Kraft und unterstützen mich in meinem existenziellen und wichtigsten Bedürfnis nach Unabhängigkeit. Mein Geist, der aus Erfahrung sehr genau weiß, dass kein Schrecken in dieser Welt unmöglich ist, hat sich durch die Psychose auch in andere, lichtvollere Richtungen geweitet. So werde ich seit 15 Jahren von zwei Luftwesen begleitet, durch die ich mich einerseits geschützt fühle, die aber auch meine Möglichkeiten, in der Welt zu sein, erweitert haben. Sie sind Grundlage für mein heutiges sehr eigenes und leichteres Leben.
Meine Psychose macht Sinn. Oder vielleicht eher: Das Annehmen meiner Psychose macht Sinn. Sie begrenzt mich und sie entgrenzt mich

gleichzeitig. Sie warnt mich einerseits davor, mir mehr zu wünschen, als ich als kleiner Mensch es aushalten kann. Andererseits habe ich ganz still in mir das Gefühl, dadurch etwas sehr tief vom Menschsein zu spüren. Ich erlebe so deutlich, dass wir mehr sind als eine feste Masse, als unsere sichtbare Hülle. Die Auflösung von Grenzen, die Abwesenheit jeder Sicherheit, die ich so oft als Gefahr erlebe, hat auch eine andere Seite. Manchmal wird mir befreiend bewusst, dass wir nur zu Besuch auf dieser Erde sind und dass wir diese Zeit nutzen sollten. In der Natur erlebe ich tiefsten Frieden, kann ich mich ganz öffnen, habe eine Ahnung davon, wie tröstlich unwichtig wir sind, werde Teil von etwas und löse mich auf. Ohne Angst.

Ich bin einverstanden mit meinem Leben. Für mich stimmt es genau so, auch mit den Einschränkungen und Gefährdungen. Ich bin viel weiter gekommen, als ich es mir je gedacht habe, und entwickle mich weiter. Ich bin den Menschen dankbar, die mich dabei unterstützt haben oder es noch tun, mich zu verstehen und genau von da aus in die Welt zu gehen.

Der SuSi-Fragebogen – ein Versuch, Sinn zu erfassen

Konzept des SuSi-Fragebogens

Was auch der vorangestellte Erfahrungsbericht von Gwen Schulz zeigt, bestätigen andere Fallstudien, Erfahrungsberichte, qualitative Studien (siehe etwa BOYDELL u.a. 2010) sowie die wiederholte Themensetzung in den deutschen Psychoseseminaren (BOCK/PRIEBE 2005), dass es nämlich in der Auseinandersetzung mit einer Psychose lohnen kann, diesen Erfahrungen Sinn und Bedeutung beizumessen. So entstand im Hamburger Psychoseseminar der Wunsch, Prozesse individueller Aneignung von Psychosen nicht nur im Einzelfall, sondern auch im Rahmen der allgemeinen Versorgung mittels eines breit einsetzbaren Fragebogens abzubilden. Es konnte aber kein geeignetes bestehendes Instrument für eine solche quantitative Untersuchung recherchiert werden, daher ist der Fragebogen zum subjektiven Sinn bei Psychosen (siehe BRYSINSKI 2007; BOCK u.a. 2010) neu entwickelt worden. Der neue Fragebogen schließt nun eine Lücke innerhalb der Fragebögen zur Erfassung verwandter Konzepte, so Verarbeitungsstrategien allgemein (etwa FKV, MUTHNY 1989), Lebenssinn (PIL, CRUMBAUGH/MAHOLICK 1964), Sinn von Erkrankungen allgemein (FIFE 1995), Krankheitskonzepte (IPQ, LOBBAN u.a. 2005a), »Benefit-Finding« (ANTONI u.a. 2001), Salutogenese (SOC, ANTONOVSKY 1993), Recovery (RAS, GIFFORD u.a. 1995).

Unser Ziel war es, einen neuen Fragebogen zur Selbsteinschätzung zu entwickeln und zu validieren, der die subjektive Erfahrung und Bedeutung einer Psychose zu erfassen vermag. Dabei sollte er möglichst ökonomisch, das heißt schnell und einfach zu beantworten sein, und den Qualitätsmerkmalen der klassischen Testtheorie entsprechen. Auch wenn das Vorhaben von vielen Beteiligten als vielversprechend und innovativ bewertet wurde, bestand zugleich mancher Zweifel, ob derart individuelle Erfahrungen und Bewertungen mittels der Fragebogenmethode überhaupt zu erfassen seien. Die große Spannbreite von Einstel-

lungen und Meinungen hinsichtlich der Bedeutung von Psychosen, die bei Betroffenen, Angehörigen und Behandlern zu beobachten ist, lässt sich im Spannungsfeld folgender Extrempositionen beschreiben:
- »Psychosen stellen einen ganz und gar sinnlosen und zufälligen Vorgang dar. Der Hirnstoffwechsel entgleist ohne einen Bezug zum Erleben. Die Symptome zu hinterfragen ist sinnlos und schädlich.«
- »Die psychotische Erfahrung verschafft einen ungewohnten und überwältigenden Zugang zu unbewussten Erlebnissen und Konflikten; deren Aufarbeitung ist notwendig, um zu einer nachhaltigen Stabilisierung zu kommen. Die Symptomreduktion mit Medikamenten kann dabei helfen, aber nur im Rahmen einer tragenden, reflektierenden Beziehung mit dem Ziel, das Erlebte zu integrieren.« (BOCK u. a. 2010, S. 286)

Die Positionen lieferten den Rahmen für unsere Fragebogenentwicklung. Einen Überblick gibt die Abbildung 1.

Fragensammlung und Entwicklung einer ersten Fragebogenfassung

Die Sammlung möglicher Fragen für unseren neuen Fragebogen wurde in mehreren Schritten im Sinne einer »induktiven Fragebogenkonstruktion« (AMELANG/ZIELINSKI 2002, S. 108) immer wieder ergänzt und bewertet. Die Projektgruppe (zunächst bestehend aus Thomas Bock, Uwe Bening, Dieter Naber und Dorothea Buck) formulierte anfänglich selbst Fragen und bezog schließlich Experten aus verschiedenen Gruppen ein, um geeignete Items zu generieren. Als Anregung diente die Frage, welche subjektiven Erfahrungen und Bedeutungen mit Psychosen einhergehen. Diese wurden durch weitere Aussagen von Betroffenen, Angehörigen und Helfern ergänzt, die in narrativen Interviews, Fokusgruppen und dem Hamburger Psychoseseminar gewonnen wurden.
Die Aussagen wurden frühzeitig nach zwei Kriterien verschiedenen Kategorien zugeordnet. Dies ermöglichte die gezielte Ergänzung einzelner Kategorien, um die Bandbreite verschiedener Erfahrungen abzudecken. Die eine Unterteilung erfolgte entsprechend der zeitlichen Perspektive: Beziehen sich die Aussagen zur subjektiven Bedeutung von Psychosen auf die Vergangenheit und Entstehungsgeschichte der

ABBILDUNG 1 Studien zu SuSi und Forschungsphasen

SuSi-Teilprojekte (2007–2013)

	SuSi 0	SuSi 1	SuSi 2a	SuSi 2b
Titel	Vorstudie	Pilotstudie	1. Hauptstudie	Teilaspekte
Stichprobe		90	423	
Zeit	2007	2008	2009/11	2009/13
Autoren	Buck, Bening, Meyer, Lenz, Mahlke, Naber	Bryzinski, Bock	Klapheck, Nordmeyer, Bock	plus Koschinsky, Pankratz, v. Iljin
Studiendesign	Fokusgruppen, Expertenbefragung	Querschnittsbefragung Psychosepatienten	Multicenterstudie Querschnittsbefragung Psychosepatienten	Qualitative Daten, Lebensqualität Religiosität
Ergebnis / Ziel	Diskussion »Sinn«, Inhalte und Themen für Fragebogen	Erstellung Fragebogen, Testgütekriterien; Hinweise Sinnbedürfnis	Weitere Validierung, Kohärenz, Zusammenhang aktive Bewältigung mit Lebensqualität, Beleg für Psychotherapie	Ergebnisse valide; Zusammenhang mit Religiosität
Unterstützung		Trialog-Bewegung	Kongress subjektive Seite der Schizophre	
Förderung	keine, hoher ehrenamtlicher Einsatz			
Stand			abgeschlossen	

Erkrankung, auf die Gegenwart und das aktuelle Erleben der Symptome oder auf die Zukunft und entsprechende Erwartungen? Dieses Vorgehen trug dem Wunsch Rechnung, nicht nur Erklärungsmodelle (Woher?) zu erfragen, sondern auch aktuelle Bewertungen (Wie?) und funktionale Einschätzungen (Wozu?). Innerhalb der zeitlichen Kategorien wurde zwischen sinnbejahenden und sinnverneinenden Aussagen unterschieden. So ergaben sich sechs Kategorien:
- Attribution auf Lebensereignisse,
- unbelastete Vergangenheit,
- positives Erleben der Symptome,
- negatives Erleben der Symptome,
- konstruktive sowie
- destruktive Auswirkungen.

Si 3a	SuSi 3b	SuSi 4	SuSi 5a	SuSi 5b
gleich in Triaden	SuSi-FAM	Evaluation Psychoseseminare	SuSi-Bipo Vorstudie	SuSi-Bipo
× 3	300	150	100	200
10/11	2010/11	2011	2012/13	2013/14
pheck, Lincoln, ck	Ruppelt, Uhlmann, Klapheck, Bock	Ruppelt, Bock	Mahlke, Ruppelt, Bock	Mahlke, NN, Bock
erschnittsfragung Patienten, gehörigen, erapeuten	Erst Pilotstudie, dann Internet-Befragung	Multicenterstudie Pre-post-Befragung von Teilnehmern im Psychoseseminar	Internetbefragung Konstruktion Fragebogen SuSi-Bipo	Querschnittsbefragung Bipo-Patienten
ahrene zeigen hr Sinn-dürfnis Angehörige Profis denken	Angehörige sehen neben Last auch konstruktive Aspekte	Psychoseseminare Ort für Sinnsuche, fördern aktive Bewältigung, Recovery und Empowerment	Anpassung des Fragebogens	Sinnbedürfnis auch bei Bipo-Patienten? Indikation biografisch orientierte Psychotherapie?
Psychoseseminare, Trialog-Bewegung			DGBS	
huss von UNNA-Stiftung			dringend gesucht	
	laufend	abgeschlossen	anlaufend	

Der daraus resultierende Fragebogen bestand schließlich in der ersten Fassung aus 60 Items zur subjektiven Bedeutung der Psychose, 21 Items zum Krankheitsverständnis und 8 Trialog-Items sowie fünf offenen Fragen, um individuelle Aspekte zum Ausdruck bringen zu können.

Beschreibung des Instruments

Der Aufbau des SuSi-Fragebogens

Der SuSi-Fragebogen umfasst nach umfangreichen Überarbeitungen und Kürzungen 34 Items mit jeweils vier Antwortmöglichkeiten (1 = »trifft zu«; 2 = »trifft eher zu«; 3 = »trifft eher nicht zu«; 4 = »trifft

Studien zu SuSi und Forschungsphasen (Fortsetzung)

SuSi-Teilprojekte (ab 2014)

	SuSi 6a	SuSi 6b	SuSi 7a	SuSi 7b
Titel	Übersetzung des SuSi-FB und transkulturelle Aspekte		Begleitung Interventionsstu...	
Stichprobe	Vergleich D, NL, A	Vergleich Irland u. Xhosa (Südafrika)	Patienten aus individualisiertem Metakognitivem Training	Patienten aus Peerberatung
Zeit	2013/14	2014	2013/14	2012-14
Autoren	Klapheck, Giese, Jacobsen, Bock	Ruppelt, Mahlke, NN, Bock	Klapheck, Moritz, NN, Bock	Ruppelt, Mahlke, NN, Bock
Studiendesign	Querschnittsbefragung, auch Internetbefragung			Längsschnittbefragun... inkl. Katamnese
Ziel	Übersetzungen; Vergleich Sinnbedürfnis Nachbarländer	Übersetzung; Vergleich andere Kulturen	Mehr aktive Krankheitsbewältigung durch MKT?	Mehr aktive Krankheitsbewältigung durch Peersupport
Stand	anlaufend	geplant		angelaufen
Unterstützung			AG Metakognitives Training am UKE	Psychenet TP 5 Peerarbeit in Hamburg
Förderung	Weitere Kooperationspartner und Sponsoren dringend gesucht			

nicht zu«) auf fünf Subskalen (die Subskala »»Unbelastete Vergangenheit« wurde entfernt), die drei Betrachtungsebenen von subjektiver Sinnkonstruktion erfassen: Entstehung der Psychose, Symptomerleben und Auswirkungen der Psychose. Die Betrachtungsebenen sind nacheinander zu beantworten, wobei beim Symptomerleben und bei den Auswirkungen die Items der beiden zugehörigen Subskalen gemischt aufgeführt werden. Zusätzlich sind jeder der drei Betrachtungsebenen offene Fragen angefügt (siehe Abbildung 2). Der Originalfragebogen in der Version 2012 ist weiter unten abgedruckt.

...i 7c	SuSi 8	SuSi 9	Weitere Ideen?
	SuSi-Fam (Hauptstudie)	Eigenständige Interventionsstudie	
...chose-...erkrankte	Verschiedene Angehörige von Psychose-, Bipo-Patienten	Psychotherapie-patienten, 100 × 2	Weitere Zielgruppen?
...2-14	2014/15	2014/15?	??
...ow, Ruppelt, ...Bock	NN	NN	
	Längsschnitt	Prä-post-Befragung mit Kontrollgruppe	offen
...hr aktive Krank-...tsbewältigung ...ch ICEP-Behand-...gsprogramm?	Vergleich Primär-/Sekundärfamilie, Veränderung abhängig von therapeutischer Begleitung	Nachweis Wirkung Psychotherapie, Relevanz für Prognose?	Weitere Einsatzmöglichkeiten für SuSi?
	geplant	geplant	Vorschläge erwünscht
		Wunschpartner DDPP	Wir unterstützen nach Kräften

Inhaltliche Beschreibung der Subskalen

1. Ebene »Entstehung der Psychose«: Diese Ebene betrachtet die Rekonstruktion der »Gewordenheit«, also des Entstehens der Psychose, durch einen Blick in die Vergangenheit. Die Subskala »Attribution auf Lebensereignisse« erfasst, inwiefern eigene Lebenserfahrungen eine Rolle bei der Entstehung und Ausprägung der Psychose spielen. Psychotisch geworden zu sein, hat mit der eigenen Person und den jeweiligen Lebenserfahrungen zu tun.

Die Gegenposition nimmt die Subskala »Unbelastete Vergangenheit« ein, ein Beispielitem lautet: »Meine Psychose entstand zufällig.« Diese Subskala umfasst Aussagen, die die Zufälligkeit und Inkohärenz der

ABBILDUNG 2 Überblick über die SuSi-Skalen

SuSi-Skalen	Items
Betrachtungsebene Entstehung der Psychose	
Attribution auf Lebensereignisse (E-L); Bsp.: »Meine Psychose hat mit meiner bisherigen Lebenserfahrung zu tun.«	5
Betrachtungsebene Symptomerleben	
Positives Erleben der Symptome (S-P); Bsp.: »In meiner Psychose fühle ich mich lebendiger.«	5
Negatives Erleben der Symptome (S-N); Bsp.: »In meiner Psychose fühle ich mich einsam und ausgegrenzt.«	8
Betrachtungsebene Auswirkungen der Psychose	
Positive Auswirkungen (A-P); Bsp.: »Seit meiner Psychose habe ich einen besseren Zugang zu meinen inneren Impulsen.«	5
Negative Auswirkungen (A-N); Bsp.: »Seit meiner Psychose habe ich das Vertrauen in mich verloren.«	6
Offene Fragen; Bsp.: »Bei der Entstehung meiner Psychose spielte eine Rolle, dass … (bitte eigene Ideen eintragen).«	3

Entstehung von Psychosen ausdrücken und einen erklärenden Zusammenhang zur Biografie verneinen. Entgegen den theoretischen Annahmen hängt die Subskala mit keiner der anderen Subskalen zusammen und weist ungenügende psychometrische Eigenschaften auf (siehe unten den Abschnitt zur Validierung). Die Subskala bedarf einer Überarbeitung und ist daher in den aktuellen Studien und Analysen nicht mehr berücksichtigt worden.

2. Ebene »Symptomerleben«: Diese Ebene richtet den Blick auf Inhalte und konkrete Symptome der Psychose – die Wahrnehmung der Gegenwart. Die Subskala »Positives Symptomerleben« umfasst die Haltung, dass eigene Symptome nicht nur eine Geschichte, sondern auch eine Botschaft haben und es sich lohnen kann, diese Erfahrungen näher zu betrachten. Denn sie stellen auch eine Bereicherung dar.

Die Gegenposition stellt die Subskala »Negatives Symptomerleben« dar mit der Aussage, dass die Psychose sinnlos und ohne Bedeutung sei und die akute Symptomatik ausschließlich belastend und quälend.

3. Ebene »Auswirkungen der Psychose«: Diese Ebene befasst sich mit möglichen Konsequenzen der Psychose – sie richtet den Blick in die Zukunft. Die Subskala »Konstruktive Auswirkungen« erfasst, ob die Erfahrungen günstige Konsequenzen haben, z. B. in dem Sinne, dass

daraus Lehren gezogen werden können, die das Leben positiv beeinflussen.
Die Subskala »Destruktive Auswirkungen« nimmt die Gegenposition ein und erfasst die Haltung, dass die Psychose das eigene Leben nicht bzw. nur negativ beeinflusst hat und daher mit eher destruktiven Konsequenzen verbunden ist.

Die Anwendung des SuSi-Fragebogens

Der Fragebogen kann durch seine Kürze ohne Schwierigkeiten angewendet werden. Viele bisherige Teilnehmerinnen und Teilnehmer gaben uns die Rückmeldung, dass sie die Beantwortung anregend fanden. Daher kann der SuSi-Fragebogen auch in der ambulanten und stationären psychiatrischen Versorgung und Psychotherapie zum Einsatz kommen und Gespräche über die subjektive Bedeutung von Psychosen anstoßen. In der klinischen Forschung dient er als Messinstrument für Sinnkonstruktion als Ergebnis erfolgreicher Verarbeitungsprozesse und von Recovery. Der neue Fragebogen ermöglicht somit auch die empirische Untersuchung des möglichen Einflusses von Sinnkonstruktion für den Verlauf und die Prognose bei Psychosen. Dazu einige zusätzliche Hinweise:

- Die Auseinandersetzung mit Sinn und Bedeutung der eigenen Psychose kann nur auf freiwilliger Basis geschehen und nicht »verordnet« werden. Der richtige Zeitpunkt ist entscheidend. Anderenfalls könnte die Beantwortung des SuSi-Fragebogens auch eine Belastung für den Teilnehmer darstellen.
- Akute psychotische Symptome und Suizidalität stellen Kontraindikationen dar.
- Auch im Rahmen klinischer Forschung sollte ein Gesprächsangebot begleitend zur Befragung gemacht werden.

Einige Erfahrungen, hier aus dem Bereich der psychiatrischen Pflege (siehe auch das Kapitel zu den praktischen Konsequenzen), zeigen den Nutzen der Anwendung des SuSi-Fragebogens. In folgendem Statement werden die Auswirkungen des SuSi auf die Gestaltung der Pflegebeziehung von Studierenden des Studiengangs Psychiatrische Pflege/Psychische Gesundheit herausgestellt, hier exemplarisch durch die Studierende Diana Schmidt:

» Die Patienten fanden die Bezeichnung ›meine Psychose‹ bzw. ›in meiner Psychose‹ erfreulich, sogar teilweise entlastend, weil sie die Erkrankung und deren Entwicklung oft als ein sehr eigenes Erleben und die Entstehung mit der Kindheit in Verbindung bringen. Zudem bewerteten sie positiv, dass sie im Rahmen der Freitextfelder die eigenen Ideen und Erfahrungen bzw. Entwicklungen mit eigenen Worten beschreiben konnten. Der aktive Einbezug wurde gut aufgenommen und erlebt.

Die Beziehung gestaltete sich direkt viel intensiver. Die Patienten gaben die Rückmeldung, sich nach dem Ausfüllen des Bogens befreiter gefühlt zu haben, oft konnten sie in diesem Zusammenhang auch für sie unangenehme Themenbereiche ansprechen.

Des Weiteren fühlten sie sich von der Bezugspflegenden ernster genommen und konnten besser Vertrauen aufbauen und sich auf die Beziehung einlassen. Eine Patientin berichtete, dass sie sich nun ganz anders verstanden fühle. Auch habe sie so persönlich noch niemand nach ihrer Krankheit befragt, obwohl sie schon ›jahrelang in Behandlung‹ sei. «

Das nächste Statement von der Studentin Nina Urbanzyk macht deutlich, dass die Suche nach dem subjektiven Sinn der Psychose auch das Umfeld der Betroffenen mit einbezieht.

» Ich habe den Bogen mit einer Klientin durchgeführt, die wir schon viele Jahre ambulant betreuen. Sie hat mehrere Krankheitsepisoden durchlebt und ist zwischen diesen fast völlig ohne Einschränkungen. Die Aussagen mit den vier Abstufungen von ›Stimmt‹ bis ›Stimmt nicht‹ zu beantworten, fiel ihr nicht schwer. Schwierigkeiten hatte sie aber mit den Freitexten. Interessant war, dass sie der Meinung ist, dass die Menschen in ihrer Umgebung – also Familie, Betreuer etc. – ihre Einschätzungen zu ihrem Krankheitserleben ähnlich sehen. Da ich sie und viele ihrer nahestehenden Menschen nun ja schon lange kenne, würde ich diese Einschätzung auch teilen. Mir hat die gemeinsame Arbeit mit dem SuSi gezeigt, dass sie sich oft mit ihrem sozialen Umfeld über ihre Krankheitsphasen unterhalten hat und diese auch für sich reflektiert hat. Die Unterstützung durch unsere ambulante Betreuung und die Gespräche über ihre Krisen, deren Entstehung, Auswirkungen und Reflexion benannte sie als sehr hilfreich. Damals habe sie sich oft gefragt, ob ihre Krankheit einen Sinn erfüllt. Da sie keine Antwort finden konnte, hat sie aufgehört, nach einem Sinn zu

suchen. Sie würde trotzdem nicht bestätigen, dass die Krankheit ihr Leben zerstört hat.«
Die Weiterentwicklung für andere Zielgruppen findet bereits statt, ebenso Übersetzungen in andere Sprachen: Für eine Studie wurde der SuSi-Fragebogen für Angehörige sowie Behandler angepasst (KLAPHECK u. a. 2013). Eine niederländische Fassung wird durch Bettina Jacobsen (Ersterkrankungsbehandlungs-Team Nijmegen, siehe im Kapitel zu den praktischen Konsequenzen) erprobt. Auf die Adaption für bipolare Patienten wird weiter unten eingegangen.

Gütekriterien des SuSi-Fragebogens

Wie in der klassischen Testtheorie verlangt, erfolgte ein umfangreicher Entwicklungs- und Validierungsprozess. Im Rahmen einer Pilot- und einer weiterführenden Validierungsstudie anhand einer repräsentativen Stichprobe (KLAPHECK u. a. 2012) wurden die meisten hier aufgeführten psychometrischen Kennwerte entwickelt und überprüft.

Objektivität

Der Fragebogen kann dem jeweiligen Teilnehmer zum eigenständigen Ausfüllen vorgelegt werden. Durch die schriftliche Instruktion auf der ersten Seite ist der SuSi-Fragebogen selbsterklärend und ist *Durchführungsobjektivität* gegeben.
Für eine *objektive Auswertung* sind folgende Hinweise zu beachten: Jeder der fünf Subskalen sind fünf bis acht Aussagen zugeordnet (siehe Abbildung 4). Für die Auswertung der Skalenwerte werden die Itemwerte umgepolt (1 zu 4, 2 zu 3, etc.) und für jede Subskala ein Mittelwert gebildet. Wenn mehr als ein Wert pro Subskala fehlt, ist dieser nur noch bedingt aussagekräftig und schlechter mit den Werten anderer Stichproben vergleichbar. In den Subskalen zum Symptomerleben sind erfahrungsgemäß besonders viele fehlende Werte zu verzeichnen aufgrund der Antwortkategorie »Symptom nicht erlebt«. Ein übergeordneter Wert, in dem mehrere Subskalen kombiniert werden, kann bisher nicht gebildet und aussagekräftig interpretiert werden (siehe auch den Abschnitt zur faktoriellen Validität).

ABBILDUNG 3 Hamburger SuSi-Fragebogen

**Hamburger SuSi-Fragebogen zum subjektiven Sinn und zur Bedeutung von Psychosen –
Fragebogen für Psychoseerfahrene**

Auf den folgenden Seiten werden Aussagen zu Ihrer Psychose getroffen.
Wenn Sie der Meinung sind, eine Aussage **trifft zu**, dann kreuzen Sie bitte das Kästchen mit der 1 an. Wenn Sie meinen, die Aussage **trifft eher zu**, dann kreuzen Sie bitte das Kästchen mit der 2 an. Kreuzen Sie bitte das Kästchen mit der 3 an, wenn Sie denken, diese Aussage **trifft eher nicht zu**, und kreuzen Sie das Kästchen mit der 4 an, wenn Sie der Meinung sind, dass diese Aussage **nicht zutrifft**. Kreuzen Sie bitte nur in den vorgegebenen Feldern an; andere Antworten können nicht ausgewertet werden.
Antworten Sie möglichst spontan, ohne lange zu überlegen. Es gibt dabei keine richtigen oder falschen Antworten. Uns interessiert lediglich Ihre persönliche Meinung.
Am Ende jedes Abschnitts haben Sie auch die Gelegenheit, in Ihren eigenen Worten Ihr Erleben zu beschreiben. Wenn Sie möchten, können Sie hier eine Antwort schreiben, Sie müssen es aber nicht.

Die folgenden Aussagen beziehen sich auf die Entstehung Ihrer Psychose

1 = Trifft zu   2 = Trifft eher zu   3 = Trifft eher nicht zu   4 = Trifft nicht zu

1 Meine Psychose hat mit meiner bisherigen Lebenserfahrung zu tun.	1	2	3	4
2 Es ist kein Zufall, dass ich gerade zu diesem Zeitpunkt psychotisch wurde.	1	2	3	4
3 Im Rückblick ist es mir verständlich, warum ich psychotisch wurde.	1	2	3	4
4 Meine Psychose wurde durch Kindheitserlebnisse beeinflusst.	1	2	3	4
5 Der Beginn meiner Psychose hängt mit bestimmten Ereignissen zusammen.	1	2	3	4

Bei der Entstehung meiner Psychose spielte eine Rolle, dass … (bitte eigene Ideen eintragen)

Die folgenden Aussagen beziehen sich auf die Erfahrungen während Ihrer Psychose

Wenn Sie ein beschriebenes Symptom nicht erlebt haben und somit keine Aussage darüber treffen können, kreuzen Sie bitte die 0 an.   1 = Trifft zu   2 = Trifft eher zu   3 = Trifft eher nicht zu   4 = Trifft nicht zu

1 Gedankenübertragungen erlebe ich schrecklich.	0	1	2	3	4
2 In meiner Psychose habe ich ein besonders intensives Gefühl für mich selbst.	0	1	2	3	4
3 Während meiner Psychose erscheint meine Person wie aufgelöst.	0	1	2	3	4
4 In meiner Psychose fühle ich mich einsam und ausgegrenzt.	0	1	2	3	4
5 Das sprunghafte Denken in meiner Psychose habe ich als quälend empfunden.	0	1	2	3	4
6 Während meiner Psychose ging jede Selbstverständlichkeit verloren.	0	1	2	3	4
7 In meiner Psychose war ich stark verunsichert.	0	1	2	3	4

ABBILDUNG 3 Hamburger SuSi-Fragebogen (Fortsetzung)

8 Die ungewohnten Bedeutungen in meiner Psychose waren irritierend.	0	1	2	3	4
9 Ich spüre in meiner Psychose eine besondere Kraft, die ich sonst nicht habe.	0	1	2	3	4
10 Ich fühle mich in meiner Psychose ohnmächtig.	0	1	2	3	4
11 Während meiner Psychose erkannte ich den Sinn des/meines Lebens.	0	1	2	3	4
12 Das sprunghafte Denken in meiner Psychose habe ich als anregend empfunden.	0	1	2	3	4
13 In meiner Psychose fühle ich mich viel lebendiger.	0	1	2	3	4

Mein Psychoseerleben war geprägt von ... (bitte eigene Ideen eintragen)

Die folgenden Aussagen beziehen sich auf die Auswirkungen Ihrer Psychose

1 = Trifft zu   2 = Trifft eher zu   3 = Trifft eher nicht zu   4 = Trifft nicht zu

1 Meine Psychose hat mir mein weiteres Leben verbaut.	1	2	3	4
2 Meine Psychose ist für mich eine Herausforderung, das Leben neu zu betrachten.	1	2	3	4
3 Das Gefühl der Leere dauert auch nach meiner Psychose noch an.	1	2	3	4
4 Meine Psychose hat mich gelehrt, besser und vorsichtiger mit mir umzugehen.	1	2	3	4
5 Bestimmte Lebenszusammenhänge sehe ich seit meiner Psychose in einem anderen Licht.	1	2	3	4
6 Seit meiner Psychose habe ich ein schlechteres Gefühl für meine Bedürfnisse und Wünsche.	1	2	3	4
7 Seit meiner Psychose kann ich besser unterscheiden, was für mich wichtig ist.	1	2	3	4
8 Seit meiner Psychose hat mein Leben keinen Sinn mehr.	1	2	3	4
9 Ich habe in meiner Psychose einiges fürs Leben gelernt.	1	2	3	4
10 Seit meiner Psychose bin ich gleichgültiger mir selbst und dem Leben gegenüber geworden.	1	2	3	4
11 Seit meiner Psychose habe ich das Vertrauen in mich verloren.	1	2	3	4

Meine Psychose hat bei mir bewirkt, dass ... (bitte eigene Ideen eintragen)

ABBILDUNG 4 Zuordnung der Items zu den Subskalen

Subskala	Itemnummern (in der Version 2012)
Attribution auf Lebensereignisse	1, 2, 3, 4, 5
Symptomerleben:	
Positives Symptomerleben	2, 9, 11, 12, 13
Negatives Symptomerleben	1, 3, 4, 5, 6, 7, 8, 10
Auswirkungen der Psychose:	
Konstruktive Auswirkungen	2, 4, 5, 7, 9
Destruktive Auswirkungen	1, 3, 6, 8, 10, 11

Für die Interpretation der Ergebnisse kann Abbildung 5 zum Vergleich herangezogen werden, wobei Stichprobe 1 am repräsentativsten ist. Generell entsprechen höhere Werte nach der Auswertung einer höheren Zustimmung. Höhere Werte auf den Skalen »Attribution auf Lebensereignisse«, »Positives Symptomerleben« und »Konstruktive Auswirkungen« entsprechen einem höheren Sinnerleben der Psychose. Alternativ kann der Grad der Zustimmung auch über eine Dichotomisierung der Antwortkategorien und Berechnung der prozentualen Häufigkeit angegeben werden. Dazu werden die Antwortmöglichkeiten »trifft zu« und »trifft eher zu« zusammengefasst und in ihrer Häufigkeit ausgezählt.

Im Rahmen der bisherigen Studien zeigte sich eine überwiegende Zustimmung der Psychoseerfahrenen zu den einzelnen Subskalen des SuSi-Fragebogens. Zu den grundlegenden soziodemografischen Merkmalen Alter und Geschlecht bestehen dabei keine Zusammenhänge. Dieses Antwortverhalten kann als ein starkes Bedürfnis nach Ursachenklärung und Auseinandersetzung mit der Bedeutung der Psychose interpretiert werden.

Als kritisch zu bewerten ist allerdings, dass es bei allen Stichproben zwangsläufig zu Selektionseffekten kam. Die Beantwortung erfolgte freiwillig und zog wahrscheinlich eher solche Patienten an, die bereits einen ersten eigenen Zugang zum Sinn-Thema gefunden hatten. Auch wurden systematisch Patienten ausgeschlossen, bei denen aktuell eine stärkere Akutsymptomatik vorlag, sodass der Fragebogen vermutlich nicht das Erleben dieser Gruppe widerzuspiegeln vermag.

ABBILDUNG 5 Vergleichswerte der SuSi-Subskalen aus unterschiedlichen Stichproben

Stichprobe	SuSi-Subskalen Mittelwert (Standardabweichung)					
	E-L	E-UV	S-P	S-N	A-P	A-N
1. Klapheck u. a. 2012; N = 400 ambulante und stationäre Psychoseerfahrene; Zustimmung in Prozent	3.13 (0.71); 76 Prozent	2.97 (0.81) 68 Prozent	2.30 (0.86) 42 Prozent	2.82 (0.74) 64 Prozent	3.06 (0.73) 74 Prozent	2.14 (0.74) 36 Prozent
2. Ruppelt 2012; N = 49 Psychoseseminar-Teilnehmer (Prä) und	3.26 (0.66)	2.83 (0.69)	2.33 (0.88)	2.67 (0.84)	3.17 (0.75)	2.12 (0.71)
N = 49 Psychoseseminar-Teilnehmer (Post)	3.00 (0.87)	2.88 (0.75)	2.13 (0.90)	2.28 (1.0)	3.12 (0.70)	2.13 (0.78)
3. Wendt 2012; N = 14 nicht-medizierte Psychoseerfahrene und	2.40 (1.92)	1.79 (1.61)	1.44 (1.60)	2.09 (1.81)	2.20 (1.83)	1.17 (1.30)
N = 17 medizierte Psychoseerfahrene	3.31 (0.72)	2.73 (1.13)	2.73 (1.08)	2.55 (0.94)	3.45 (0.41)	1.97 (0.72)
4. Klapheck u. a. 2014, N = 70 ambulante und stationäre Psychoseerfahrene aus einer triadischen Befragung	3.07 (0.66)	Nicht berechnet	2.33 (0.79)	2.99 (0.70)	3.08 (0.60)	2.07 (0.68)

Anmerkungen: E-L = Attribution auf Lebensereignisse; E-UV steht für Entstehung = Unbelastete Vergangenheit; S-P = Positives Erleben der Symptome; S-N = Negatives Erleben der Symptome; A-P = Positive Auswirkungen; A-N = Negative Auswirkungen

Reliabilität

Innerhalb der Subskalen besteht ein ausreichend hoher Zusammenhang zwischen den einzelnen Items. Die *Interne Konsistenz* (Cronbachs Alpha) kann Abbildung 6 entnommen werden. Alle Werte liegen in einem zufriedenstellenden Bereich oberhalb von 0.7. Weiterhin wurden im Rahmen konfirmatorischer Faktorenanalysen die Eindimensionalität der Subskalen überprüft (KLAPHECK u. a. 2012). Im Rahmen dieser Strukturgleichungsmodelle stellten sich akzeptable Fit-Werte für alle Subskalen heraus, wobei E-UV die schlechtesten Werte aufwies.

Die Überprüfung der Retest-Reliabilität, das heißt des Grads der Übereinstimmung der Ergebnisse bei wiederholten Messungen, erfolgte bislang an einer recht kleinen Stichprobe von Psychoseerfahrenen, die in Hamburg am Psychoseseminar bzw. der »Anthropologievorlesung« im Jahr 2010/11 teilgenommen hatten. Die zwölf Teilnehmenden

ABBILDUNG 6	Interne Konsistenz der Subskalen (Stichprobe Klapheck u.a. 2012; N = 400)				
E-L	E-UV	S-P	S-N	A-P	A-N
0.71	0.83	0.76	0.82	0.78	0.79

Anmerkungen: E-L = Attribution auf Lebensereignisse; S-P = Positives Erleben der Symptome; E-UV steht für Entstehung = Unbelastete Vergangenheit; S-N = Negatives Erleben der Symptome; A-P = Positive Auswirkungen; A-N = Negative Auswirkungen

(83 Prozent weiblich; Altersdurchschnitt 45 Jahre, SD = 13, Range: 20–69 Jahre) füllten den SuSi-Fragebogen in einem Zeitraum von zwei bis knapp fünf Wochen (Mittelwert 24 Tage, SD = 7,7, Range: 14–34 Tage) zweimalig aus. Der Zusammenhang zwischen den Subskalen-Werten ist Abbildung 7 zu entnehmen und liegt mit einer Ausnahme, dem positiven Symptomerleben, durchweg über einem als ausreichend zu interpretierenden Wert von .80 (BORTZ/DÖRING 2006), sodass vorläufig von einer guten Retest-Reliabiliät auszugehen ist. Dies stellt eine wichtige Voraussetzung für die Annahme von Änderungssensitivität des Instruments dar.

ABBILDUNG 7	Re-Test Reliabilität (Spearman's Rho; N = 12)				
E-L	E-UV	S-P	S-N	A-P	A-N
,81**	,90***	,69*	,89***	,93***	,73**

Anmerkungen: E-L = Attribution auf Lebensereignisse; S-P = Positives Erleben der Symptome; E-UV steht für Entstehung = Unbelastete Vergangenheit; S-N = Negatives Erleben der Symptome; A-P = Positive Auswirkungen; A-N = Negative Auswirkungen

Validität

Durch den Einbezug von Experten (Psychoseerfahrene, Angehörige und psychiatrisch Tätige) und aufwendige Itemsammlung mit Fokusgruppen und mehreren Rückkoppelungsschleifen (siehe oben) ist davon auszugehen, dass alle relevanten Aspekte des Erlebens und der Sinnkonstruktion bei Psychosen im SuSi-Fragebogen erfasst werden und somit *Inhalts- und Augenscheinvalidität* gegeben sind.

Die *Konstruktvalidität* wurde anhand verschiedener Aspekte überprüft. Schon in der Pilotstudie (BOCK u.a. 2010) wurde die Faktorenstruktur und somit die *Faktorielle/Strukturelle Validität* des Fragebogens mit einer Hauptkomponentenanalyse mit Varimaxrotation untersucht. Die Items konnten in jeder der drei Zeitebenen zwei Faktoren (sinnbejahend bzw. -verneinend) zugeordnet werden. Somit wurde die Unterteilung in die auf unserer klinischen Erfahrung basierenden sechs Kategorien von subjektiver Erfahrung und Bedeutung von Psychosen bestätigt.

Ein übergreifendes Modell des Fragebogens konnte in der Hauptstudie repliziert und in konfirmatorischen Faktorenanalysen (CFA) erneut bestätigt werden. Die schrittweise Überprüfung verschiedener Modelle führte zu einem angemessenen Modell mit einem bestmöglichen Fit zwischen den Daten und den hypothetischen Modellannahmen (KLAPHECK u. a. 2012).

Weiterhin sind die korrelativen Zusammenhänge zwischen den Subskalen zum Verständnis der Struktur des SuSi-Fragebogens aufschlussreich: Die stärksten Zusammenhänge bestehen zwischen »Attribution auf Lebensereignisse« und »Konstruktive Auswirkungen« (r = 0.49) sowie »Positives Symptomerleben« und »Konstruktive Auswirkungen« (r = 0.44) ebenso wie »Negatives Symptomerleben« und »Destruktive Auswirkungen« (r = 0.39). Die »Attribution auf Lebensereignisse« ist außerdem mit »Positivem Symptomerleben« verbunden (r = 0.36). Bei zwei der drei Betrachtungsebenen sind die Subskalen jeweils negativ korreliert mit r = -0.29 beim Symptomerleben und r = -0.34 bei den Auswirkungen der Psychose. Entgegen den theoretischen Annahmen hängt die Subskala »Unbelastete Vergangenheit« mit keiner der anderen Subskalen zusammen.

Der inhaltlich interessanteste Befund ist, dass Psychoseerfahrene, die die Entstehung der Psychose als kohärent erleben, da für sie ein Zusammenhang zur eigenen Lebensgeschichte besteht, Symptome eher als Bereicherung sowie langfristige Auswirkungen als konstruktiv sehen. Eine gelungene Sinnkonstruktion in einer belastenden Situation kann darin bestehen, ein Erklärungsmodell zu entwickeln oder auch persönliches Wachstum und positive Veränderungen im Leben wahrzunehmen. Kritisch zu sehen ist, dass es weiterhin an einem übergreifenden Modell mangelt, das eine *knappe Definition* von Sinnkonstruktion erfassbar und messbar machen würde. Das postulierte Faktorenmodell lässt noch einigen Interpretationsspielraum. Eventuell wäre eine weitere, auch rechnerische Zusammenfassung der Subskalen mit positiver Valenz von Vorteil.

Zur Überprüfung der *Konvergenten Validität*, das heißt des Zusammenhangs mit verwandten Konstrukten, kamen erstens ein Fragebogen zu Krankheitsverarbeitungsstrategien (FKV; MUTHNY 1989) und zweitens ein Instrument zur Erfassung des allgemeinen Lebenssinns (LRI-R; Life Regard Index, DEBATS 1998; deutsche Fassung bei GROß 2007) zum Einsatz.

Die Verarbeitungsstrategie *Religiosität und Sinnsuche* des FKV weist unabhängig von der Krankheitsschwere enge Bezüge zu drei Skalen des SuSi-Fragebogens »Attribution auf Lebensereignisse« (r = 0.32), »Positives Symptomerleben« (r = 0.24) und »Konstruktive Auswirkungen« (r = 0.49) auf (zur Stichprobe siehe KLAPHECK u. a. 2012). Diese Strategie zur Krankheitsverarbeitung erfasst explizit die Sinnsuche und kann somit zur Überprüfung der konvergenten Konstruktvalidität des SuSi-Fragebogens herangezogen werden. Im Kontrast dazu – was auf *divergente Validität* hindeutet – ist die Verarbeitungsstrategie *Depressives Coping* des FKV mit den SuSi-Subskalen »Negatives Symptomerleben« (r = 0.19) und »Destruktive Auswirkungen« (r = 0.52) verbunden.

Auch zum Lebenssinn, erfasst mit dem LRI-R, zeigen sich signifikante Zusammenhänge, die die konvergente Validität des SuSi-Fragebogens bestätigen (siehe Abbildung 8). Die stärksten Zusammenhänge bestehen mit den Auswirkungen der Psychose sowie nachrangig mit einem negativen Symptomerleben. Der LRI-R erfasst zwei Dimensionen von Lebenssinn: Sinnrahmen und Erfüllung. Ersteres meint dabei die Fähigkeit eines Menschen, sein Leben innerhalb eines sinnvollen Ganzen zu sehen und sich daraus Ziele im Leben abzuleiten; die zweite Dimension erfasst das Ausmaß, in dem der Mensch diese Ziele als erfüllend erlebt. Die Ergebnisse bedeuten, dass für Psychoseerfahrene vermehrt destruktive und verringerte konstruktive Auswirkungen der Krise sowie die Belastung durch akute Symptome mit einem Mangel an Lebenssinn einhergehen.

Noch nicht bestimmt wurde die *Änderungssensitivität (Diskriminante Validität)* des SuSi-Fragebogens. Bisherige Studien wiesen querschnittliche Studiendesigns auf, welche Aussagen über den Prozess der Sinnkonstruktion im zeitlichen Verlauf ausschließen. Wenn wir davon ausgehen, dass Sinnkonstruktion ein veränderliches Merkmal ist, müssten sich die Werte bei Prä-Post-Messungen beispielsweise durch geeignete Verarbeitungsprozesse oder psychotherapeutische Interventionen ver-

ABBILDUNG 8 Zusammenhänge mit dem Konstrukt Lebenssinn
(Stichprobe Klapheck u. a. 2014; N = 70)

	SuSi-Subskalen				
	E-L	S-P	S-N	A-P	A-N
LRI-R Gesamtwert	-,07	,04	-,29*	,33**	-,64***
Sinnrahmen	,06	,07	-,25*	,43***	-,58***
Erfüllung	-,18	,07	-,31*	,20	-,53***

Anmerkungen: E-L = Attribution auf Lebensereignisse; S-P = Positives Erleben der Symptome; E-UV steht für Entstehung = Unbelastete Vergangenheit; S-N = Negatives Erleben der Symptome; A-P = Positive Auswirkungen; A-N = Negative Auswirkungen

ändern. Zukünftige längsschnittliche Untersuchungen könnten über verschiedene zeitliche Stufen der Sinnkonstruktion und ihren prognostischen Wert Aufschluss geben.

»Veränderung, Entwicklung, Reifung« – qualitative Erhebung zum Sinnerleben in Psychosen

Sabrina Koschinsky

Zur Inhaltsvalidierung der theoretisch gebildeten SuSi-Skalen wurden offene Fragen in den Fragebogen integriert, die nach der subjektiven Sicht auf Entstehung, Erleben, Auswirkungen und Auseinandersetzung mit der Psychose fragen. In der zweiten, multizentrischen Validierungsstudie des Fragebogens konnten hierfür Freitextantworten von 339 Schizophreniepatienten an 16 psychiatrischen Behandlungszentren erhoben werden, die inhaltsanalytisch ausgewertet und kategorial abgebildet wurden. Den Schwerpunkt der Darstellung sollen an dieser Stelle die Angaben der Psychoseerfahrenen bilden; für weitere Details sei auf die Originalarbeit (KOSCHINSKY 2012) verwiesen.

Psychosoziales überwiegt – freie Meinung zur Entstehung der Psychose

Die Entstehung der Psychose stellte die Mehrzahl der Befragten in einen Zusammenhang mit der eigenen Person und Biografie (86 Prozent), etwas mehr als ein Drittel (36 Prozent) benannte nicht biografische Aspekte (Mehrfachnennungen waren erlaubt). Letztere bezogen sich nahezu ausschließlich auf biologische Ursachenfaktoren, worunter die im medizinischen Modell besonders hervorgehobenen Faktoren Neurotransmission und Genetik am seltensten genannt wurden (Abbildung 9). Stattdessen wurde häufig auf einen Substanzmittelmissbrauch verwiesen, aber auch auf Schlafstörungen und andere somatischen Faktoren, wie medikamentöse Nebenwirkungen oder Geburtskomplikationen.
Auf Seite der persönlich-biografischen Entstehungsfaktoren wurde am häufigsten auf soziale Faktoren attribuiert (39 Prozent), es wurden

ABBILDUNG 9 Subjektive Sicht auf die Entstehung der Psychose

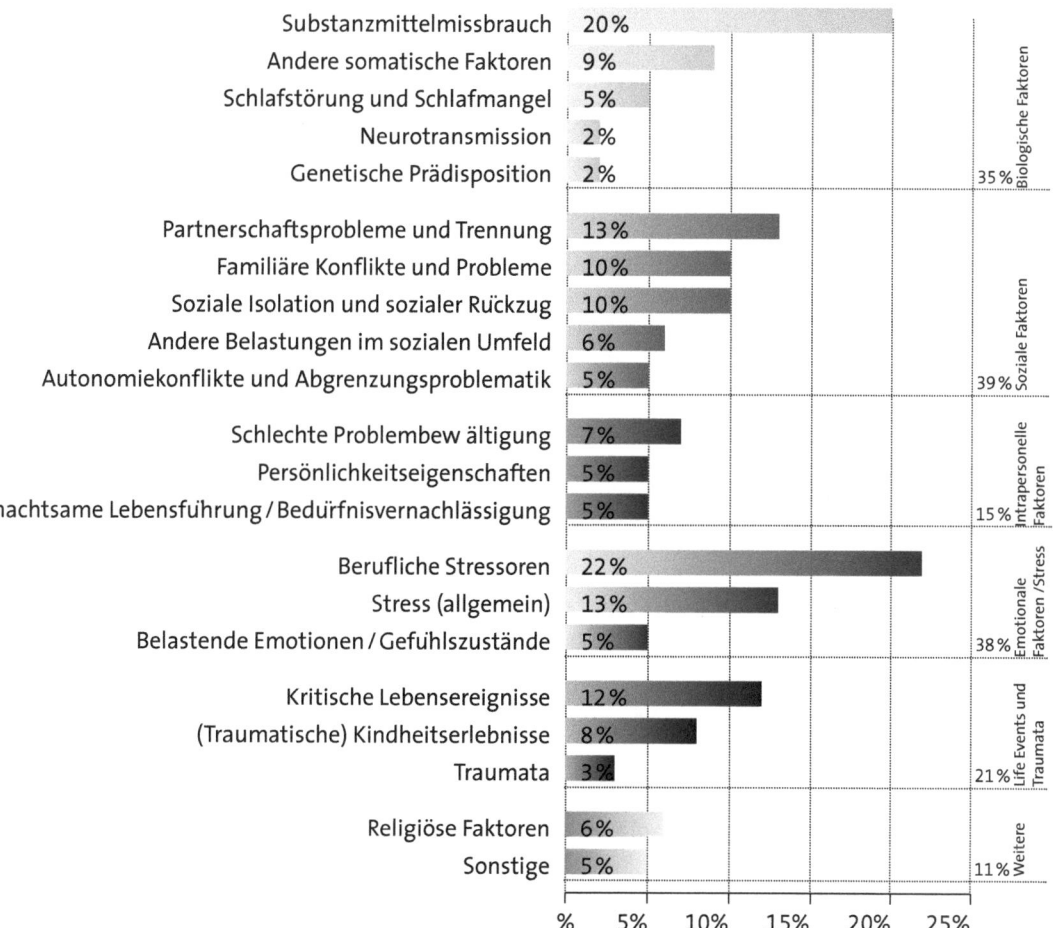

Partnerschaftsprobleme im Vorfeld der Psychose, eine konfliktreiche Familiensituation oder eine soziale Isolation benannt. Gesondert herausgestellt wurden dabei Abgrenzungsprobleme und Autonomiekonflikte in Familie und Partnerschaft, wobei beispielsweise ein »zu enger Kontakt« oder »übertriebene Fürsorge« zu der Psychose als »verinnerlichter Freiheit« oder »überlebensnotwendiger Gegenbewegung« geführt habe. Fast ebenso viele Teilnehmende (38 Prozent) sehen die Psychose als vorübergehende Krise und Reaktion auf eine Zeit der persönlichen Überforderung durch emotionale Belastungen und Stress, vor allem im beruflichen Bereich. Weitere 21 Prozent benannten Zusammenhänge zu Life Events (etwa Tod einer Bezugsperson, Wohnortwechsel) und Traumata in Kindheit und Erwachsenenalter (sexueller und körperlicher Missbrauch, Gewalterlebnisse etc.). Zudem attribuierte ein Teil der Befragten internal (15 Prozent) und bezog sich dabei entweder auf Merkmale der eigenen Person (etwa »hochsensibel und sehr ängstlich«, »perfektionistisch«), auf einen wenig fürsorglichen, unachtsamen Umgang mit sich selbst (zum Beispiel »wenig auf meine Gefühle geachtet«, »zügelloses Leben«) oder auf einen Mangel an konstruktiven Bewältigungsstrategien.

ABBILDUNG 10 Subjektives Erleben der Psychose

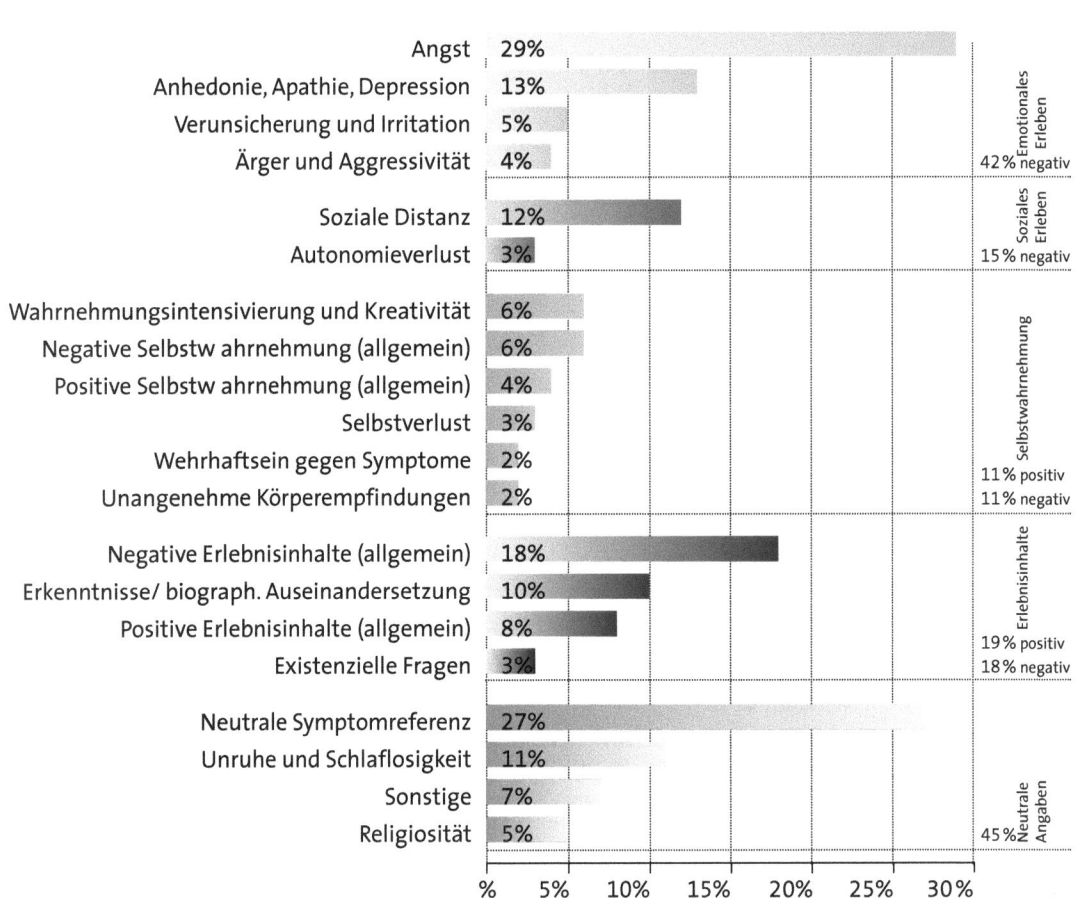

Angst vor den Symptomen oder vor der Reaktion anderer?

Zum Psychoseerleben gab etwas mehr als ein Viertel der Befragten an, die Symptome als positiv und bereichernd erlebt zu haben (28 Prozent); weitaus mehr Befragte stellten jedoch negative Erlebnisformen heraus (67 Prozent) oder trafen zusätzlich neutrale, nicht wertende Aussagen (etwa Symptombenennungen und Diagnosen).
Auf der Inhaltsebene zeigt sich dabei, dass sich das Verhältnis von positivem und negativem Psychoseerleben ungleich auf die von den Befragten hervorgebrachten Themen verteilte. Probanden, die sich direkt auf die individuellen Symptom- und Erlebnisinhalte in der Psychose bezogen, bewerteten diese nicht häufiger negativ (18 Prozent) als positiv (19 Prozent). Auch die Selbstwahrnehmung in der Psychose wurde ebenso häufig positiv wie negativ geschildert (von je 11 Prozent der Befragten). Das deutliche Überwiegen des Negativerlebens beruhte zum einen auf der einseitig negativen Schilderung erlebter Emotionen und Affekte in der Psychose (42 Prozent), wobei vor allem das Angsterleben eine große Rolle spielte (Abbildung 10). Zum anderen wurde auch das Sozialerleben in der Psychose nur negativ geschildert (15 Prozent), etwa durch das Erleben eines Autonomieverlustes (zum Beispiel »Ohnmacht, Zwang«) oder sozialer Distanz (etwa »Abneigung mir gegenüber«).

Bereicherndes und belastendes Erleben

Die meisten Befragten äußerten aufseiten der positiv-bereichernden Symptombewertungen, dass die Erlebnisinhalte in ihren Augen erkenntnisreich waren und in den Symptomen häufig eine Auseinandersetzung mit persönlich bedeutsamen (Lebens-)Themen stattfand, zum Beispiel mit belastenden Kindheitserlebnissen, aktuellen Problemlagen oder bislang unerfüllten Wünschen. Auch von der Auseinandersetzung mit existenziellen und metaphysischen Themen war oft die Rede (mit Leben und Tod, Gegensatz von Gut und Böse, Lebenssinn etc.). Andere Personen bewerteten ihre Symptome allgemeiner und bezeichneten sie im Positiven beispielsweise als »lebhaft«, »interessant« und als »Abenteuer«, im Negativen dagegen etwa als »quälend«, »bedrohlich« und voller »Horrorbilder«.

Zur Selbstwahrnehmung in der Psychose wurde häufig die Kreativität und Intensität der inneren und äußeren Wahrnehmung positiv herausgestellt (»inspirierende Gedanken«, »intensives Erleben von Gefühlen«). Weiterhin war oft vom Erleben einer besonderen »inneren Kraft« und »Energie« in der Psychose die Rede oder von der eigenen Stärke bei der Symptomhandhabung. Negative Formen der Selbstwahrnehmung bezogen sich dagegen meist auf das Gefühl, sich selbst zu verlieren, oder auf unangenehme Körperempfindungen (Schmerzen etc.).

Zwei Drittel sehen konstruktive Auswirkungen

Ein eindrucksvolles Ergebnis der qualitativen Studie war, dass 65 Prozent der Befragten der Psychoseerfahrung konstruktive Auswirkungen und einen finalen Sinn zuschrieben. Mit Abstand am häufigsten wurden dabei positive intrapersonelle Entwicklungen angeführt, zu denen sich insgesamt 41 Prozent der Befragten äußerten (Abbildung 11). Die Erfahrung, eine Psychose durchlebt zu haben, wurde dabei mit neuen, subjektiv sehr bedeutsamen Einsichten und Erkenntnissen, mit persönlicher Reifung und Wachstum verbunden. Eine Person äußerte hierzu beispielsweise: »[Ich habe] mehr zu mir selbst gefunden und mir die Lebensthemen in der Psychose angeschaut und mehr in mein Leben integriert.« Eine andere bringt die positiven Folgen der Psychose mit den Schlagworten »Veränderung, Entwicklung, Reifung« auf den Punkt. Zudem wurde die psychotische Realitätswahrnehmung als bereichernd, lehrreich oder auch befreiend empfunden (»Ich [bin] aus meinem Kopf herausgefallen und aus der neuen Perspektive sieht die Welt ganz anders aus«) und die Bereicherung für die eigene Persönlichkeitsentwicklung betont (»Ich bin vernünftiger und tiefgründiger geworden«).

Weiterhin habe die Psychose bei vielen Betroffenen bewirkt, besser mit sich selbst umzugehen (»Ich achte mehr auf mich«) und die Grenzen der eigenen Belastbarkeit zu wahren (»Ich musste lernen, mich nicht andauernd zu überlasten«).

ABBILDUNG 11 Subjektive Auswirkungen der Psychose

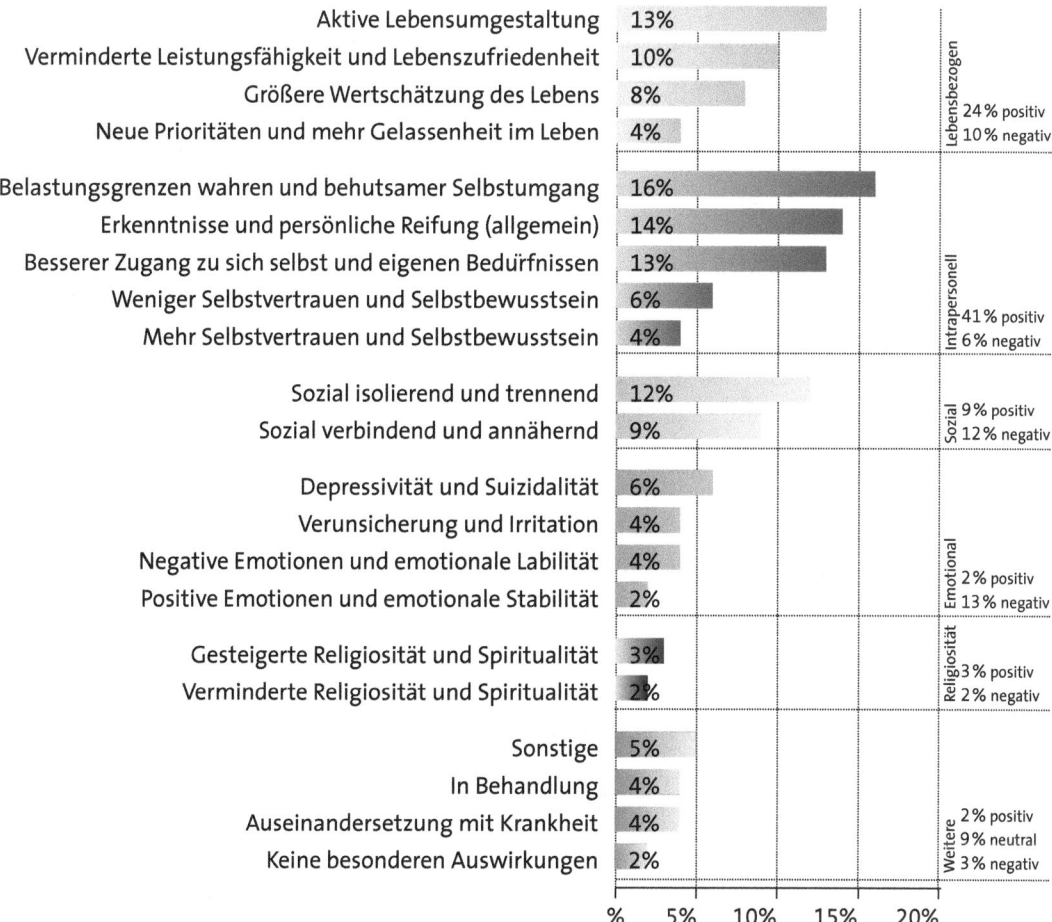

Auch der Zugang zu den eigenen Bedürfnissen und inneren Impulsen sei leichter geworden und habe beispielsweise bewirkt, dass »ich mir meiner Bedürfnisse, Wünsche und Grenzen bewusster wurde«. Sogar von einer Zunahme an Selbstvertrauen und Selbstbewusstsein wurde gesprochen, dessen Abnahme jedoch ebenfalls thematisiert (6 Prozent).

Auswirkungen der Psychose auf den eigenen Lebensverlauf sahen deutlich mehr Personen positiv (24 Prozent) als negativ (10 Prozent). Ein finaler Sinn der Psychoseerfahrung wurde dabei am häufigsten in einer aktiven Lebensumgestaltung mit konkreten Verhaltensänderungen gesehen, wobei zum Beispiel das Leben »neu ausgerichtet« wurde, ungesunde Lebensweisen aufgegeben wurden (»aufgehört, Drogen zu nehmen«) und auf mehr Selbstverwirklichung geachtet wurde (»Kindheitstalente ausleben«). Bei vielen Probanden hat die Extremerfahrung einer Psychose zudem zu einer größeren Wertschätzung des Lebens (»Ich kann das Leben mehr genießen«) oder einer neuen Prioritätensetzung im Leben geführt (»Ich habe herausgefunden, was wirklich wichtig für mich ist«, »Dass ich Kleinigkeiten nicht mehr so ernst nehme«).

Im affektiven und sozialen Bereich wurden die Folgen der Psychose wiederum häufiger negativ als positiv erlebt: 13 Prozent der antwortenden Personen führten zum Beispiel Depressionen, Suizidalität oder emotionale Instabilität an, nur wenige (2 Prozent) bezogen sich auf positive Affekte (»Dass ich mich danach durch eine Krise besser fühle«). Zudem gaben 12 Prozent an, dass sich die Psychose negativ auf ihre soziale Eingebundenheit ausgewirkt habe (»viele Freunde verloren«, »sozialer Abstieg«), jedoch auch 9 Prozent der Befragten, dass es zu einer Intensivierung sozialer Beziehungen und einem stärkeren Zusammenhalt in Familie oder Freundeskreis gekommen sei.

Entwicklungschancen stärker sehen und unterstützen!

In der qualitativen Erhebung wurde zudem nach der persönlichen Auseinandersetzung mit der Psychose gefragt, um die Rolle der Sinnsuche hierbei zu explorieren. Insgesamt zeugten die Aussagen der Befragten von einem hohen Bedarf an einer tiefer gehenden Auseinandersetzung mit der Psychoseerfahrung und ihrer Sinnhaftigkeit, ebenso wie von dem Wunsch nach professioneller Begleitung in diesem Prozess. Das Bedürfnis, sich innerlich vom Krankheitsgeschehen zu distanzieren, wurde kaum ausgedrückt. Stattdessen waren mit Abstand am häufigsten Gespräche über die Psychoseerfahrung erwünscht, vornehmlich mit Ärzten und Psychotherapeuten, aber auch mit anderen Psychoseerfahrenen oder dem sozialen Umfeld. Zudem herrschten die Wünsche nach mehr Verständnis, Information und Interesse an der subjektiven Sicht sowie nach sozialem Beistand vor.

Die besondere Bedeutung einer gelungenen Arzt-Patient-Beziehung wurde häufig herausgestellt, wobei ein Teil der Befragten betonte, durchaus positive und sinnstiftende Aspekte der Psychoseerfahrung zu sehen, die im medizinischen Psychoseverständnis der Behandelnden jedoch häufig übergangen oder zurückgewiesen worden seien. Damit einhergehend wurden auch alternative und partizipative Behandlungsmethoden gefordert, die hohe subjektive Relevanz einer Heilungsaussicht betont und noch einmal die Entwicklungschance herausgestellt, die eine Psychoseerfahrung bergen kann.

Zum Sinn und Un-Sinn von Psychosen

Zusammenfassend lässt sich feststellen, dass die Psychose von der Mehrheit der Teilnehmenden in einen biografisch-sinnstiftenden Zusammenhang eingebettet wurde, die Symptome teilweise als bereichernd angesehen wurden und der Psychoseerfahrung besonders häufig ein finaler Sinn durch konstruktive Auswirkungen zugeschrieben wurde. Subjektive Sinnstrukturen fanden sich dabei am häufigsten im intrapersonellen Bereich, die sich inhaltlich stark mit dem Konzept des Posttraumatischen Wachstums (ZÖLLNER u. a. 2006) decken. Negatives und Sinn verneinendes Erleben war hingegen häufig mit sozialen Aspekten und mit Angsterleben assoziiert. Damit geht die Forderung an die Behandelnden einher, diese Belastungen aufzufangen, ohne die positiven Stellungnahmen zu negieren, vielmehr der Möglichkeit des subjektiven Sinnerlebens Beachtung zu schenken und dem Gesprächsbedürfnis hierüber entgegenzukommen.

Sinnbedürfnis und Lebensqualität

Simone Nordmeyer

Das Konzept der gesundheitsbezogenen Lebensqualität ist heute aus der Behandlung vieler somatischer und psychischer Erkrankungen nicht mehr wegzudenken. Gerade im Umgang mit chronischen Krankheiten ist die Verbesserung oder Erhaltung der Lebensqualität ein genauso wichtiges Behandlungsziel wie die Reduktion der Symptome. Wie bei vielen psychologischen Konstrukten der Fall, ist auch das Konzept der Lebensqualität nicht einheitlich definiert; es stellt vielmehr ein multidimensionales Konstrukt dar, welches mindestens die vier Komponenten psychisches Befinden, körperliche Verfassung, soziale Beziehungen und funktionale Alltagskompetenz umfassen sollte.

Bei der Erfassung der Lebensqualität Psychoseerfahrener werden neben der globalen Lebenszufriedenheit in der Regel die Bereiche Wohnen, Arbeit, Ausbildung, Religion, ökonomische Situation, Sicherheit sowie gemeindepsychiatrische und medizinische Dienste mitberücksichtigt (MEYER 2004). Nach einem Modell von LEHMAN (1988) kann Lebensqualität sowohl objektiv, von Behandlern oder Angehörigen, als auch subjektiv, vom Patienten, eingeschätzt werden. Objektive, von außen betrachtete Lebensqualität stellen demzufolge die Lebensbedingungen oder das Funktionsniveau des Patienten dar, subjektive Lebensqualität beschreibt hingegen seine Zufriedenheit mit den verschiedenen Bereichen des Lebens. Die Unterscheidung in objektive und subjektive Lebensqualität ist für die Behandlung Psychoseerfahrener sinnvoll, da sie verschiedene Ansatzpunkte für therapeutische Interventionen aufzeigt.

Das Konzept der Lebensqualität und das im vorliegenden Buch beschriebene Bedürfnis nach Sinn haben gemeinsam, dass die subjektive Betrachtungsweise des Patienten bei der Beurteilung seiner Erkrankung in den Vordergrund gerückt wird. Beide Perspektiven entwerfen – im Vergleich zur reinen Symptomperspektive – eine umfassendere Sicht auf den Patienten, sodass letztendlich ein vollständigeres Bild von Psychoseerfahrenen und ihren Lebenssituationen entsteht.

Befunde zur Lebensqualität Psychoseerfahrener

Es überrascht nicht, dass die Lebensqualität bei Psychoseerkrankten geringer ausfällt als bei Gesunden (ENDICOTT u. a. 1993; RITSNER u. a. 2005). Jedoch bewerten die Erkrankten – ebenso wie die Normalbevölkerung – ihre Lebensqualität im Durchschnitt positiv, das heißt, man findet hinsichtlich ihrer Lebensqualität mehr zufriedene als unzufriedene Psychoseerfahrene. Grundsätzlich ist allerdings zu beachten, dass Befunde zur Lebensqualität, die für die Allgemeinbevölkerung gelten, nicht ohne Weiteres auf Psychoseerfahrene übertragbar sind (MEYER 2004).

Zur Lebensqualität Psychoseerfahrener ist weiterhin zu sagen, dass sie mit zunehmendem Schweregrad der Erkrankung abnimmt, insbesondere wenn damit eine stärkere Depressivität und Angst einhergehen (HANSSON 2006; MEYER 2004). Ein stabiles soziales Netzwerk, insbesondere tragfähige Beziehungen zu Verwandten und Freunden, sind mit einer höheren Lebensqualität bei Psychoseerfahrenen verbunden (BENGTSSON-TOPS/HANSSON 2001 a). Dies gilt ebenso für die Tatsache, erwerbstätig zu sein und – damit verknüpft – ein höheres Einkommen zu haben (PRIEBE u. a. 1998).

Fragt man Psychoseerfahrene danach, welche Lebensbereiche für sie am wichtigsten sind, so ergibt sich folgendes Bild: Am wichtigsten erscheinen Arbeit und Gesundheit (genannt von mehr als 20 Prozent der Befragten), gefolgt von Freizeit und sozialen Kontakten (mehr als 15 Prozent), Lebensfreude, Familie und der finanziellen Situation (mehr als 10 Prozent). Am seltensten wurde die Kategorie (Ehe-)Partner (etwa 7 Prozent) genannt (ANGERMEYER u. a. 1999).

Zusammenhang von Sinnbedürfnis und Lebensqualität

Grundsätzlich gilt, dass Sinnerfülltheit im Leben mit einer größeren Lebenszufriedenheit einhergeht, wohingegen Sinnlosigkeit mit depressiven Symptomen, Suizidalität oder neurotischen oder sogar psychotischen Symptomen verknüpft ist (MELTON/SCHULENBERG 2008; MASCARO/ROSEN 2005; HEISEL/FLETT 2004; PEARSON/SHEFFIELD 1989). Ebenso wie bei Psychoseerfahrenen die Lebensqualität niedriger ist verglichen mit der Allgemeinbevölkerung, fällt auch die Beurteilung der Sinnhaftigkeit ihres Lebens geringer aus, gerade bei Ersterkrankten (CHAUDHARY/SHARMA 1976; TURNER u. a. 2007; YARNELL 1971).

Es gibt bisher nur wenige Studien, die den quantitativen Zusammenhang von Sinn(bedürfnis) und Lebensqualität bei Psychoseerfahrenen untersuchen. Die wenigen, die es gibt, legen einen positiven Zusammenhang nahe, das heißt, eine größere Sinnhaftigkeit im Leben bzw. Sinnsuche als Coping-Strategie ist verknüpft mit einer höheren Lebensqualität (BENGTSSON-TOPS/HANSSON 2001b; SCHMID u. a. 2006; STOLOVY u. a. 2009). Sinnhaftigkeit wird in den genannten Studien sehr weit gefasst, sie wird dabei globaler auf das gesamte Leben bezogen.

Das SuSi-Projekt hingegen fokussiert stärker auf die Frage nach der Sinnhaftigkeit der Erkrankung: Kann der Psychoseerfahrene seiner Erkrankung einen Sinn für sein Leben zuschreiben, macht es aus heutiger Perspektive für ihn Sinn, krank geworden zu sein? Ganz konkret bedeutet Sinnzuschreibung dem SuSi-Projekt gemäß Folgendes: Der Psychoseerfahrene versteht (zumindest teilweise), warum er erkrankt ist, das Erleben bereichernder Symptome ist möglich, und positive Auswirkungen der Psychose können wahrgenommen werden. Gerade die Verknüpfung vom Verstehen der Entstehungsbedingungen einer Psychose mit der Wahrnehmung positiver Konsequenzen erscheint dabei als eine sinnhafte Integration der Erkrankung in die Biografie (hier auch »Kohärenz« genannt).

Umgekehrt wird unter einem Mangel an Sinnhaftigkeit im SuSi-Projekt zusammengefasst, wenn die Entstehung der Psychose unverstanden bleibt, Symptome ausschließlich als belastend erlebt werden und (nur) negative Auswirkungen wahrgenommen werden. In Bezug auf die Lebensqualität wird angenommen, dass die Sinnzuschreibung zur Psychose mit einer gesteigerten Lebensqualität einhergeht, wohingegen Sinnlosigkeit mit einer niedrigeren Lebenszufriedenheit verknüpft ist.

Empirische Überprüfung des Zusammenhangs

In einer Untersuchung von Marc FRANZ u. a. (2002) war das Erleben bereichernder Symptome mit einer höheren Lebensqualität verbunden, das Erleben belastender Symptome mit einer niedrigeren. Auch auf der Ebene der Wahrnehmung der Auswirkungen der Erkrankung gibt es Belege, dass – wenig überraschend – Berichte über negative Konsequenzen der Psychose assoziiert sind mit einer geringeren Lebensqualität und stärker ausgeprägten psychotischen Symptomen (STAINSBY u. a. 2010; THEODORE u. a. 2011).
Im Rahmen des SuSi-Projektes wurde unter anderem der Frage nachgegangen, wie der Hamburger Fragebogen mit Lebensqualität zusammenhängt. Dazu wurde der Q-LES-Q-18 (RITSNER u. a. 2005), eine Kurzform des *Quality of Life Enjoyment and Satisfaction Questionnaire* (ENDICOTT u. a. 1993), herangezogen. Für die statistischen Analysen wurden die Daten von 290 ambulanten und stationären Patientinnen und Patienten ausgewertet, darunter waren 137 Frauen und 153 Männer; das Durchschnittsalter betrug 39 Jahre, die Beschäftigungsquote lag bei 36 Prozent.
Im Einzelnen wurden zwei Hypothesen im Hinblick auf objektive und subjektive Lebensqualität genauer untersucht:
1. Das Verstehen der Entstehungsbedingungen der Psychose, das Erleben bereichernder Symptome und die Wahrnehmung positiver Auswirkungen der Erkrankung seien verknüpft mit einer höheren subjektiven Lebensqualität.
2. Der Zusammenhang zwischen dem Verständnis für die Entstehung der Krankheit und positiven Auswirkungen moderiert durch objektive Parameter der Lebensqualität, insbesondere Arbeit.

Entgegen unserer erstgenannten Hypothese konnte nicht bestätigt werden, dass das Verstehen der Entstehungsbedingungen der Psychose – auch wenn dies für eine Mehrheit der Patienten möglich erscheint – mit einer höheren Lebensqualität zusammenhängt. Ebenso konnte kein Zusammenhang gefunden werden zwischen dem Erleben bereichernder bzw. belastender Symptome und Lebensqualität.
Allerdings zeigte sich ein deutlicher Zusammenhang auf der Ebene der Auswirkungen der Psychose: Die *Wahrnehmung positiver Konsequenzen* der Erkrankung ist mit einer höheren Lebensqualität ver-

knüpft, wie es der Korrelationskoeffizient r = .36 (p < .001) anzeigt. Benefit-Finding als eine Bewältigungsstrategie der Erkrankung erscheint also möglich. Umgekehrt, und nicht ganz überraschend, ist die Wahrnehmung negativer Folgen mit einer niedrigeren Lebensqualität assoziiert (r = -.58 mit p < .001). Dies lässt sich vielleicht erklären mit einer Zunahme des Schweregrads der Erkrankung oder durch ungünstige Coping-Strategien, beispielsweise depressive Verarbeitung.

Der positive Einfluss von Arbeit

Darüber hinaus zeigte sich in einer multiplen Regressionsanalyse, dass die Wahrnehmung positiver Langzeitfolgen der Psychose mit dem Verstehen der Entstehung der Erkrankung verbunden ist, wenn man den Parameter Arbeit, den man zur objektiven Lebensqualität zählen kann, als moderierende Variable betrachtet. Als Moderatorvariable bezeichnet man eine Variable, die einen Einfluss auf die Höhe der Beziehung zwischen zwei anderen Variablen ausübt, in diesem Fall das Verstehen der Entstehung der Psychose und die Wahrnehmung positiver Langzeitfolgen.
Vergleicht man nun die Gruppe der erwerbstätigen mit den erwerbslosen Erkrankten, so zeigt sich, dass der Zusammenhang zwischen dem Verstehen der Entstehungsbedingungen der Psychose und dem Wahrnehmen positiver Auswirkungen in der Gruppe der Erwerbstätigen mit r = .48 (p < .001) deutlich höher ausfällt als in der Gruppe der Erwerbslosen (r = .26, p < .01). Das bedeutet, dass Psychoseerfahrene, die einer Arbeit nachgehen, eher verstehen, warum sie erkrankt sind, und umso mehr günstige Folgen ihrer Erkrankung wahrnehmen.
Diese Gruppe, die einer Erwerbstätigkeit nachgeht, verfügt über eine bessere objektive Lebensqualität, kann der Psychose einen Sinn zuschreiben und hat ein hohes Ausmaß an Genesung im Sinne des Recovery-Konzepts erreicht; sie mag als Vorbild dienen für Programme zur beruflichen Rehabilitation und psychotherapeutische Interventionen. Auch andere Untersuchungen haben gezeigt, dass Arbeit dem Leben von Psychoseerfahrenen einen Sinn verleiht und sinnvolle Beschäftigung wiederum mit einer höheren Lebensqualität einhergeht (EKLUND u. a. 2012; GOLDBERG u. a. 2002).

Kommt es auf das Erklärungsmodell an?

Die Tatsache, dass unsere Hypothese, das Verstehen der Entstehung der Psychose hänge mit einer verbesserten Lebensqualität zusammen, so nicht bestätigt werden konnte, kann mit anderen Untersuchungen zur Ursachenzuschreibung für die Entstehung einer Erkrankung verglichen werden. Im Hamburger SuSi-Fragebogen werden unter den Entstehungsbedingungen der Psychose überwiegend psychosoziale Gründe aufgeführt. Psychosoziale Ursachenzuschreibung – auch wenn sie von Psychoseerfahrenen bevorzugt wird – scheint jedoch stärker mit Depressivität einherzugehen, wohingegen die Annahme einer biologischen Ursache mit einer höheren Lebensqualität verbunden ist (LOBBAN u. a. 2003; MECHANIC u. a. 1994).

Dies mag dadurch zu erklären sein, dass die Annahme psychosozialer Ursachen für die Entstehung der Psychose für die Erkrankten bedeuten kann, die Krankheit mitverursacht zu haben. Die auf diese Weise entstehenden möglichen Schuldgefühle und Selbstvorwürfe könnten die stärkere Depressivität erklären, während umgekehrt die Annahme biologischer Ursachen und eine damit verbundene stärkere Abgabe von Verantwortung offenbar mit einer größeren Sorglosigkeit und Lebensqualität verbunden ist. Im Rahmen von Psychotherapie mit Psychoseerkrankten, in der man sich auch um Sinnzuschreibung und Einordnung der Psychose in die Lebensgeschichte bemüht und folglich den Blick in die Vergangenheit wagt, sollte dieser Umstand berücksichtigt werden. Das Verstehen der Entstehungsgeschichte sollte daher natürlich nicht gleichgesetzt werden mit (schuldhaftem) Verursachen.

Die Erforschung des Zusammenhangs von Sinnbedürfnis und Lebensqualität bei Psychoseerfahrenen steht sicherlich noch am Anfang. In Zusammenschau aller genannten Befunde darf aber angenommen werden, dass Sinnfindung und Lebenszufriedenheit positiv miteinander verknüpft sind. Das Verständnis für die Entstehung der Krankheit allein scheint nicht mit einer höheren Lebensqualität einherzugehen, erst die Verknüpfung mit der Wahrnehmung positiver Konsequenzen bedeutet auch eine bessere Lebensqualität. Begrüßenswert wären weitere Untersuchungen zu der Frage, wie die einzelnen Anteile, die den subjektiven Sinn formen, mit der Lebensqualität Psychoseerfahrener zusammenhängen.

Irren und Glauben – subjektiver Sinn und Religion

Julia von Iljin

Religiosität und Spiritualität wurden in der psychologischen Forschung bis Ende des 20. Jahrhunderts kaum berücksichtigt. Als die beiden wichtigsten Ursachen für diese Vernachlässigung werden die immer noch vorherrschende Tendenz zur Pathologisierung religiöser Aspekte sowie die fehlende religiöse Bildung und Bindung und das daraus resultierende Unbehagen vieler Behandler genannt (MOHR/HUGUELET 2004; SCAGNETTI-FEURER 2011). In den letzten Jahren haben das Interesse und die Forschung zu den Konzepten jedoch offenkundig zugenommen (KOENIG 2009).
Es handelt sich bei Religiosität und Spiritualität um multidimensionale Konzepte, die sich stark überschneiden und von verschiedenen Autoren unterschiedlich definiert werden (BUCHER 2007). Religion wird in diesem Beitrag als multidimensionales Konstrukt verstanden, welches sich nicht auf institutionelle Formen beschränkt. In diesem Sinne wird Spiritualität als Teilmenge von Religiosität angesehen und die Begriffe werden im Folgenden synonym verwendet.
Die überwiegend positiven Effekte von Religiosität sind bereits von zahlreichen Autoren belegt worden. Mit ihr gehen eine höhere Lebenszufriedenheit und Zuversicht einher, ein geringeres Krankheitsrisiko, bessere psychische Gesundheit, die leichtere Bewältigung belastender Lebensereignisse und generell ein gesünderer Lebensstil und eine längere Lebensdauer (BUCHER 2007; KOENIG 2004). Diese positiven Effekte werden darauf zurückgeführt, dass Spiritualität im Vergleich zu anderen Bewältigungsstrategien die Möglichkeit bietet, die Frage nach dem Warum zu beantworten und einen Sinn in bestimmten Ereignissen und Lebensumständen zu finden (BUCHER 2007). Spiritualität kann den Menschen somit ein Gefühl der indirekten Kontrolle über ihre Lebensverhältnisse vermitteln. Darüber hinaus geht Spiritualität meist mit einer besseren sozialen

Integration und Unterstützung durch Netzwerke und religiöse Gemeinschaften einher.

Die Bedeutung von Religiosität bei Psychosen

Die vielfältigen positiven Auswirkungen von Spiritualität bieten möglicherweise einen Erklärungsansatz dafür, dass religiöse Ansichten und Bräuche bei Menschen mit Psychoseerkrankung weit verbreitet sind und einen hohen Stellenwert besitzen (KOENIG 2004; MOHR u. a. 2010). Für Deutschland liegen leider keine Zahlen vor, aber laut einer Studie von Sylvia MOHR und Kollegen (2006) aus der Schweiz spielten Religion und Spiritualität bei 85 Prozent der Schizophreniepatienten eine wichtige Rolle in ihrem Leben. Einleuchtend ist dies besonders im Hinblick auf die Tatsache, dass eine Psychoseerkrankung für die Betroffenen ein besonderes Ausmaß an Stress bedeutet. Die Rolle der Religion als Stresspuffer und Bewältigungsstrategie bekommt an dieser Stelle eine wesentliche Bedeutung und wurde bereits vielfach belegt (PARGAMENT 1997).
Nach Ronald MUNDHENK (2004) berichten viele Psychoseerfahrene darüber hinaus von religiösen Erlebnissen in der Initialphase der Psychose. Im psychiatrischen Kontext werden diese jedoch selten berichtet oder durch spätere Ereignisse wie Hospitalisierung und Medikamenteneinnahme verdeckt und treten erst bei gezieltem Nachfragen in einem geschützten Rahmen zutage. Auch das Problem der Versprachlichung eines religiösen Erlebnisses könnte ein Grund für seltene Berichte über religiöse Erfahrungen in der Psychose darstellen (ebd.). Laut Thomas BOCK (1999) kann jedoch gerade Religiosität und religiöse Einbindung eine Möglichkeit bieten, dem Geschehen einen sprachlichen und sozialen Rahmen zu geben, in dem das innere Erleben mitteilbar wird. So kann Religiosität vor allem zur Sinnfindung und -konstruktion beitragen und spielt eine zentrale Rolle im Prozess der Krankheitsbewältigung vieler Psychoseerfahrener (FALLOT 2007).
Indes wird die Wirkung von Spiritualität bei der Schizophrenie nicht ausschließlich als positiv angenommen. So kann Religion zur Quelle von Enttäuschung und Leid werden, gerade wenn psychische Erkrankungen mit Stigmatisierung und Zurückweisung verbunden sind und

es an Unterstützung in der Glaubensgemeinschaft mangelt (MOHR u. a. 2006). Die religiöse Überzeugung von einem strafenden Gott ist mit dem Erleben von Schuld und Leid verbunden. Negative Effekte auf die Medikamenten-Compliance werden ebenfalls vermutet, wenn religiöse Überzeugungen im Widerspruch zur Behandlung stehen (BORRAS u. a. 2007).

Es ist folglich erforderlich, zu unterscheiden, ob Spiritualität eine Ressource im Sinne gesunder und hilfreicher Erfahrungen darstellt oder Ausdruck einer qualvollen, eventuell wahnhaften Symptomatik ist.

Religiosität und Sinnkonstruktion

Ziel einer eigenen Untersuchung mit dem Titel *Religiosität, Sinnkonstruktion und andere Krankheitsverarbeitungsstrategien bei Psychoseerfahrenen* war, zu überprüfen, wie Religiosität bei Psychoseerfahrenen mit der Sinnkonstruktion, den Krankheitsverarbeitungsstrategien und der Symptomatik der Psychose zusammenhängt. Dies erfolgte anhand der Daten aus zwei Stichproben des SuSi-Projektes mit insgesamt 470 Psychoseerfahrenen aus Deutschland und Österreich. Neben dem SuSi-Fragebogen wurden weitere Selbst- und Fremdratings eingesetzt (für detaillierte Informationen siehe VON ILJIN 2013).

Die Untersuchung zeigt, dass Religiosität bei Psychoseerfahrenen weit verbreitet ist. So geben 78,3 Prozent der Befragten an, leicht bis tief gläubig zu sein. Ihre Religiosität erweist sich als unabhängig von Alter, Geschlecht und Bildung.

Ferner zeigen die Ergebnisse, dass religiöse Psychoseerfahrene vielfältigere Sinnkonstruktionen aufweisen als nicht religiöse Psychoseerfahrene. Psychoseerfahrene, die Trost im religiösen Glauben suchen, attribuieren demnach ihre Psychose mehr auf Lebensereignisse und erleben mehr konstruktive Auswirkungen ihrer Psychose. Die Ergebnisse deuten ebenfalls darauf hin, dass religiöse Psychoseerfahrene ihre Symptome positiver erleben als nicht religiöse Psychoseerfahrene. Wie von Sylvia MOHR und Philippe HUGUELET (2004) sowie Roger D. FALLOT (2007) bereits festgestellt, hängt Religiosität auch in der vorliegenden Untersuchung mit Sinnfindung und -konstruktion zusammen. Ob Religion in der zugrunde liegenden Untersuchung als Stresspuffer fungiert hat, ist nicht zu belegen. Jedoch scheint sie als Bewältigungsstrategie genutzt zu werden.

Religiosität bedeutet nicht, dass destruktive Auswirkungen der Psychose geleugnet werden. Eher scheint sie ein Arrangement mit der Psychose trotz negativer Folgen zu erleichtern.

Die Überprüfung der Zusammenhänge zwischen Religiosität und Krankheitsverarbeitungsstrategien sowie der Symptomatik der Psychose legen folgende Schlüsse nahe: Religiosität scheint bei Psychoseerfahrenen mit stärker ausgeprägten und sehr verschiedenen Krankheitsverarbeitungsstrategien einherzugehen, die sowohl konstruktiver als auch destruktiver Art sein können. Die Ergebnisse deuten ebenfalls an, dass Religiosität bei Psychoseerfahrenen mit einer längeren und schweren Erkrankung einhergeht.

Fazit: Religiosität ernst nehmen, reflektieren, unterstützen

Die Ergebnisse machen deutlich, dass religiöse Überzeugungen einen hohen Stellenwert für Psychoseerfahrene haben. Sie gehen mit vielfältigeren Sinnkonstruktionen und subjektiv eher konstruktiven Auswirkungen der Erkrankung einher. Die anscheinend stärker ausgeprägten Krankheitsverarbeitungsstrategien könnten darauf hinweisen, dass die Betroffenen flexibler und anpassungsfähiger mit ihrer Erkrankung umgehen.

Religiöses Erleben wurde gerade bei Psychosen lange Zeit pathologisiert und hat zu einer Stigmatisierung und Abwertung geführt. Umso wichtiger ist es also, den religiösen Einfluss und die Bedeutung von Spiritualität als Strategie zur Krankheitsbewältigung genauer zu erforschen. Es wäre wünschenswert, wenn religiöse Erlebnisse auf eine respektvolle Art in die Behandlung einbezogen und thematisiert würden, um so in den therapeutischen Prozess einfließen zu können (MOHR u. a. 2007). Zugleich gilt es, religiöse Erfahrungen wertzuschätzen und einen ehrlichen Umgang mit ihnen zu schaffen (MUNDHENK 2004). Dabei sollten nicht alle religiösen Erfahrungen, die in der Psychose auftreten, unterschiedslos als gleich wertvoll eingeschätzt werden. Der Behandler sollte zwischen lebensförderlichen und lebensbeschränkenden Inhalten unterscheiden können und diese angemessen thematisieren. Durch das Verständnis und den offenen Umgang mit religiösen Aspekten kann so ein Gefühl von Halt, Trost und Orientierung entstehen (ebd.). Religion sollte nicht mehr nur als störende, sondern auch als tragende Komponente wahrgenommen werden, denn es scheint, »auch in Zeiten vordergründig abnehmender Religiosität [...] ein Bedürfnis nach nicht-rationaler Verortung existentieller Fragen zu geben« (BOCK 1999).

Diese Implikationen besitzen für alle Arten der Behandlung von Psychosen Relevanz. Gerade im Bereich der Psychiatrie, wo biologische und naturwissenschaftliche Konzepte vorherrschen, ist eine Integration anthropologischer Aspekte in die Behandlung wünschenswert und notwendig (MUNDHENK 2010). Jede Psychose ist anders und bietet über die Art der Symptome einen Zugang zur Person und zum Kontext, den es individuell zu erarbeiten gilt. In der Psychiatrie ist dies häufig nur begrenzt möglich, aufgrund von zu wenig und häufig wechselndem Personal, der Art der Unterbringung, der fehlenden Rückzugsorte und des Freiheitsentzugs. Dennoch wäre es erstrebenswert, wenn zumindest einige der genannten Aspekte, wie die Verortung der Sinnhaftigkeit und Aspekte des Glaubens, in die Behandlung integriert würden.

Psychose oder Die Vision des Kreuzes

Robert Thessier

Es war ein Erlebnis unter dem Einfluss von Marihuana, das alles ins Rollen brachte. Mein Konsum von Marihuana war jedoch höchstens punktuell und während der darauf folgenden psychotischen Episoden inexistent: Ich erlebte einen Tagtraum, spirituell ausgedrückt: eine Vision. Wenn ich es heute, sieben Jahren danach, festmachen wollte, würde ich mit vorgehaltener Hand immer noch von einer Vision sprechen – gewiss im subjektiven Sinne … Wer würde sich schon anmaßen zu behaupten, er habe eine intersubjektiv nachvollziehbare Vision, eine göttliche Eingebung erlebt?

Wie auch immer: Die Vision oder der Drogentrip hat mir einen Berufungsgedanken auferlegt. Die Frage nach den Umständen des Tagtraums ändert nichts an der Tatsache, dass mich jenes Erlebnis in Bedrängnis brachte. Mein Körper wurde zum Schluss der Vision, mechanisch und ohne meine Mitwirkung, in die Position eines Kreuzes versetzt. Sodann öffnete sich das Spannungsfeld. Ich dachte an Berufung, an eine Berufung innerhalb der christlichen Kirche. Ich wollte sie aber nicht. Sie widerstrebte mir. Ich hatte Angst, in die Hände einer benediktinischen Kongregation zu fallen.

Es war nicht nur der Tagtraum, der hier zum Tragen kam, es war viel mehr. Ich bin christlich, religiös erzogen worden, insgesamt christlich »sozialisiert«. Sollte man mein Umfeld, meine Sozialisierung als Schuldige für meine Psychose heranziehen? Nein, man müsste doch eher sagen, dass mir die christliche Sozialisierung im Endeffekt geholfen hat. Die zwei psychotischen Episoden sind integraler Bestandteil meiner Biografie und haben mir in meiner Persönlichkeitsentwicklung geholfen. Sie haben interne Konflikte ans Tageslicht befördert und sie mich austragen lassen. Sie machten mich (paradoxerweise?) auch stolz, stolz auf meine mentale Stärke, die psychotischen Wirrungen überstanden zu haben.

Berufungszwang oder heiliger Auftrag

»Höchster glorreicher Gott, erleuchte die Finsternis meines Herzens. Schenke mir rechten Glauben, gefestigte Hoffnung und vollendete Liebe. Gib mir, Herr, das rechte Erkennen und Empfinden, damit ich meinen heiligen, wahrhaften Auftrag erfülle.« Dieses Gebet hatte ich als Erinnerung an einen einwöchigen Aufenthalt in einem benediktinischen Kloster aufbewahrt, fünf Jahre vor den psychotischen Erlebnissen. Das Gebet war immer irgendwie präsent und ich hatte es gelegentlich gebetet. Das Setting und Programm für eine Psychose war in diesem Gebet bereits angelegt: »Gib mir, Herr, das rechte Erkennen und Empfinden, damit ich meinen heiligen, wahrhaften Auftrag erfülle.«
Auf einer dreiwöchigen Reise kurz nach dem spirituellen, visionären Erlebnis traf ich meine jetzige Lebenspartnerin. Wir sind nun seit sieben Jahren zusammen. Ich stand sodann umso mehr in einem starken Spannungsfeld zwischen einem Berufungszwang und einem »normalen Leben«. Die Berufung schloss ein normales Leben, vielleicht zusammen mit dieser Frau, die mich bald verzaubert hatte, aus. Die Liebe entzündete sich plötzlich und heftig. Das Dilemma, der Spannungsbogen, der Zwang, die Not, der Abgrund als Hintergrund für die Auslösung und Aufrechterhaltung einer Psychose waren gegeben. Nun konnte es losgehen! Die psychotische Episode konnte sich voll entfalten, da ich nicht in meinem geschützten, üblichen Umfeld war, ich befand mich in einem Auslandsemester.

Absolute Sinnhaftigkeit

Aus den Erlebnisberichten meiner zwei psychotischen Episoden:

Soweit mich meine Füße tragen, ich denke nicht darüber nach, wohin ich will. Ich laufe und suche. Ich suche nicht nach etwas Konkretem, ich suche nur einen Hinweis, der mir weiterhilft zu verstehen. Ein Getriebener bin ich dann, bereit, die Füße wund zu laufen und die Seele herzugeben. Irgendwann mal fängt es an. Ich weiß es nie genau. Und dann merke ich, dass sich plötzlich alles um mich dreht, ich bin dann der Mittelpunkt der Erde, des Universums, und die »Truman Show«

kann beginnen. Die Leute kommen zu mir oder ich zu ihnen. Und wie ich die Menschen lesen kann, ich beobachte, bemustere, höre zu und lass sie wegziehen. Jedes Wort, jede Geste, jedes Bild hilft mir und stößt mich voran. Alles ist Sinn.
Überall! Und es baut sich ein fantastisches Gebilde auf.

Der Spannungsbogen trieb mich voran. Mein Kopf wurde immer mehr zu einem Labyrinth. Chaotisch, impulsiv, intuitiv und immer gewillt, einen Ausweg zu finden, ans Ziel zu gelangen. Die Berufung, das Kreuz, trieb mich an und Elena gab meinen Beinen die Kraft. Und diese absolute Sinnhaftigkeit bringt Leben, Schmerz und Glück. Ich hatte alle möglichen Arten von Emotionen während meiner Psychosen. Es schien, als ob sich die Ganzheit menschlichen Erlebens auftat. Glücksgefühl, nicht nur wegen Elena, das war der häufigste emotionale Zustand!!

Ich bin glücklich in diesen Tagen. Ich merke, dass sich mein Leben bewegt, dass endlich etwas passiert, dass das Leben endlich Leben ist, Bios: Spannung. Spannung, aus der ich Kraft schöpfe.

Nicht mehr allein gehen

Warum würde ich meine Psychose als glücklich bezeichnen? Wahrscheinlich weil das Spannungsfeld, in dem sich die Psychose entwickelte, zum Schluss nach einer langwierigen und Kraft zehrenden Episode entschärft, entspannt wurde. Der Kreis, in dem ich mich bewegte, hatte sich geschlossen, ich fand Ruhe, nachdem ich mich entschied, den Weg nicht mehr nur allein zu gehen:

Die beiden Krankenpfleger stiegen aus und öffneten die Hintertür des kleinen Spitalwagens. Langsam zogen sie mich auf der Pritsche aus dem Wagen. Ich gab mich den Helfern nach den mehrtägigen, anstrengenden, einsamen Wirrungen hin. Ich schaute in den klaren Nachthimmel und sah unvermittelt und plötzlich ein riesiges Kreuz, gezeichnet in den Nachthimmel, mit übergroßen, hell scheinenden Sternen. Ein Kreuz! Ein riesiges, wunderschönes, einmaliges Kreuz. Ich dachte nicht daran, dass mein Kopf zu einem riesigen Hellraumprojektor werden

könnte und imstande war, dieses riesige, helle Kreuz in die Ferne des Nachthimmels zu projizieren – wie man dieses Kreuz auch verstehen konnte.
Für mich war klar, dass es vom Hohen Guten kam, dass sich der Kreis nun geschlossen hatte. Ich hatte das Symbol des Opfers gefunden, lieblich und warm im Sternenhimmel, das Symbol, das mich ständig von Neuem gezwungen hatte, den innerlichen Bogen zu spannen, der Berufung nachzugehen und mich von der Intuition, dieser inneren Stimme, tragen zu lassen, um den Rätseln meines Lebens auf den Grund zu gehen. Genau zu dem Zeitpunkt, als ich losließ und mir helfen lassen wollte. Die innerliche Zerrissenheit verschwand mit dem Anblick des Sternenkreuzes, Vertrauen in die Liebe, das Leben und Gott gaben mir Ruhe. Das Kreuz war ohne Schwere und Bedrohlichkeit. Ich wusste, dass ich meinen Weg aufrichtig und konsequent gegangen war. Etwas – Gott? – hatte ein Einsehen mit mir und fing mich wieder auf.

Punktuelle Sinnentleerung

Nach der Rückkehr aus meiner ersten psychotischen Episode gab es trotzdem eine partielle Sinnentleerung. Dies brachte die Negativsymptomatik zu voller Entfaltung. Ich kam jedoch dank einem lieben, verständnisvollen und starken Umfeld, dank psychiatrischer Therapie wieder auf die Beine. Aber vor allem auch deshalb, weil ich mit mir selbst und den psychotischen Erlebnissen im Reinen war. Ich hatte Ruhe gefunden, weil meine Psychosen stets auch Antworten auf die Fragen, welche sie aufwarfen, bereithielten. Wohl entscheidend war jedoch, dass sich der Kreis der offenen Fragen schließen konnte und ich zur Ruhe kam.
Es stellt sich für mich immer die Frage, ob mein Krankheitsverlauf, meine Biografie, bislang auch so günstig verlaufen wäre, hätte man mich zu einem früheren Zeitpunkt aus meiner Psychose abgeholt, zurückgeholt, bevor sich der Kreis schließen konnte. Hätte ich jemals Ruhe finden können, wenn ich dieses Sternenkreuz nicht gefunden hätte? Ich kann es nicht definitiv beurteilen, aber ich spüre eine innere Ruhe und ein Glücksgefühl, die wohl nicht allein den Medikamenten und der Therapie zuzuschreiben sind. Die Negativsymptomatik ist

eine ähnlich große Herausforderung wie die positiven Symptome, ist die Negativsymptomatik doch das Gegenstück zu dieser Sinnhaftigkeit und Emotivität, die das Leben in der Psychose manchmal so spannend und glücklich macht.

Vom objektiven Wert des subjektiven Sinns

Es ist leider nicht allen Betroffenen mein Glück vergönnt, positive Emotionen, Schlussendlichkeit und ein glückliches Ende in ihrem psychotischen Erleben zu erfahren. Ich meine aber trotzdem, dass es sehr wichtig ist, die subjektiven Erfahrungen psychotischer Patientinnen und Patienten als Angelpunkt einer Annäherung zu betrachten. Der subjektive Sinn ist nicht weniger wertvoll, weil er vielleicht intersubjektiv nicht nachvollziehbar ist.
Der persönlich empfundene Eigenwert eines psychotischen Menschen definiert sich, so glaube ich, sehr stark nach seinem Erleben, nach seinem Denken und Empfinden. Wird diesem Umstand nicht Rechnung getragen, ist ein Vertrauensverhältnis wohl kaum möglich. Der subjektive Sinn will objektiv wertvoll und akzeptiert sein.

WIE ANDERE DEN SINN SEHEN – VERSTÄNDIGUNG ÜBER SINN

Viele einzelne Geschichten von psychotischen Erfahrungen lassen einen Sinnbezug seelischer Krisen ahnen. Trotz aller Beeinträchtigungen und Entbehrungen versuchen viele, Lehren aus den Erfahrungen zu ziehen. Auch für die nahen Angehörigen der Betroffenen lässt sich mit aller Vorsicht fragen, ob das Miterleben dieser Krisen neben der ungeheuren Belastung auch eine konstruktive Herausforderung darstellen kann und ob in den für alle schmerzhaften Erfahrungen auch die Chance für eine positive familiäre Entwicklung liegt. Welches Verständnis und welche Hilfen können dazu beitragen, die Belastung der Angehörigen wahrzunehmen und zu reduzieren, aber ebenso ihre Ressourcen zu fördern und dabei die Chancen für gemeinsames Wachstum zu verbessern? Dieses Kapitel widmet sich diesen Fragen.
Janine Berg-Peer berichtet zu Beginn von ihrem Miterleben der psychotischen Erkrankung ihrer Tochter und konstatiert, dass sie selbst durch die Erfahrungen sowohl durchsetzungsfähiger als auch »netter« im Umgang mit anderen geworden sei. Toleranter sei sie geworden gegenüber anderen Lebensweisen und vielen Fragen des Lebens.
Dies bestätigt auch Kirsten Khaschei, die herausstreicht, dass das Leben mit ihrem manisch-depressiven Mann eine Gefühlsspanne zugänglich macht, die wir normalerweise zu vermeiden suchen. So belastend dies in manischen Phasen sein mag, das innere Erleben wird reicher.
Anschließend wird anhand der Auswertung des Fragebogens SuSi-FAM gezeigt, dass Angehörige im Umgang mit der Erkrankung insbesondere lernen, besser auf sich selbst zu achten und sensibler zu werden für eigene Wünsche. Manche nehmen auch Veränderungen im Zusammenhalt der Familie durch die Krise wahr.
Im trialogischen Vergleich der Einschätzungen zur Sinnorientierung zeigt sich ein weitgehender Konsens, es zeigen sich aber auch wichtige Unterschiede. Beobachten lässt sich in den drei Gruppen der Betroffenen, der Angehörigen und der psychiatrisch Tätigen, dass eine (gemeinsame) Bewältigung der Erkrankung dann erfolgreich verläuft, wenn die Psychose in ein kohärentes Krankheitsmodell eingebettet ist. Dazu gehört es bei fast allen, lebensgeschichtliche Bedingungen in die Entstehung einzubeziehen und konstruktive Folgerungen für die Zukunft daraus abzuleiten. Also einmal mehr: Raus aus der Defizitorientierung!
Welche Bedeutung für solche konstruktiven Prozesse trialogische Gesprächsformen haben, stellen wir im Abschlussbeitrag des Kapitels dar.

»Unerwünschte Bereicherung« – die Perspektive einer Mutter

Janine Berg-Peer

Was bedeutet es, nach dem Sinn einer Psychose zu suchen? Viele Menschen suchen sich eine eigene Krankheitstheorie über Entstehung, Heilungsmöglichkeiten, den Umgang mit der Krankheit und manchmal auch über den Sinn der Erkrankung. Vielleicht hilft es, mit den schlimmen Erfahrungen besser umzugehen, wenn man eine subjektive Krankheitstheorie entwickelt hat – oder wenn man gar einen Sinn in der Krankheit finden kann. Jeder Mensch wird einen Sinn oder eine Krankheitstheorie für sich selbst finden. Beides hat viel mit der Lebensgeschichte und den Lebensumständen des Betroffenen oder der Angehörigen zu tun, ebenso wie mit dem erlernten Umgang mit Problemen.
Vielleicht also brauchen wir eine subjektive Krankheitstheorie zur Bewältigung der Krankheit. Eine Freundin erklärte mir einmal, dass ihre Depression ihr auch geholfen habe. Diese habe sie auf Lebensbedingungen aufmerksam gemacht, die für sie zuvor unerträglich waren. Sie hat dann die sie belastenden Umstände geändert und empfindet heute ihre Erkrankung als etwas Positives. Ihre Krankheit hatte für sie einen *Sinn*.

»Was mach ich jetzt mit diesem angebrochenen Leben?«

Die Frage meiner Tochter »Was mach ich jetzt mit diesem angebrochenen Leben?« liegt schon lange zurück, aber sie beschäftigt mich bis heute. Inzwischen hat sich meine Tochter weitgehend stabilisiert, doch ich bin sicher: Wenn sie die Wahl hätte, hätte sie gern auf die Psychose verzichtet. Ich glaube, dass der Wunsch, eine Erklärung für schlimme Dinge zu finden, die uns widerfahren, etwas sehr Menschliches ist.

Vielleicht ist es anders nicht auszuhalten, dass Dinge einfach passieren und dass es für manches Schlimme keine Begründung gibt.

Wenn uns gute Dinge passieren, forschen wir nicht weiter nach, sondern denken vielleicht, dass wir Glück gehabt haben. Aber bei der Suche nach dem Sinn oder der Ursache für belastende Erlebnisse stellen wir eine Ursachen-, eine Kausalbeziehung her: Das musste passieren, weil ich falsch gelebt habe, weil meine Arbeitsbedingungen nicht gut waren, weil meine Eltern mich schlecht behandelt haben. Manche Menschen kommen bei ihrer Ursachenforschung darauf, dass es an äußeren Umständen lag. Andere wieder suchen die Ursache bei sich, ihrem schlechten Charakter, ihrer Unfähigkeit, Nein zu sagen, oder bei falschen Entscheidungen in der Vergangenheit. Vielleicht hilft es uns eher, wenn wir die Ursachen außen suchen, anders sind die belastenden Erfahrungen noch schwerer auszuhalten.

Weshalb musste mir das passieren?

Auch bei mir hat es Zeiten gegeben, in denen ich verzweifelt eine Erklärung dafür gesucht habe, warum meine Tochter diese furchtbare Krankheit bekommen musste. Warum wurde meine Tochter krank, warum musste ihr junges Leben so abrupt unterbrochen werden? Aber, das gestehe ich, ich habe mich auch gefragt, weshalb *mir* so etwas passieren musste. Ich gebe zu, ich hatte auch das Gefühl, dass *mir* das alles passiert sei. Warum konnte ich nicht die Dinge tun, die ich mir für mein Leben gewünscht habe, statt für meine Tochter da sein zu müssen? War das vielleicht eine Strafe für die Dinge, die ich in meinem Leben falsch gemacht hatte? War meine Tochter krank geworden, weil ich sie nicht gut genug behandelt, weil ich mich zu viel um meine eigenen Interessen gekümmert hatte, weil ich mich habe scheiden lassen?

Aber bei diesen selbstmitleidigen und selbstkritischen Gedanken kam mir der Satz eines Therapeuten meiner Tochter zu Hilfe: »Psychisch Kranke brauchen starke Eltern«, sagte er zu mir, als ich weinend vor ihm saß. Dieser Satz hat mich aus meinem Grübeln geholt. Mit diesem Satz half er mir zu erkennen, dass mich die Beschäftigung mit den Ursachen und Selbstvorwürfen davon abhält, zu überlegen, was ich für die Genesung meiner Tochter tun könne. Ich war nun nicht mehr ganz so verzweifelt, weil ich wusste, ich kann eines tun: stark sein für meine Tochter. Nun hörte ich auf zu grübeln und begann nachzuforschen und nachzulesen, was die Wissenschaft über psychische Krankheiten sagt und vor allem, wie man einem erkrankten Menschen helfen kann, mit seinen Stimmungsumschwüngen, Ängsten und auch Aggressionen umzugehen.

Es gibt nicht nur *eine* Ursache

Mir haben rationale Erklärungen zur Entstehung der Krankheit und evidenzbasierte Ansätze in der Behandlung der Erkrankung geholfen. Ich glaube nicht, dass ein *Sinn* in dem Ausbruch der Krankheit meiner Tochter lag. Ich glaube auch nicht, dass es eine bestimmte Ursache für die Erkrankung meiner Tochter gibt, sondern halte inzwischen einen multifaktoriellen Ansatz bei der Entstehung von Schizophrenie für plausibel. Selbst wenn das auch nur heißt, dass man bislang noch keine genaue Erklärung gefunden hat. Umso mehr erstaunen mich Menschen, Laien ebenso wie Fachleute, die ganz genau zu wissen scheinen, wie diese Krankheit entstanden ist. Wenn es multifaktorielle Ursachen gibt, dann werden auch unterschiedliche Therapieansätze bei der Behandlung der Krankheit sinnvoll sein.
Wenn ich etwas besser verstehe, dann kann ich danach handeln. Einen Sinn in den Ausbruch der Krankheit hineinzuinterpretieren hilft mir nicht. Mir selbst die Schuld zu geben löst auch kein Problem. Die Schuld bei »bösen« Ärzten, verständnislosen Therapeuten oder dem psychiatrischen System insgesamt zu suchen, auch das hilft nicht. Ich habe gelernt, mich Ärzten gegenüber durchzusetzen. Auch sie können letztlich nicht wissen, ob diese oder jene Entscheidung zu einem bestimmten Zeitpunkt die einzig richtige ist. Letztlich muss meine Tochter den Weg finden, der ihr zu einem guten Leben verhilft. Und auch ich muss mit meiner Tochter oder auch manchmal gegen sie eine Entscheidung treffen und dann hoffen, dass es gut geht.
Durch mehr Wissen bekomme ich Informationen darüber, was ich *tun* kann. Und das ist für mich wichtig, weil es mich ängstigen würde, nichts tun zu können, einem Problem einfach ausgeliefert zu sein. Immer stärker habe ich erkannt, dass es meiner Tochter besser geht, wenn

ich ihr zugewandt bleibe, auch wenn sie mich beschimpft. Wenn ich meinen Blick nicht auf Unordnung, Verwahrlosung oder beleidigende Äußerungen richte, sondern auf diesen verängstigten und vom inneren Chaos überwältigten Menschen. Das war nicht schwierig. Schwerer ist es mir gefallen, bei aller Zuneigung und allem Verständnis auch ab und zu sehr klare Grenzen zu setzen. Auch das muss man lernen als Angehörige.

Ich wäre gern ein weniger netter Mensch geblieben

Ich bin also geduldiger, ruhiger, verständnisvoller geworden, was auch Familie, Freunde und berufliche Klienten als positiv empfinden. Ich bin durchsetzungsfähiger, aber heute auch toleranter gegenüber anderen Ansichten und Lebensformen, weil ich inzwischen weiß, wie schwierig es manchmal sein kann, das Leben zu bewältigen.
Und was ist mit meiner Tochter? Ihr geht es jetzt schon eine lange Zeit richtig gut. Sie ist eine kluge, liebenswürdige, ernsthafte und reflektierte junge Frau. Ist sie das, weil sie vor 17 Jahren diese Krankheit bekam? Haben ihre Krankheitserfahrungen sie zu diesem Menschen gemacht? Natürlich prägen uns unsere Erfahrungen. Aber ich weiß nicht, wie sie wäre, wenn ihr nicht diese vielen Jahren genommen worden wären. Ich hätte ihr gewünscht, dass sie ein Leben wie alle jungen Menschen hätte führen können. Ein Leben voller Spontaneität, Freundschaften, aufregender Erkenntnisse, falscher Entscheidungen, voll Liebe und Abenteuer. Sie wäre auch damit dieser wunderbare Mensch geworden.
Ich selbst habe mich durch die Krankheit meiner Tochter vielleicht zu einem netteren Menschen entwickelt. Aber eines weiß ich genau: Ich wäre gern ein weniger netter Mensch geblieben und hätte uns diese Erfahrungen erspart.

Das Leben ist ein langer ruhiger Fluss ...
Beispiel für Sinnerfahrung als Angehörige

Kirsten Khaschei

Das Leben ist ein langer ruhiger Fluss – das dachte ich zumindest, bevor ich meinen Mann kennengelernt habe und mit ihm in den vergangenen Jahren seit Ende der achtziger Jahre verschiedenste Erfahrungen, Euphorien und Krisen, Gefühle und Stimmungen aller Art teilen durfte, konnte oder auch musste – je nach Phase seiner Erkrankung.
Erste Anflüge von Depressionen hatte er schon, als wir uns kennenlernten. Für mich ein vertrautes Gefühl, denn auch ich spüre hin und wieder eine tiefe, unbestimmte Traurigkeit, die ich nicht immer erklären kann. Wir verliebten uns auf den ersten Blick, heirateten nach gut zwei Jahren und gingen kurz darauf Anfang der neunziger Jahre auf eine große, fast zweijährige Weltreise. Als mein Mann mitten in den Tropen bei blauem Himmel, weißen Stränden und traumhaften Landschaften das erste Mal richtig depressiv wurde und tagelang das Zimmer nicht verlassen wollte, musste ich ihn fast zum Aufstehen zwingen, indem ich drohte, allein weiterzureisen. Die Depressionen verschwanden auch nach einiger Zeit und wir reisten weiter.
Wieder zurück in Deutschland, beschlossen wir, eine Familie zu gründen, und bekamen bald darauf unsere Tochter. Die ersten Monate waren wunderbar und unbeschwert, aber bald nahm ihm die Verantwortung, die man als Vater eines Babys hat, erneut die Luft zum Atmen, er kämpfte wieder mit Stimmungsschwankungen und dem Gefühl, einerseits das beste Leben überhaupt zu haben – und andererseits ängstlich zu denken, all dem Druck als Ernährer einer Familie nicht gewachsen zu sein.
Ein erster Klinikaufenthalt meines Mannes wegen anhaltend starker Depressionen bescherte uns eine gemeinsame Paarwoche ohne Kind. Für mich war der damalige Erfahrungsaustausch mit ebenfalls betroffenen Angehörigen eine ungeheure Entlastung. Zu hören, wie auch

andere Familien unter den Erfahrungen mit ihren kranken Liebsten leiden und wie sehr sich die Gefühle von Hilflosigkeit ähneln, das tat gut. Der Gefühlswirrwarr aus Helfen- und Unterstützenwollen, an die eigenen Grenzen zu geraten, nach gemeinsamen Hilfeangeboten zu suchen und diese auch wahrzunehmen, zwischen Nähe und Distanz hin- und hergerissen zu sein – das alles fühlte sich plötzlich für Momente nicht mehr unnormal und bedrohlich an, sondern fast so wie das »ganz normale Leben«.

Auf und ab im Chaos der Gefühle – macht das alles einen Sinn?

Macht das alles einen Sinn? Für mich lautet die Antwort darauf: Ja und nein! Denn sowohl die Frage und als auch alle möglichen Antworten darauf haben für mich so viele spannende und unterschiedliche Facetten wie die Frage nach dem Sinn des Lebens überhaupt. Schon als Studentin habe ich mit Kommilitonen öfter über »das Leben in seiner Totalität der Möglichkeiten« philosophiert und ein ums andere Mal festgestellt: »Das Leben ist so verrückt wie ...« Ja, aber wie? Wahrscheinlich wie das Leben. Es ist eben, wie es ist. Vielleicht ist genau das der Sinn. Zu verstehen, dass man manchmal nicht alles verstehen kann, dass wir Menschen auch von anderen Energien getrieben werden als von gemeinsam erfahrenen Gefühlen oder von Logik und Verstand.

Über die vielen gemeinsamen Jahre ist mir klar geworden, dass uns beiden durch die Begegnung und Auseinandersetzung mit der Erkrankung sowie die Begegnung und Auseinandersetzung miteinander sehr viele verschiedene Erkenntnisse und Erfahrungen geschenkt worden sind. Wir haben zusammen – und manchmal auch getrennt – ungewöhnliche, ver-rückte, intensive Chancen und Herausforderungen durchlebt, die manchmal für uns beide an der Grenze des Erträglichen waren, die mich unbestritten viele Nerven gekostet haben, die aber auch immer wieder für Abenteuer und Trubel im Alltag gesorgt haben. Mein Leben ist und war dadurch nie langweilig oder eintönig, sondern sehr abwechslungsreich, wenn auch manchmal – vor allem in manischen Momenten – extrem turbulent.

Mein Mann und ich teilen ein gemeinsames Menschenbild: Menschen sind keine Maschinen, sind nicht immer vernünftig, sind nicht perfekt. Und das müssen sie auch gar nicht sein. Das war zum Beispiel für mich ein wichtiger Lernprozess, dieses Menschenbild auch mir selbst einzugestehen. Auch ich muss nicht perfekt sein. Oder für alles die Verantwortung tragen. Mittlerweile kann ich Verantwortung auch gut abgeben oder an mir abtropfen lassen, wenn ich sie nicht haben will. Diese Einstellung und Gelassenheit ist mir zugegebenermaßen nicht in den Schoß gefallen, sondern die habe ich mir über eine Phase verzweifelter »Ko-Abhängigkeit« erobert: »Ich muss alles ausgleichen, regeln, organisieren, die Verantwortung tragen ... ich habe nicht ein, sondern zwei Kinder.«

Nach einer weiteren manischen Phase mit längerem Klinikaufenthalt war ich vor einigen Jahren wieder kurz davor, einen endgültigen Schlussstrich unter unsere Partnerschaft zu setzen. Dank verschiedener Paarberatungstermine und Vertrauensaufbau-Maßnahmen wie einem gemeinsam entwickelten und abgesegneten »Wächtervertrag« habe ich damals aber schließlich doch beschlossen, unsere Partnerschaft fortzusetzen.

Weniger streng mit mir und anderen

Über meinen damaligen Entschluss, weiterhin mit meinem Mann das Leben zu teilen, freue ich mich bis heute. Ich lebe einfach gern mit meinem Mann zusammen und genieße die Zeit, die wir miteinander verbringen. Inwiefern seine bipolare Störung mein eigenes Leben verändert hat? Ich glaube, ich habe dadurch ein sehr reiches Gefühlsleben – und das tut mir gut. Nicht alle Gefühle sind positiv, aber es sind Gefühle. Sie zu nehmen, wie sie kommen, und mit ihnen zu leben, wie sie sind – das macht für mich ein gutes Leben aus. Ich bin heute viel weniger streng mit mir und anderen, was jedem einen viel größeren und lebenswerteren Verhaltensspielraum und mehr persönliche Freiheit schenkt. Außerdem habe ich das Zutrauen, dass mein Mann und ich gemeinsam zukünftige Krisen meistern können. Unter anderem, weil wir uns durch den »Wächtervertrag« und viele positive Impulse getragen fühlen – auch durch externe Unterstützung etwa durch das Peerprojekt, das in drohenden Krisenzeiten wertvolle Stabilität gewährleistet.

Möglicherweise hört sich das eigenartig an, aber ich glaube, die bipolare Erkrankung meines Mannes ist vom großen, unkalkulierbaren Feind in meinem Leben zu einer mal mehr, mal weniger stetigen Begleiterin geworden. Sie ist ein Teil meines bzw. unseres gemeinsamen Lebens und wird ihren Platz dort wohl auch immer behaupten.

Der Sinn der Krise – auch für die Familie?

Christiane Uhlmann

Angehörige spielten in der Behandlung von Menschen mit Psychoseerfahrung lange Zeit nur eine Nebenrolle. Ihre Belastung ist hingegen enorm, sodass die Forderung vieler Angehöriger, mit in die Behandlung einbezogen zu werden, nur allzu verständlich ist. Gemeint sind hier Familienmitglieder wie Eltern, Geschwister und Kinder psychisch Erkrankter, aber auch Lebenspartner und Freunde.

Innerhalb einer Familie nehmen die jeweiligen Familienmitglieder unterschiedliche Rollen ein und haben unterschiedliche Beziehungen zueinander. In Familien mit einem psychoseerkrankten Mitglied ist dies nicht anders. Das bedeutet, dass die einzelnen Familienmitglieder auf verschiedene Weise unter der Erkrankung leiden und unterschiedliche Umgangsformen und Bewältigungsstrategien entwickeln. Als nahestehende Angehörige treten in der Behandlung und in Angehörigeninterventionen meistens die Eltern auf. Partner, wenn sie noch jung sind, und Geschwister sind seltener anzutreffen, und die Kinder psychoseefahrener Elternteile treten noch weniger in Erscheinung.

In einer vergleichenden Studie von Beate SCHRANK und Kollegen (2007) gingen die Eltern als die am stärksten belasteten Familienmitglieder hervor, gefolgt von Partnern und Geschwistern (Kinder wurden hier nicht mit untersucht). In derselben Studie wurde außerdem ein signifikanter Zusammenhang zwischen der wöchentlichen Kontaktzeit und der Belastung gefunden. Wenn es eine Sekundärfamilie gibt, zumal wenn eigene Kinder beteiligt sind, dürften also auch Betroffenheit und Belastung anders verteilt sein. Bei Geschwistern spielen Alter und Vorerfahrung (vor der Erkrankung) eine große Rolle. Ähnlich wie bei eigenen Kindern kann die Identifikation mit dem Erkrankten sehr ausgeprägt sein – bis hin zu einem Übermaß an Verantwortung und zu Schuldgefühlen, die im Sinne von »Überlebensschuld« auch die eigene Lebensfreude beeinträchtigen können. Zugleich können aber auch Solidarität und der Wunsch nach Beteiligung sehr ausgeprägt sein. Geschwister einzubeziehen ist fast immer ein großer Gewinn, geschieht aber zu selten (BOCK u. a. 2008).

Den Blick auch auf die Familie zu richten war lange Zeit nicht selbstverständlich bzw. spielte lediglich innerhalb von Störungs- und Entstehungsmodellen eine Rolle, so wie bei der »schizophrenogenen Mutter« oder bei der Double-Bind-Kommunikation – hier waren die Angehörigen, speziell die Eltern, als die Schuldigen ausgemacht. Insgesamt war das Versorgungssystem eher von einem Mangel an Hilfeangeboten für Angehörige geprägt.

Die Eltern – zwischen Haltefunktion und Schuldgefühl?

Eine Eltern-Kind-Beziehung ist so intensiv wie kaum eine andere und, solange das Kind noch klein ist, von (einseitiger) Abhängigkeit geprägt. Ab der Pubertät werden die Kinder immer selbstständiger und grenzen sich zunehmend von ihren Eltern ab. Eine schizophrene Erkrankung tritt in der Regel das erste Mal im Jugend- oder jungen Erwachsenenalter auf, also in einer Zeit, in der dieser Abgrenzungsprozess vom Elternhaus noch nicht abgeschlossen ist, und führt daher meist zu einer Verzögerung oder auch Rückentwicklung. Für Eltern bedeutet das oft eine Gleichzeitigkeit verschiedener Entwicklungsstufen und Beziehungskonflikte: Sie sollen und wollen Loslösung erlauben und fördern, aber ebenso existenzielle Bindung aufrechterhalten – schon bei gesunden Kindern eine Herausforderung, im Zusammenhang mit Psychosen aber umso mehr (BOCK 2005).

In Angehörigengruppen und -interventionen sind Eltern meist die engagiertesten Angehörigen, wahrscheinlich weil sie es schon immer gewohnt sind, Verantwortung für ihr Kind zu übernehmen (ebd.). Aus diesem Grund werden auch in der Angehörigenforschung in den meisten Fällen Eltern befragt. Psychoseerfahrene junge Erwachsene bleiben aufgrund der Erkrankung oft länger bei ihren Eltern wohnen oder ziehen zu ihnen zurück, was für die Eltern bedeutet, dass sie sich stärker um ihr Kind kümmern müssen, als dies normalerweise der Fall wäre.

Häufig ist die Beziehung zwischen den Eltern und ihrem psychisch kranken Kind auch durch eine Diskrepanz der Normen und Wünsche der Beteiligten an die Beziehung geprägt. Eltern haben Hoffnungen und Erwartungen an ihr Kind, die dieses nicht erfüllen kann oder will.

Bei einem episodischen Verlauf der Psychoseerkrankung entsteht außerdem eine Diskontinuität in der Beziehung, die von Phasen der Unabhängigkeit und von akuten Krankheitsphasen geprägt ist, in denen der Erkrankte viel Hilfe und Unterstützung von seinen Eltern benötigt. Eltern und Kinder müssen bei einer schizophrenen Erkrankung also stets neue Rollen in ihrer Beziehung finden (BURKHARDT u. a. 2007).

Rolle der Angehörigen im Genesungsprozess

Welche Rolle Angehörige im Genesungsprozess von Menschen mit Psychoseerfahrungen spielen, ist noch wenig untersucht. Die Forschung zu Recovery bezieht die Familie bisher noch wenig mit ein und erfasst hauptsächlich die Einstellung der Angehörigen gegenüber Recovery und das Fördern von Recovery beim erkrankten Familienmitglied. Sylvie NOISEUX und Kollegen (2010) haben eine qualitative Untersuchung durchgeführt, die Einstellungen gegenüber Genesung in Triaden, also zwischen Patienten, ihren nahen Angehörigen und ihren Behandlern (Psychotherapeuten oder Psychiatern), vergleicht. Es zeigte sich, dass die Vorstellungen von Angehörigen und Patienten bezüglich Recovery weit auseinandergehen können. Erfahrene müssen ihre Angehörigen oftmals erst *überzeugen*, dass sie weiterhin einen Platz in der Gesellschaft einnehmen wollen und können und dass sie durchaus Potenzial haben, ihre Ziele zu verwirklichen (siehe auch NOISEUX/ RICARD 2008). Andreas KNUF (2008, S. 9) verdeutlicht dazu folgenden Aspekt: »Betroffene und Angehörige müssen sich von der häufigen Idealisierung ›Früher, bevor ich krank war, war alles gut und genauso soll es wieder werden‹ lösen.«
Eine Studie von Jacqueline Sin und Kollegen konnte zeigen, dass die Angehörigen eine ausschlaggebende Rolle in der Genesung bei ersterkrankten Kindern und Jugendlichen spielen, indem sie versuchen, den Alltag aufrechtzuerhalten, sich mit der Störung auseinanderzusetzen und ihre Kinder weiterhin in ein soziales Leben einzubeziehen (SIN u. a. 2005, S. 591 f.). Die Einstellungen gegenüber Recovery und damit verbundene Prozesse der Eltern wurden nicht weiter untersucht.
Es gibt nur wenige Studien, die dies als Untersuchungsgegenstand gewählt haben. Sie scheinen jedoch nötig, da zumindest Familientherapie

und weitere Interventionen, die die Familie in die Behandlung mit einbeziehen, an Bedeutung gewinnen. Familien-Psychoedukation hat unter anderem in den S3-Leitlinien für Psychosoziale Therapien (GAEBEL 2006) den höchsten Empfehlungsgrad erhalten. In einem Statement hierzu heißt es: »Die einzelnen Angehörigen (Eltern, Geschwister, Partner, Kinder) bringen jeweils unterschiedliche Bedürfnisse, Konflikte und Fragen mit, die jeweils verschiedene Perspektiven eröffnen (präventiv: Kinder, Geschwister; protektiv: Belastungserleben von Eltern und Partnern; rehabilitativ: familiäre Bindung als positiver Prognosefaktor; informativ: Freunde als weiterer Teil des sozialen Umfeldes) und eine Zusammenarbeit im regionalen Netzwerk erfordern« (ebd., S. 19 f.).

SuSi-FAM-Fragebogen – Entstehung und Aufbau

Das SuSi-Projekt hat sich seit 2009 auch vermehrt den Angehörigen zugewandt. Die Idee, dass ein subjektiver Sinn für die Betroffenen besteht, war auch in Bezug auf die Angehörigen interessant. Einerseits kam die Frage auf: Wie nehmen sie – die Angehörigen – die Symptome, die Entstehung und die Auswirkungen der Erkrankung ihres betroffenen Familienmitglieds oder Freundes wahr, gibt es Übereinstimmungen in der Wahrnehmung oder unterscheiden sich die Perspektiven? Andererseits interessierte die Frage, ob die Erkrankung auch für den Angehörigen selbst einen Sinn hat. Dies führte dazu, dass der SuSi-Fragebogen für Angehörige entwickelt wurde.
In zwei Teilen wird hier erfasst, wie die Angehörigen selbst die Psychose bewerten – auch in ihren Auswirkungen auf das familiäre System und auf das eigene Lebenskonzept. Es geht also nicht zuletzt um Sinn und Bedeutung des Geschehens über die subjektive Wahrnehmung des Betroffenen hinaus. Ebenso wird der Frage nachgegangen, welchen Sinn die Angehörigen für sich selbst erschließen, ob die Krise auch Chancen birgt – zum Beispiel im Sinne einer Vertiefung von Gesprächen, einer Nachbearbeitung von Konflikten oder einer veränderten Kommunikation in der ganzen Familie.
Nach einer ersten Sammlung von Items und der Erstellung eines Itempools erfolgte die Diskussion des Themas im Psychoseseminar. Die

Anregungen dort konnten in weiteren Items verarbeitet werden. In einem dritten Schritt wurden Anregungen und Verbesserungen in einer Fokusgruppe in Zusammenarbeit mit dem Hamburger Landesverband Angehörige psychisch Kranker herausgearbeitet, sodass eine erste Vorform des SuSi-FAM erstellt wurde. Dabei wurde schnell deutlich, dass diese Perspektive sehr ungewohnt ist und die Befürchtung weckt, die immense Belastung der Angehörigen würde nicht gesehen oder relativiert, weil nach einer positiven Bedeutung gefahndet würde. Das ist nicht gewollt. Vielmehr geht es um eine Vollständigkeit der Wahrnehmung. Belastung und Bedeutung sind keine Aspekte der Erkrankung, die sich ausschließen – auf beiden Seiten nicht.

Der zweite Teil des Fragebogens behandelt die Ebenen Symptomerleben und Auswirkungen und bezieht dabei das Selbsterleben (erlebte Weiterentwicklung, erlernte Fähigkeiten, persönliche Ängste), das Beziehungserleben (Aspekte der dyadischen Beziehung, der gesamten Familie und Konflikte) sowie das Umfeld (Freundschaften und Beruf) mit ein (siehe SuSi-FAM-Fragebogen am Ende dieses Kapitels). Erstmals zum Einsatz kam der SuSi-FAM-Fragebogen in einer Multicentererhebung mit 57 Teilnehmenden. Auf dieser noch knappen Datenbasis wurde eine vorläufige statistische Untersuchung zur Validierung des SuSi-FAM durchgeführt.

Die Skala »Entstehung der Psychose« ist wie beim SuSi-Fragebogen für Betroffene in zwei Richtungen unterteilt. So gibt es für Entstehung bzw. Attribution auf Lebensereignisse Items wie »Die Entstehung der Psychose hat mit ihren/seinen Lebenserfahrungen zu tun«. Für die Skala »Symptomerleben« konnten für ein positives Symptomerleben Items wie »In der Psychose hat er/sie ein besonders intensives Gefühl für sich selbst« gebildet werden, für ein negatives Erleben Items wie »In der Psychose fühlt er/sie sich einsam und ausgegrenzt«.

Bezogen auf die Auswirkungen der Psychose zeigen sich bei den konstruktiven Auswirkungen Items wie »Seit der Psychose kann sie/er besser unterscheiden, was für sie/ihn wichtig ist«, bei den negativen Auswirkungen wurden Items wie »Die Psychose hat ihm/ihr das weitere Leben verbaut« gebildet. Das Erleben der akuten Psychose und der Auswirkungen wird hierbei aber auch auf den Angehörigen selbst bezogen erfasst, und zwar mit Items wie »Während der Psychose fühle ich mich hilflos« oder »In der akuten Krise ist unser Kontakt intensiver«; bezogen auf die Auswirkungen spielen Items wie »Die Angst vor einem Rückfall belastet mich« oder »Ich bin gelassener geworden« eine Rolle. Eine vorläufige Version des Fragebogens ist unter www.unipark.de/uc/susi_angehoerige zu finden.

Erste Ergebnisse zu Selbsterleben, Beziehung und Umfeld

Die ersten Ergebnisse des SuSi-FAM-Fragebogens zeigen für das Symptomerleben, dass 61 Prozent der Angehörigen auch selbst gesundheitliche Belastungen spüren, und 54 Prozent geben an, nicht zu wissen, wie sie in der akuten Psychose mit dem Erkrankten umgehen sollen.

Ergebnisse zu den Auswirkungen der Psychose lassen aber auch die Annahme zu, dass Angehörige von Psychoseerfahrenen ebenso wie Angehörige von Menschen mit schweren physiologischen Erkrankungen für sich selbst positive Aspekte aus der Erkrankung ziehen können. Was Raimund SCHMID u. a. (2005) bereits in Ansätzen für Geschwister psychisch Kranker herausfanden, zeigte sich auch hier: Als Folge der Psychose eines Familienmitglieds ist es möglich, selbst zu reifen und bestimmte Fähigkeiten zu erlernen. So gaben viele Angehörige an, seit der Psychose besser ausdrücken zu können, wie es ihnen selbst geht (56 Prozent). 57 Prozent gaben an, seitdem besser zu wissen, was (ihnen) im Leben wichtig ist, und sogar 64 Prozent haben gelernt, für ihre eigenen Bedürfnisse einzustehen.

Aufgrund dieser vielversprechenden Befunde ist eine weitere Validierung des Fragebogens unbedingt nötig. Hierbei wäre auch anzuraten, ein weiteres Instrument zur Sinnerfassung bei negativen Lebensereignissen anzuwenden, um die Hypothese zur Erfassung von Sinnhaftigkeit mit diesem Fragebogen zu festigen. Ein passendes Instrument wäre möglicherweise die »Benefit Finding Skala« (BFS; MOHAMED/BÖHMER 2004), die erfasst, ob in traumatischen Situationen ein Nutzen gesehen wird, und die bereits bei Angehörigen von Krebspatienten angewendet wurde (KIM u. a. 2007). Von weiterem Interesse wäre hier auch die Untersuchung einzelner Angehörigengruppen (Eltern, Partner, Geschwister etc.). Auch der SuSi-FAM kann als Gesprächsgrundlage in Angehörigeninterventionen dienen, indem er zum Nachdenken über das eigene Erleben von Sinn und Bedeutung anregt.

Gibt es ein gemeinsames Psychoseerleben bei Erfahrenen, Angehörigen und Helfern?

Angehörige fordern selbstverständlicher als bisher, wahrgenommen und in die Behandlung einbezogen zu werden, vor allem wenn akute Krisen drohen. Dies hat sich als vorteilhaft für das Rückfallrisiko herausgestellt und ist daher auch in die deutschen Behandlungsleitlinien für Schizophrenie eingegangen (GAEBEL 2006). Die unterschiedlichen Wahrnehmungen, das subjektive Erleben einer psychotischen Krise oder einer längerfristigen Erkrankung bieten jedoch viel Zündstoff sowohl in den Familien als auch in der Interaktion mit Behandlern. Wie unterscheiden sich die Erklärungsmodelle? Wie unterscheiden sich die Wahrnehmungen der Akutsymptomatik, aber auch der längerfristigen Auswirkungen der Erkrankung? Was, wenn der Betroffene zum Beispiel vor allem ungünstige Aufwachsbedingungen als maßgebliche Erklärung der Krise sieht, was von den Eltern vielleicht so nicht geteilt wird, aber für sie schnell mit Schuldgefühlen einhergeht?
Auch die Folgen der Psychose, etwa im Hinblick auf veränderte Lebensziele, werden von den drei Gruppen unterschiedlich erlebt. Zwischen den Betroffenen und ihren Behandlern kann es für das Vertrauen und ein gelungenes Arbeitsbündnis elementar sein, dass das Krankheitsmodell zumindest ansatzweise übereinstimmt. Und falls die psychotischen Erfahrungen vom Patienten auch als Bereicherung erlebt werden, ist es für den Behandler wichtig, das in seinen therapeutischen Strategien zu berücksichtigen. Zu wissen, dass dem Patienten auch etwas »weggenommen« wird, kann die Suche nach Alternativen öffnen. Verständnis für diesen Aspekt kann das Vertrauen festigen.
Der Blick auf die Auswirkungen verrät wiederum viel über die Recovery-Haltung der Behandler bzw. über unbewusste Stigmatisierungsprozesse. Kann eine Psychose auch etwas Gutes, etwas Konstruktives mit sich bringen? Den meisten psychiatrisch Tätigen wird eine Antwort nicht so leicht fallen. Dabei sollen sie den Patienten und ihren Familien doch Hoffnung vermitteln (siehe KYLMÄ u. a. 2006)!

Bei mehreren Untersuchungen mit Psychoseerfahrenen konnte gezeigt werden, dass im Zuge der Verarbeitung der Erkrankung die Sinnkonstruktion eine hilfreiche Strategie darstellt (KLAPHECK u. a. 2012; BOYDELL u. a. 2010) und einen versöhnlichen Zugang zu dieser schwerwiegenden Erfahrung ermöglicht: Es wird ein Bezug zur Lebensgeschichte hergestellt, Symptome können auch als Bereicherung erlebt werden und die längerfristigen Auswirkungen können konstruktiv aufgefasst werden, zum Beispiel wenn man lernt, besser auf eigene Grenzen und Bedürfnisse zu achten.

Es stellt sich die Frage, inwieweit Angehörige und psychiatrisch Tätige diese Sichtweise teilen und sogar gegenseitig unterstützen oder ob sie der Psychose differierende Bedeutungen zuschreiben. Denn es ist davon auszugehen, dass die Betroffenen sich von der Wahrnehmung ihres Umfelds beeinflussen lassen, wie auch die Stigmaforschung gezeigt hat (KNUF 2009). Traditionell konzentriert sich die Familienforschung bisher eher auf die negativen Aspekte von Psychosen, beispielsweise auf die Belastungen für die Familie (AWAD/VORUGANTI 2008) oder auf die »Expressed Emotions« (BUTZLAFF 1998).

Die Möglichkeit, der Psychose auch eine positive Bedeutung zuzuschreiben, spielt in der Forschung bisher keine Rolle. Nur wenige Studien vergleichen überhaupt die Einstellungen von Betroffenen, ihren Angehörigen und Behandlern (KAROW u. a. 2012; KUIPERS u. a. 2007; LOBBAN u. a. 2006). Daher haben wir im Rahmen einer Studie (KLAPHECK u. a. 2014) untersucht, inwiefern Unterschiede und Gemeinsamkeiten in der Sinnkonstruktion bei Psychosen innerhalb von familiären bzw. therapeutischen Beziehungen bestehen.

Im Detail wurde das Verständnis der Psychoseentstehung, das Erleben der Symptome sowie die Einstellungen gegenüber den Auswirkungen verglichen. Für die Befragung wurde der SuSi-Fragebogen (BOCK u. a. 2010) für Angehörige und Therapeuten angepasst, sodass diese beiden Gruppen jeweils ihr Verständnis der Psychoseerfahrung zum Ausdruck bringen konnten. Um die Unterschiede zu verdeutlichen, hier ein Beispiel: In der Patientenversion heißt es: »Meine Psychose hat mit meiner bisherigen Lebenserfahrung zu tun.« In der Angehörigen- und Therapeutenversion klingt das so: »Die Entstehung der Psychose hat mit ihrer/seiner bisherigen Lebenserfahrung zu tun.« Insgesamt wurden siebzig solcher zusammengehörenden »Triaden« befragt.

Weitgehender Konsens über Sinn und Bedeutung von Psychosen

In unserer Studie stimmten Betroffene überwiegend mit ihren Angehörigen und Behandlern überein hinsichtlich des Erlebens und der Bedeutung von Psychosen (siehe die folgende Grafik). Alle drei Gruppen bestätigten ein relativ optimistisches Bild von Psychosen und ihrer Verarbeitung, also scheint es ihnen gelungen zu sein, der Krise erfolgreich Sinn und Bedeutung zuzuschreiben. Wie in den vorherigen reinen Patientenbefragungen zeigte sich ein Bild von Psychosen, in dem die Krankheitsentstehung als kohärent erlebt wird und konstruktive Folgen stärker betont werden als destruktive.

ABBILDUNG 12   SuSi-Skalenmittelwerte bei Patienten, Angehörigen und Therapeuten

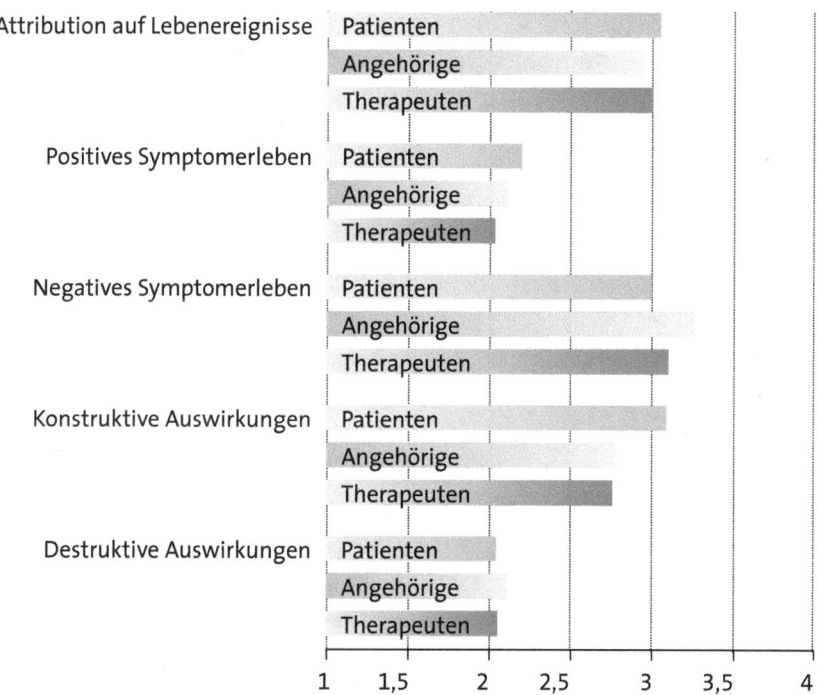

Die akute Psychose stellte für alle drei Gruppen eine Belastung dar, die für einige jedoch auch mit bereichernden Aspekten verknüpft war. Bedeutsame Abweichungen zeigten sich allein bezüglich der Wahrnehmung konstruktiver Auswirkungen der Psychose: Patienten berichten davon mehr als die beiden anderen Gruppen, die die Psychose von außen in den Blick nehmen. In einem nächsten Schritt wurden diese Unterschiede versucht zu erklären, wobei klinische Merkmale wie die aktuelle Symptomschwere und Krankheitsdauer sowie Behandlungsmerkmale wie die Teilnahme an Familiengesprächen und die Zufriedenheit der Patienten mit der therapeutischen Beziehung herangezogen wurden.

Was hilft Angehörigen, konstruktive Auswirkungen der Psychose zu sehen?

Von wenigen Ausnahmen abgesehen (etwa ROSE u. a. 2002), wurden Angehörige in früheren Studien überhaupt nicht nach möglichen konstruktiven Auswirkungen befragt. Es konnte allerdings gezeigt werden, dass Angehörige destruktive Folgen tendenziell als gravierender einschätzen als die Betroffenen selbst (LOBBAN u. a. 2005 b, 2006; KUIPERS u. a. 2007). Das hohe Ausmaß alltäglicher Belastungen (AWAD/VORUGANTI 2008) und frustrierte persönliche Erwartungen gegenüber dem erkrankten Familienmitglied mögen Erklärungen dafür sein, warum es Angehörigen schwerfällt, »das Gute im Schlechten« zu sehen.

Bei denjenigen Angehörigen, die in unserer Studie deutlich weniger konstruktive Auswirkungen angaben als die Betroffenen selbst, wiesen die Betroffenen einige Gemeinsamkeiten auf: Sie waren eher älter und standen eher in einem partnerschaftlichen Verhältnis statt einem Eltern-Kind-Verhältnis zum befragten Angehörigen. Die relative Unterschätzung konstruktiver Auswirkungen der Psychose durch die Angehörigen war in unserer Studie kaum mit den angenommenen klinischen und Behandlungsmerkmalen verknüpft. So stellte die Krankheitsschwere keine Erklärung für eine abweichende Einschätzung der Psychosefolgen dar. Auch die Krankheitsdauer und die Teilnahme an Familiengesprächen standen teststatistisch in keinem bedeutsamen Zusammenhang mit mehr oder weniger Abweichungen.

Auf einer deskriptiven Ebene scheint es jedoch, dass der Konsens zwischen kranken und gesunden Familienmitgliedern stärker ausgeprägt ist, wenn die Ersterkrankung länger zurückliegt und die Familien oder Partner sich in gemeinsamen therapeutischen Gesprächen austauschen konnten. Eltern, die in der Regel stärker im Erkrankungs- und Heilungsprozess involviert sind als zum Beispiel Partner oder andere Angehörige, waren zudem signifikant weniger pessimistisch bezüglich konstruktiver Folgen der Erkrankung.

Unsere Befunde legen nahe, dass Angehörige mögliche konstruktive Auswirkungen der Psychose relativ unabhängig von der aktuellen Krankheitsschwere beurteilen. Es scheint eher der Faktor Zeit und die Möglichkeit des Austauschs bzw. der Mitwirkung am Behandlungsprozess zu sein, die den Blick für konstruktive Auswirkungen öffnen.

In anderen Studien zeigte sich, dass Abweichungen bezüglich der Beurteilung der Erkrankungsauswirkungen mit mehr »Expressed Emotions« innerhalb von Familien sowie stärkerer Angst, Depression und geringerem Selbstwert der Patientinnen und Patienten verbunden sind (LOBBAN u. a. 2006; KUIPERS u. a. 2007). Daher sollte in Familieninterventionen darauf geachtet werden, dass ein Raum dafür geboten wird, die Bedeutung der Psychose *gemeinsam* zu erschließen.

Sehen Helfer konstruktive Auswirkungen von Psychosen?

Eine relativ negative Sicht von Behandlern auf die Auswirkungen von Psychosen wurde bereits in mehreren Befragungen abgebildet. Zum Beispiel stellte Maxine X. PATEL (2004) heraus, dass viele Kliniker Schizophrenie als eine besonders schwere chronische psychische Störung mit zahlreichen destruktiven Auswirkungen auf den weiteren Lebenslauf sehen. In unserer Studie waren die Patientinnen und Patienten tendenziell schwerer erkrankt, wenn ihre Behandler eine abweichende Einschätzung der konstruktiven Auswirkungen der Psychose machten. So zeigte sich, dass eine stärkere Positivsymptomatik bei den Patienten am ehesten dazu führte, dass langfristige, konstruktive Auswirkungen verhältnismäßig unterschätzt wurden.

Dies entspricht leider auch der traditionellen Vorstellung von Heilung und Remission, wonach eine Genesung an Symptomfreiheit geknüpft wird (DAVIDSON u. a. 2008). Bei dem neueren, personenzentrierten Recovery-Ansatz kommt es eben nicht auf den aktuellen Schweregrad an: Hiernach können positive Entwicklungen und Lebensqualität auch trotz einer Restsymptomatik erreicht werden. Darüber hinaus war mehr Konsens zwischen Patienten und Therapeuten zu beobachten, wenn die Ersterkrankung schon länger zurücklag. Somit scheint es, dass auch die Behandler Zeit brauchen, um konstruktive Auswirkungen einschätzen zu können.

Zugleich ging eine Unterschätzung konstruktiver Auswirkungen durch die Behandler auch mit einer größeren Zufriedenheit mit der therapeutischen Beziehung seitens der Patienten einher. Einerseits könnte dies in dem Sinn interpretiert werden, dass Patienten sich in ihren Belastungen ernst genommen fühlen. Gleichzeitig wird immer wieder der große Nutzen hervorgehoben, wenn in der Behandlung Hoffnung und Optimismus vermittelt werden können (KYLMÄ u. a. 2006). Ob dies ein Paradox ist oder den Königsweg eines Kompromisses aus beiden Sichtweisen darstellt, muss in weiteren Studien noch geklärt werden.

Darüber hinaus zeigen sich interessante Unterschiede, wie Angehörige und psychiatrisch Tätige die Entstehung der Psychose einschätzen. Während die Angehörigen im Vergleich zu den Patienten Verbindungen zur Lebensgeschichte eher überbetonen, sehen die Helfer eher weniger biografische Bezüge als die Betroffenen selbst. Dies könnte mit den konkreten Aussagen im Untersuchungsinstrument zusammenhängen, denn im SuSi-Fragebogen werden vor allem psychosoziale Erklärungsfaktoren aufgeführt. Patienten und ihre Angehörigen zeigen die Gemeinsamkeit, psychosoziale Modelle stärker heranzuziehen als biologische (DUDLEY u. a. 2009; HOLZINGER u. a. 2003). Damit weichen sie auch vom Diathese-Stress-Modell ab, das heute von den meisten psychiatrisch Tätigen vertreten wird.

Weiterhin zeichnen sich die Krankheitsmodelle von Angehörigen im Vergleich mit den Betroffenen durch eine größere Kohärenz aus (LOBBAN u. a. 2005b). Ein Mangel an Kohärenz kann mit stärkerer Depression verbunden sein (LOBBAN u. a. 2005a), sodass eine Auseinandersetzung mit unterschiedlichen Krankheitsmodellen für die Patienten hilfreich sein könnte. Jenseits der üblichen Behandlungsmethoden bieten Trialog- oder Psychoseseminare ein Forum für den gleichberechtigten Austausch und für Verständigung über psychotische Erfahrungen und ihre Bewältigung aus verschiedenen Perspektiven.

Folgen für die Praxis

Nach unserer Studie ist im Rahmen von Familieninterventionen zumindest mit kleinen Abweichungen zwischen Betroffenen, Angehörigen und Behandlern zu rechnen, welche Bedeutung der Psychose jeweils zugeschrieben wird. Dies betrifft insbesondere die Beurteilung der längerfristigen Auswirkungen der Erkrankung. Für eine ausreichende Verständigung über die Krise braucht es Zeit und Gelegenheiten zur Auseinandersetzung. Psychiatrisch Tätige, die zu einseitig auf (noch verbleibende) Symptome fokussiert sind und Genesungsprozesse vernachlässigen, sollten ihre Haltung gegenüber psychotischen Störungen hinterfragen – ohne tatsächliche Behinderungen und Belastungen zu verharmlosen. Schließlich können wohlwollende, gleichberechtigte Diskussionen über die unterschiedlichen Erfahrungen mit der Psychose den Patientinnen und Patienten helfen, ihrer Krise im Rahmen des Genesungsprozesses Sinn und Bedeutung zuzuschreiben.

Eine Einschränkung der Ergebnisse ist noch erwähnenswert: Die Triaden kamen nicht zufällig zustande. Es ist anzunehmen, dass die Erfahrenen eher vertraute Angehörige und Therapeuten für die Befragung benannten. Bei einer unselegierten Stichprobe dürften die Unterschiede also ausgeprägter sein.

Welche Auswirkungen haben Psychoseseminare auf Sinnsuche?

Psychoseseminare zu evaluieren ist schwierig. Mit Blick auf die Individualität und Subjektivität der Erfahrungen scheint es fast unmöglich, die Auswirkungen dieser Seminare auf die Teilnehmenden quantitativ zu untersuchen – da alle teilnehmenden Personen zum Objekt, zum Untersuchungsgegenstand gemacht würden und dies am allerwenigsten möchten (BOMBOSCH 2000). Die Befragung ist für viele Teilnehmerinnen und Teilnehmer daher nicht selbstverständlich. Mit dem SuSi-Fragebogen (BOCK u.a. 2010) steht jedoch ein Instrument zur Verfügung, das eben diese Individualität zu erfassen versucht.

Das SuSi-Projekt ist in seiner Entstehung unter anderem aus den Hamburger Psychoseseminaren hervorgegangen, sodass naheliegt, das Projekt wieder ins Psychoseseminar hineinzutragen. Die nun vorgestellte Studie hat genau dies gemacht, und zwar mit dem Ziel, mögliche Auswirkungen von Psychoseseminaren auf Sinnsuche, Recovery und Empowerment zu untersuchen – sowohl auf die individuelle Bewältigung von Psychosen als auch zur Evaluation der Psychoseseminare selbst. Von besonderem Interesse ist die Frage, inwiefern eine Teilnahme am Psychoseseminar das Erleben von Psychosen konstruktiv verändert sowie Sinnfindung und Genesung erleichtert. Fallbeispiele und qualitative Studien (etwa JOHANNISSON 1997) legen einen solchen Zusammenhang nahe, doch eine größere quantitative Studie hatte es bis dahin nicht gegeben.

Psychoseseminare – Keimzelle des Trialogs

Psychoseseminare ermöglichen Psychoseerfahrenen, Angehörigen und psychiatrisch Tätigen, sich unabhängig von der familiären Geschichte und von beruflicher Verantwortung zu begegnen. Das Psychoseseminar schafft einen Raum, in dem sich diese drei Gruppen und alle Interessierten auf einer gleichberechtigten Ebene austauschen können und verständigen lernen. Ziele der Seminare sind vor allem, voneinander zu lernen und Themen rund um Psychosen aus den verschiedenen Perspektiven zu diskutieren und gemeinsam zu reflektieren sowie eine gemeinsame Sprache, ein gemeinsames Psychoseverständnis entstehen zu lassen, basierend auf der Individualität der Erfahrung – ein tieferes, anthropologisches Verständnis.

Das erste Psychoseseminar wurde 1989 in Hamburg durch die Psychoseerfahrene Dorothea Buck und Thomas Bock gegründet. Ausgehend von dem Eingeständnis, dass »eine wissenschaftliche Erklärung oder auch nur ein einheitliches Bild der (schizophrenen bzw. manisch-depressiven) Psychose nicht möglich ist und dass weitere Erkenntnisfortschritte einen wechselseitigen Austausch und eine stärkere Berücksichtigung der subjektiven Wahrnehmungen voraussetzen« (BOCK 1995, S. 195), entstand mit dem Psychoseseminar ein Ort, der die gleichberechtigte Auseinandersetzung und die Konzentration auf das subjektive Erleben von Psychosen bei allen drei Teilnehmergruppen zulässt. Eine ausführliche Bestandsaufnahme findet sich im Themenheft »Trialog« der Zeitschrift *Sozialpsychiatrische Informationen* anlässlich des 20. Jahrestags der Gründung der Psychoseseminare (Heft 3/2009); aktuelle Informationen sind zu finden unter: www.trialog-psychoseseminare.de.

Heute existieren im deutschsprachigen Raum rund 135 Seminare (eine Übersicht über die Seminare kann gefunden werden unter: www.trialog-psychoseseminar.de, www.promentesana.ch). Mittlerweile wurde das Konzept des Psychoseseminars auch für andere Diagnosen übernommen, sodass zum Beispiel in der S3-Leitlinie für bipolare Störungen diverse trialogische Aspekte in Diagnostik und Therapie sowie trialogische Seminare im Sinne klinischer Konsenspunkte als Standard der Behandlung empfohlen werden (GIELEN u. a. 2012). Neben dem Trialog zum Thema »Psychosen« gibt es seit einigen Jahren auch einen Borderline-Trialog (www.borderlinetrialog.de) sowie einen Depressions- und Zwangstrialog (siehe etwa www.trialog-forum-peine.de).

Daten zur Untersuchung

Sinnfindung, Recovery und Empowerment haben, wie in den vorherigen Kapiteln dargestellt, positive Auswirkungen auf den Krankheitsverlauf, die Bewältigung von und den Umgang mit schweren psychischen Erkrankungen wie psychotischen Störungen. Es stellt sich die Frage, ob auch die narrativen, also erzählenden Prozesse im Psychoseseminar die Sinnsuche und aktive Krankheitsbewältigung fördern und ob sich die Teilnahme positiv auf Recovery und Empowerment auswirkt.

Wir haben untersucht, ob die Teilnahme am Psychoseseminar die individuelle Aneignung der Erfahrung fördert. Außerdem wurde untersucht, ob die Seminarteilnahme die Einstellungen gegenüber Recovery verändert (Fragebogen: RAQ-7; BORKIN u. a. 2000) und Empowerment steigert (Fragebogen: Entscheidungen treffen; ROGERS u. a. 1997, in deutscher Übersetzung von NOWOTNY u. a. 2004). Neben diesen Fragebögen wurde in offenen Fragen gefragt, welchen persönlichen Nutzen sich die Teilnehmer vom Seminar erhofften, welchen persönlichen Nutzen das Psychoseseminar für die Teilnehmer in der Rückschau hatte und inwiefern sich der Sinn oder die Bedeutung von Psychosen durch die Teilnahme verändert hatte.

Um diese Fragen zu den Auswirkungen von Psychoseseminaren zu untersuchen, wurden über achtzig Moderatoren der einzelnen Psychoseseminare in Deutschland, Österreich und der Schweiz kontaktiert. Die hier ausgewerteten Daten wurden in acht Psychoseseminaren in Deutschland, der Schweiz und Österreich bei allen drei Teilnehmergruppen (Psychoseerfahrene, Angehörige und psychiatrisch Tätige) vor und nach der Seminarteilnahme (Prä- und Post-Zeitpunkt) erhoben. Insgesamt haben 149 Teilnehmer (69 Psychoseerfahrene, 39 Angehörige und 41 Profis) zu Beginn und am Ende eines Seminarzyklus Fragebögen zur Selbsteinschätzung ausgefüllt (RUPPELT 2012).

Positive Auswirkung auf die Aneignung der Psychose

Die Analyse der Ergebnisse zeigte, dass Psychoseerfahrene und Angehörige die Symptome nach der Seminarteilnahme signifikant positiver wahrnahmen (Erfahrene: p=.031, t=-1.99; d=.37; Angehörige: p=.028, t=-2.00; d=1.10), was auch durch die Antworten auf die qualitativen Fragen unterstützt wurde: Hier zeigten sich Kategorien wie *Kohärenz- und Sinnerleben*, gekennzeichnet durch die Einschätzung, dass eine Psychose ein Ausdruck einer persönlichen Krise sei und sich ein Sinn in der eigenen Psychose erkennen lasse. Betont wurden weiterhin der Aufbau von Selbstwert und die Entwicklung eines verbesserten *Krankheitsmanagements und -erlebens*, womit ein angstfreieres Erleben der Symptomatik gemeint ist, und erhöhte Achtsamkeit.

Erfahrene und Angehörige und auch psychiatrisch Tätige erfuhren die Entwicklung eines *angemessenes Verständnisses von Psychose*. Dies bedeutet, dass Symptome durch die Seminarteilnahme vermehrt konstruktiv und die Auswirkungen weniger negativ wahrgenommen wurden. Psychoseseminare scheinen also die Aneignung der Psychose positiv zu beeinflussen.

Bezogen auf Recovery zeigte sich, dass Erfahrene nach der Seminarteilnahme eine signifikant positivere Einstellung gegenüber Recovery aufwiesen (p=.034, t=-1.95; d=.61), bei Angehörigen und Helfern zeigte sich keine Veränderung. Alle drei Gruppen hatten allerdings bereits zu Beginn der Seminarteilnahme eine sehr positive Einstellung gegenüber Recovery.

Die Einstellungsänderung bei den Psychoseerfahrenen zeigt sich darüber hinaus in den qualitativen Daten: »Ich erlebe Psychosen nicht mehr als so angstvoll, nicht als zwingend krank, sondern als Ausdrucksversuch meiner seelischen Erfahrungen auf dem Weg zur Heilung.«

Für Angehörige und psychiatrisch Tätige stehen offenbar ein anderes, menschlicheres Psychoseverständnis sowie Informationen zum Umgang in akuten Krisen im Fokus des Nutzens der Seminarteilnahme, wobei sich ein unbefangener Austausch mit den anderen Gruppen und mehr Toleranz für andere Lebensweisen entwickeln.

Auch in Bezug auf Empowerment ergab sich eine signifikante Veränderung bei den Betroffenen hinsichtlich einer gestärkten Wahrnehmung der eigenen Möglichkeiten (p=.028, t=-2.04; d=.43), bei den Angehörigen ergab sich keine Veränderung. Allerdings zeigte sich in den Antwortkategorien auf die offenen Fragen nach der Seminarteilnahme, dass Angehörige den Erfahrenen mehr Empowerment zusprechen, zum Beispiel durch das Empfinden von Gleichberechtigung und Gruppenzugehörigkeit. Bei den Helferinnen und Helfern lässt sich die Kategorie Empowerment (»Selbstmanagement ist möglich«) ebenfalls in einer positiven Ausrichtung finden.

Die Ergebnisse zu den offenen Fragen zeigen, dass es einerseits einige Gemeinsamkeiten zwischen den Gruppen gibt, andererseits auch wesentliche Unterschiede.

Mehr Austausch und besseres Verständnis – Erwartungen an ein Psychoseseminar

Bei der Auswertung der offenen Frage »Welchen persönlichen Nutzen erhoffen Sie sich vom Psychoseseminar?« (Tabelle 1) konnten sich bei allen Gruppen gemeinsame Kategorien von Erwartungen extrahieren lassen. Den Erfahrenen, Angehörigen und Helfern ist gemeinsam, dass sie sich von der Seminarteilnahme die Entwicklung eines Verständnisses von Psychosen erhoffen.

Für die Erfahrenen geht es dabei oftmals darum, die eigene Situation besser zu verstehen, mehr Klarheit zu bekommen und, dies gilt auch für die Angehörigen, mehr Sachinformationen und Wissen bezüglich der Krankheit zu erhalten. Für die Angehörigen geht es des Weiteren darum, Symptome besser zu erkennen und zu verstehen, was in dem erkrankten Angehörigen vorgeht. Dies ist auch ein wesentlicher Aspekt für die psychiatrisch Tätigen. Sie erhoffen sich ein besseres Verständnis von Psychosen auf einer persönlicheren Ebene, das heißt das subjektive Erleben in der Psychose zu verstehen und »ein Gefühl dafür zu bekommen«.

Ebenso wünschen sich alle Seminarteilnehmer einen Austausch. Dahinter verbergen sich die Suche nach Kontakt zu den anderen, aber auch zur eigenen Teilnehmergruppe, das Kennenlernen zusätzlicher neuer Perspektiven, eine Begegnung auf Augenhöhe und der Erfahrungsaustausch über Erlebnisse und Empfindungen. Im Wunsch nach Austausch weisen die Teilnehmergruppen keine großen Unterschiede in ihren konkreten Antworten auf. Bei den Erfahrenen ist der Austausch über den Umgang mit Psychosen wichtig. Dies äußert sich in der Erwartung, neue Lösungen für Probleme im Zusammenhang mit der psychotischen Erfahrung zu finden, die Erkrankung zu akzeptieren, zu lernen, über diese zu sprechen, und sie besser zu verarbeiten.

Eine weitere Kategorie ist »Soziale Kontakte knüpfen/Netzwerk«. Dahinter verbirgt sich der Wunsch, unter Leute zu kommen, »eigene Erfahrungen in anderen wiederzufinden« und »Rückhalt zu finden«, aber auch Wege zu erkennen, um sich selbst abzugrenzen. Eine ähnliche Hoffnung findet sich auch bei den Angehörigen. Auf der persönlichen Ebene ergibt sich bei den Betroffenen die Kategorie »Wertschätzung/Selbstwert/Selbstachtung«. Sie erhoffen sich eine Steigerung des Selbstwerts und Selbstbewusstseins, eine Relativierung der Eigen- und Fremdwahrnehmung sowie selbstsicherer in einer Gruppe auftreten zu können. Außerdem zeichnet sich im Unterschied zu den anderen Gruppen noch eine Kategorie ab, nämlich die der Gesundheitshilfe. In dieser sind Coping-Strategien zusammengefasst, wie »Psychohygiene«, »innere Leere füllen«, »eine Aufgabe finden« und selbst auch anderen Menschen helfen zu können.

Für die Angehörigen ist weiterhin die Frage wichtig: »Wie kann ich dem Betroffenen am besten helfen?« Diese drückt die Hoffnung auf das Erhalten von Informationen und Wissen über Hilfemöglichkeiten aus. Ähnlich den Erfahrenen, wünschen sich auch die Angehörigen gegenseitige Unterstützung und Hilfe.

Eigene Hilfestrategien verbessern – Erwartungen der psychiatrisch Tätigen

Für die Helferinnen und Helfer ist vor allem der Umgang in Krisensituationen von Bedeutung, also das, was den Betroffenen in der akuten Krise wirklich hilft, und das Kennenlernen hilfreicher Strategien. Diese Kategorie ähnelt denen zum Umgang mit Psychosen bei den Betroffenen und der Frage nach Informationen und Wissen über Hilfemöglichkeiten bei den Angehörigen, ist inhaltlich jedoch von diesen abzugrenzen. Eine weitere gruppenspezifische Kategorie, die sich aus den Antworten der psychiatrisch Tätigen extrahieren lässt, ist die der Verbesserung der eigenen Arbeit. Diese Kategorie fasst die Wünsche zusammen, durch Offenheit den eigenen Patienten in der Therapie bzw. Arbeit zielgerechter begegnen zu können. Es werden eine Art Fort- und Weiterbildung und die Chance zur Supervision erhofft anhand des Lernens durch Erfahrungen.

Einen persönlichen Nutzen erhoffen sich neben den Betroffenen auch die Helfer, also etwas wie Selbstreflexion. Diese Kategorie umfasst »Sinnhaftigkeit der eigenen Arbeit erleben«, »eigene Antworten auf Fragen des Lebens reflektieren«, »Eigenreflexion erweitern« sowie »Empathie und Einfühlung gegenüber Psychose-Patienten steigern«.

ABBILDUNG 13 Welchen persönlichen Nutzen erhoffen Sie sich von der Teilnahme am Psychoseseminar?

Erfahrene	Angehörige	Profis
Verständnis (Klarheit über eigene) Situation und Besonderheit	Verständnis (Informationen & Symptomerkennen)	Verständnis (gemeinsame Sprache der drei Gruppen)
Austausch (neue Perspektiven & Aspekte)	Austausch (eigene & andere Gruppe)	Austausch
Umgang (Akzeptanz & Kommunikation)	Informationen / Wissen über Hilfsmöglichkeiten	Umgang in Krisensituationen (inkl. langfristiger Strategien)
Soziale Kontakte knüpfen / Netzwerk (Vergleich mit anderen / Rückhalt)	Unterstützung durch die eigene Gruppe	Verbesserung der eigenen Arbeit »Supervision«
Wertschätzung Selbstwert Selbstachtung		Selbstreflexion (Empathie & eigene Lebensfragen)
Gesundheitshilfe (Psychohygiene & Aufgabe finden)		

Persönlicher Nutzen des Psychoseseminars – Erfahrungen in der Rückschau

Bei der offenen Frage »Welchen persönlichen Nutzen hatte das Psychoseminar für Sie?« (Abbildung 14) zeigte sich bei allen drei Gruppen die Ausbildung eines Verständnisses von Psychosen, das annehmbar für die jeweiligen Gruppen sein soll und gleichzeitig die Kommunikation zwischen den Gruppen vereinfacht. Weiterhin trat bei allen Gruppen der Wunsch nach Perspektivwechseln auf. Hierbei spielt das Vermögen, sich in den jeweils anderen einfühlen zu können, eine Rolle. Für die Psychoseerfahrenen und Angehörigen geht es dabei auch um das Gefühl der Gruppenzugehörigkeit, also darum, mit der Wahrnehmung und den Gefühlen nicht allein zu sein sowie Halt durch die Gruppe zu bekommen, aber auch neue Kontakte zu knüpfen.

ABBILDUNG 14 Welchen persönlichen Nutzen erhoffen hatte die Teilnahme am Psychoseseminar für Sie?

Erfahrene	Angehörige	Profis
Entwicklung eines angemessenen Psychoseverständnisses	Besseres Verstehen (auch des Angehörigen)	Verständnis (gemeinsame Sprache der drei Gruppen)
Perspektivwechsel (Einfühlung in Andere)	Perspektivwechsel (Einfühlung in Andere)	Perspektivwechsel (Einfühlen in Erfahrene & Angehörige)
Wege zu Recovery (gesellschaftliche Teilhabe, konstruktiver Umgang)	Neue Formen des Umgangs (Bereicherung)	Wichtige Aspekte für den Umgang
Gruppenzugehörigkeit (mit eigenem Gefühl nicht allein sein)	Gruppenzugehörigkeit (neue Kontakte & Halt)	Mehr Toleranz für andere Lebensweisen (Nähe zulassen & Normen infrage stellen)
Selbstbewusstsein und Wertschätzung (verstanden werden, anderen helfen)	Empfinden von Gleichberechtigung	Anstöße zur Sozialpsychiatrie (gesundheitspolitische Aspekte)

Psychoseerfahrene verbinden die Teilnahme am Psychoseseminar mit neuen Wegen zu *Recovery*. Sie erhoffen sich eine angemessene Teilhabe an der Gesellschaft und wollen einen konstruktiven Umgang mit der Erkrankung finden. Die Möglichkeit, mit anderen über eigene Erfahrungen sprechen zu können und verstanden zu werden, aber auch selbst anderen Menschen helfen zu können, bedeutet für sie einen Zugewinn an Selbstbewusstsein und Wertschätzung.

Die Angehörigen erhoffen sich »neue Formen des Umgangs«; dazu gehören Informationen über neue Hilfeangebote, aber auch eine Bereicherung der eigenen Einschätzung und des eigenen Umgangs mit der Situation zu Hause. Im Unterschied zu den anderen Gruppen ist für die Angehörigen noch sehr wichtig, sich im Seminar als gleichberechtigt zu erleben.

Psychiatrisch Tätige erleben eine Bereicherung im Umgang mit Psychosen vor allem in Krisensituationen und beim besseren Erkennen des Beginns einer Psychose. Sie verbinden mit der Teilnahme »Anstöße zur Sozialpsychiatrie«; dazu zählen sie einen offeneren Umgang mit Psychoseerfahrenen, ein stärkeres Zulassen von Nähe, die Ermutigung, eigene Anschauungen infrage zu stellen, sowie die Ausbildung einer größeren Toleranz gegenüber anderen Lebensweisen.

»Klarmachen, dass nicht alles dunkel ist« – Veränderung von Sinn und Bedeutung

Auf die zweite offene Frage »Inwiefern hat sich der Sinn oder die Bedeutung von Psychosen für Sie durch die Teilnahme verändert?« (Abbildung 15) antworteten die Psychoseerfahrenen vor allem mit einem Hinweis auf Recovery. Dies drückt eine gewisse Relativierung der Psychose aus und gibt zu verstehen, dass Heilung möglich ist und Selbstheilung auf mehreren Ebenen erfolgen kann. So ist die Psychose nicht nur als Krankheit, sondern auch als Weg zur Heilung zu verstehen. Die Erfahrenen erleben die Teilnahme als eine »Bereicherung von Krankheitserleben und -management«. Dazu gehören mehr Achtsamkeit gegenüber Psychoseauslösern und ein angstfreierer Umgang mit dem Psychoseerleben.

Kohärenz- und Sinnerleben nehmen zu, in dem Sinne, dass eine Psychose als ein Ausdruck einer persönlichen Krise erlebt wird und sich so ein Sinn in der eigenen Psychose erkennen lässt. Genauso wichtig ist aber auch, über negative Erfahrungen in der Psychose und über Nebenwirkungen der Therapie zu sprechen. Entscheidend sind gegensei-

ABBILDUNG 15 Inwiefern hat sich der Sinn oder die Bedeutung von Psychosen für Sie durch die Teilnahme verändert?

Erfahrene	Angehörige	Profis
Recovery (Hoffnung, Selbstheilung, Relativierung der Psychose, Heilung)	Krankheitswahrnehmung (mehr Gelassenheit)	Empowerment (»Selbstmanagement ist möglich«)
Kohärenz- und Sinnerleben (Aneignung der persönlichen Krise)	Bewältigung (auf Augenhöhe / Selbsthilfe möglich)	Menschlicheres Verständnis von Psychose (fließender Übergang)
Gegenseitige Unterstützung / Toleranz für Unterschiede (»Nicht alles ist dunkel«)	Eigene Lebenserkenntnisse (Lebensweise / Normen)	Sinnhaftigkeit / individuelle Zusammenhänge
Krankheitsmanagement / -erleben (mehr Achtsamkeit)		
Negative Erfahrungen (Bewusstheit der Beeinträchtigung)		

tige Unterstützung und Toleranz für Unterschiede. Es ist wichtig, sich »gegenseitig klarzumachen, dass nicht alles dunkel ist«.

Die Angehörigen beschreiben eine Veränderung ihrer Krankheitswahrnehmung von ausschließlich sorgenvoller Betrachtung zu mehr Gelassenheit – auch ein Ausdruck von Recovery. Die Hoffnungen bezüglich therapeutischer Möglichkeiten nehmen zu, wenn diese auf Augenhöhe geschehen und »Selbstheilungsressourcen« und Ansätze der Selbsthilfe berücksichtigen. Als Drittes sprechen Angehörige von Auswirkungen auf die eigenen Lebenserkenntnisse und meinen damit ein Überdenken eigener Lebensweisen sowie von Werten, Normen und Attribuierungen der Umwelt.

Die Antworten der Helfenden lassen sich unter der Überschrift »Empowerment« zusammenfassen: Die Betroffenen sind eben nicht unfähig, eigene Entscheidungen zu treffen. Es ist möglich gewesen, mehr Zutrauen in die Selbstmanagementfähigkeiten der Betroffenen zu entwickeln. Außerdem hat sich ein menschlicheres Verständnis von Psychosen entwickelt. Eine Psychose kann auch positiv erlebt werden, ist »normaler« geworden und bedeute nicht »komplett verrückt«. Außerdem sind mehr Sinnzusammenhänge zu erahnen; der eigene Blick hat sich erweitert, auch wenn sicher vieles unerklärlich bleibt. Hier lassen sich Parallelen ziehen zum stärkeren Kohärenz- und Sinnerleben der Erfahrenen.

Diese Untersuchung zeigt: Psychoseseminare haben eine positive Wirkung auf die Teilnehmerinnen und Teilnehmer. Sie unterstützen die Aneignung der Psychose als individuellen, »besonderen« Vorgang bei den Psychoseerfahrenen und damit auch einen konstruktiveren Umgang mit der Psychose. Die Symptome werden positiver und weniger angstvoll erlebt sowohl von den Erfahrenen als auch von den Angehörigen. Das Kohärenzgefühl wird gestärkt. Um die Wirkmechanismen genauer zu verstehen, wäre weitere Forschung nötig. Mit dieser Studie wird die positive Wirkung der Psychoseseminare und ihrer Form des trialogischen Gesprächs empirisch belegt.

SINNSUCHE BEI ANDEREN ERKRANKUNGEN

Wie wichtig es bei psychischen Erkrankungen ist, auf Gefühle und Befindlichkeiten zu hören und sie zu spüren, verdeutlicht im ersten Text Lilly Unverzagt mit ihrer Lebensgeschichte. Und auch Daniel Hell im zweiten Beitrag bekräftigt diesen Aspekt. Wer erfolgreich und nachhaltig eine depressive Erkrankung »bearbeiten« will, kommt nicht darum herum, das innere Erleben der Betroffenen einzubeziehen. Und dies fängt immer damit an, sich dafür zu interessieren. Ob und ggf. welche Sinnbezüge tief im Innern schlummern mögen, kann sich nur so zeigen.

Er sei gestärkt aus den Erkrankungsphasen hervorgegangen, betont Hendrik Meyer. Sich einer psychischen Erkrankung zu stellen, hieß für ihn auch, sich den unangenehmen Seiten des Lebens zu stellen und stärker in die eigene Verantwortlichkeit zu gehen. Ja, die Suche nach den biografischen Bedingungen einer solchen Krankheit kann hart sein, sich den unangenehmen Seiten zu stellen, kann aber auch eine Selbststärkung für das weitere Leben bedeuten. Candelaria Mahlke skizziert die Anwendung der ersten Erfahrungen auf die Arbeit mit bipolaren Patientinnen und Patienten und stellt den dafür veränderten Frageboden vor.

Sogar gravierende Traumatisierungen, die bei vielen psychischen Erkrankungen zum Bedingungsgeflecht zählen, können im therapeutischen Prozess so verarbeitet werden, dass sie neues inneres Wachstum ermöglichen. Martina Stubenvoll und Ingo Schäfer verdeutlichen, dass die neue Identität nach Traumaerfahrungen auch zu einem positiven Blick in die Zukunft führen kann, auch wenn dies immer ein zerbrechliches Unterfangen bleibt.

Dass die psychologischen Bedingungen psychotischer Erkrankungen in einer medizinisch allzu eng verstandenen Psychiatrie grob vernachlässigt werden, gerät ganz besonders in die Kritik, wenn man sich vor Augen führt, dass die somatische Medizin hier umgekehrt längst weiter ist: Die psychischen Bedingungen vieler körperlicher Erkrankungen geraten immer stärker in den Fokus. Anja Mehnert zeigt das für Krebs- und andere körperliche Erkrankungen auf und betont: Je kohärenter und lebensgeschichtlich fundierter eine Krankheit in die Identität einbezogen werden kann, desto besser gelingen die Bewältigung und die weitere Lebensplanung.

»Ich habe gelernt zu fühlen« – *mein* Weg aus der Depression

Lilly Unverzagt

Mit jedem Tag überwog das Gefühl der Unzufriedenheit mehr. Es wurde so stark, dass es begann wehzutun. Ich musste so viel Kraft aufbringen, um den Tag erneut zu beginnen! Das Gefühl von Freude und Gelassenheit wich immer mehr aus meinem Körper, alles machte mir Angst, jede Herausforderung fühlte sich unüberwindbar an, alles Unerwartete verunsicherte mich, so sehr habe ich mich nach innerer Ruhe gesehnt und mich immer wieder gefragt, warum sie mir nicht zuteil wird. Ich war überhaupt nicht zufrieden mit und in meinem Leben. Ich hatte eine maßlose Angst, auch nur irgendetwas daran zu ändern – war ich diese Unzufriedenheit doch schon so gewohnt. Dieses Gefühl lähmte mich immer mehr und beherrschte allmählich meinen Alltag.

Der schwierige Ruf nach Hilfe

Eines Abends telefonierte ich in der Küche mit meinem Vater und versuchte ihm etwas mitzuteilen, aber es gelang mir nicht. Ich saß auf dem Fußboden und musste mich winden, konnte aber nicht einen Satz formulieren, der mein Leid zum Ausdruck brachte. Ich war so klein, so einsam und zu schwach, um mich mitzuteilen. Ich saß verloren auf dem Fußboden und erwähnte mit keinem Satz, wie es mir ging. Mein Vater schien aber dennoch etwas gespürt zu haben, denn kurze Zeit nachdem wir aufgelegt hatten, klingelte erneut das Telefon und er fragte mich, ob alles in Ordnung sei – ich begann zu weinen, und da spürte ich, dass gar nichts in Ordnung war, auch wenn mir die Worte noch immer nicht über die Lippen kamen.
Zwei Tage später, ich war bei der Arbeit, überkamen mich so viele Ängste gleichzeitig, dass ich ohnmächtig wurde. Ich fiel einfach auf den Boden. Mein Körper zog die Notbremse – dafür bin ich ihm bis

heute so unendlich dankbar. Was ich psychisch nicht geschafft habe, hat er für mich getan. So lag ich später zu Hause auf dem Sofa. Mir war so kalt, ich war so schwach, ich mochte mich nicht mehr bewegen. Das Schlimmste war: Ich spürte nichts! Meine Mutter brachte mich zum Hausarzt. Er diagnostizierte ein »depressives Erschöpfungssyndrom« und überwies mich zu einem Psychiater. Endlich kam die Hilfe, nach der ich mich gesehnt hatte. Er schrieb eine Einweisung für eine stationäre Aufnahme und kontaktierte eine Klinik in der Nähe, obgleich er eine in der Ferne für geeigneter hielt.
Ein Wochenende verbrachte ich noch bei meinen Eltern. Dort wieder angekommen, geisterte ich leblos umher. Die Lilly, die da umherirrte, war nicht wiederzuerkennen. Sie war nicht strahlend, impulsiv und voller Energie. Sie war ausgemergelt, kraftlos und fiel in sich zusammen. Ich glaube, niemand wusste wirklich mit mir umzugehen, ich am wenigsten. Als meine Eltern mich nach diesem Wochenende nach Hause brachten, waren wir alle so hilflos, schien mir. Wir standen am Auto vor der Tür und weinten. »Alles wird gut, Lilly.« Sie sollten recht behalten.

Neuanfang der Beziehungen

In der Klinik bekam ich einen festgelegten Tagesablauf: Ich bekam jede Menge Therapieangebote. Ich fühlte mich nicht besser, aber ich hatte zumindest Struktur, und das beruhigte mich etwas. Die erste Zeit sollte ich keinen Besuch empfangen und schnell wurde in den kurzen Sitzungen klar, dass der Kontakt zu meiner Mutter meiner Genesung nicht zuträglich sein würde.
An meinem Geburtstag kamen mein Vater und meine Oma in die Klinik, anschließend auch meine Mutter. Als ich mich von ihr verabschiedete, konnte ich nicht aufhören zu weinen. Ich musste mich um meinetwillen vor ihr schützen, also war es unausweichlich, den Kontakt zu ihr abzubrechen. Ich traute mich nicht, es ihr zu sagen. Am nächsten Tag schrieb ich ihr, dass mir der Kontakt zu Familienangehörigen jetzt untersagt sei. Die Anwesenheit meines Vaters und meiner Oma hingegen beruhigte mich, auch wenn das permanente Gefühl, nicht zu genügen, dominierte. Ich fühlte mich so fehl am Platz.
Bei meiner Entlassung wusste ich, dass es alles andere als einfach wer-

den würde, den Alltag wieder aufzunehmen, es war die größte Herausforderung in meinem bisherigen Leben. Und doch war da der Mut, sie anzunehmen. Mein Therapeut hat mich nicht aufgegeben, obwohl ich lange darauf beharrte, nichts zu ändern und zu stagnieren. Am Anfang der Therapie fragte ich ihn immer, ob er mir nicht einfach ein Rezept schreiben könne, ein Rezept zum Gutfühlen. »Das ist jahrelange Arbeit, liebe Lilly«, erwiderte er. Ja, ein jahrelanger Prozess.

Wieder auf einem guten Weg

Ja, ich bin meinen eigenen Weg gegangen. Ich habe viel gelesen in dieser Zeit, viele »Traumreisen« und Entspannungsübungen gemacht, ich habe wirklich gekämpft und alles dafür getan, mich endlich wieder zu spüren. Und ich spürte! Ich habe gelernt, meine Gedanken zu steuern, negative immer wieder bewusst in positive umzuwandeln, jeden Tag aufs Neue. Ich war ganz oft kurz davor, wieder aufzugeben, weil es mich immer wieder so in die Tiefe zog, doch ich wurde von mir und meiner Energie oft selbst überrascht. Ich hab es immer wieder geschafft.

Rückblickend weiß ich manchmal gar nicht so richtig, wie meine Geschwister mich gesehen haben in jener Zeit. Mein Bruder hat mich oft an den Wochenenden zu sich eingeladen und sich um mich bemüht. Ich habe viel Raum eingenommen (manchmal gern, aber oft auch unfreiwillig). Ich habe mich oft »nackt« gefühlt, ohne Persönlichkeit. Ich lernte jedoch mit der Zeit, Gefühle richtig zu spüren und zu deuten und ihnen den richtigen Ausdruck zu verleihen: Weine, wenn du traurig bist, du musst nicht laut lachen, damit keiner etwas von deiner unglücklichen Seele ahnt.

Vor fast sechs Jahren bin ich in die Klinik eingewiesen worden, und es hat sich so viel verändert. Ich bin sensibler für mich und mein Umfeld geworden, habe gelernt, Grenzen zu setzen und selbst Grenzen zu akzeptieren. Ich *darf* glücklich und zufrieden sein – und mag dies noch so profan klingen. Ich weiß nun, wann sich etwas richtig anfühlt und wie sich etwas anfühlt, wenn es sich gut anfühlt. Trotzdem bin ich auch oft weit davon entfernt, alles umzusetzen, was ich mir vorgenommen habe, aber ich habe ja auch noch Zeit und ich bin im Prozess.

Ich bin auf einem guten Weg.

Macht Depression Sinn?

Daniel Hell

Romano GUARDINI (2003) hat ein häufig gelesenes Buch mit dem Titel *Vom Sinn der Schwermut* geschrieben. Er fordert darin auf, die Depression nicht nur den Psychiatern zu überlassen. Das depressive Geschehen sei zu bedeutsam, als dass eine einzige Sichtweise genüge, um es zu erfassen. Es habe auch eine religiös-spirituelle und philosophisch-existenzielle Dimension. Hinzu kommt, dass auch kulturell-gesellschaftliche Einflüsse eine Rolle spielen.

Der dunkle Spiegel – Depression und Kreativität

In der Tat haben sich in der Geschichte immer wieder Literaten, bildende Künstler, Denker, Priester, Geisteswissenschaftler und darüber hinaus suchende Menschen aller Art mit dem depressiven Geschehen auseinandergesetzt. Sie haben die depressive Verzweiflung wie eine Erschütterung wahrgenommen, als Herausgerissenwerden aus der Alltagswelt, aber auch als dunklen Spiegel, in dem der Mensch sich – wie ein Fremdling – neu entdeckt. Der Schriftsteller Adrian NAEF (2003 a) hat von einer »Logik des Nachtgängers« gesprochen, in der die Leuchtschrift der Normalität einer erschreckenden Sicht ins Dunkle weicht.
Dieser Weg ins Schattenreich einer Depression kann Menschen zutiefst verändern. Er kann zerstören, aber er kann Menschen auch veranlassen, Altes zurückzulassen und Neues zu schaffen. Kulturgeschichtlich ist das depressive und vor allem bipolare Geschehen immer wieder mit Kunst und Kreativität in Zusammenhang gebracht worden. Am bekanntesten ist der Aristoteles zugeschriebene Satz: »Warum erweisen sich alle außergewöhnlichen Männer in Philosophie oder Politik oder Dichtung oder den Künsten als Melancholiker – und zwar ein Teil

von ihnen so, dass sie sogar von krankhaften Erscheinungen ergriffen werden?«

Melancholie, die griechische Bezeichnung für eine besondere Depressionsform, wird in der Philosophie der Antike und dann wieder in der Renaissance nicht als Fluch betrachtet, sondern als Auszeichnung (siehe HORSTMANN 1985). Auch wenn offen bleibt, ob nicht eher die Morgenröte nach durchlittener Depression zu neuem künstlerischem Schaffen anregt und die Zunge der Sänger und Dichter löst, bleibt unumstritten, dass die Grundfragen des menschlichen Lebens seit jeher mit dem Schattenbereich der Welt in Beziehung gebracht wurden.

Grundfragen des Lebens

Die Aufklärung der Moderne hat zwar den Blick vom inneren (leidenden) Erleben weggewandt. Sie hat technische Hilfsmittel entwickelt, mit denen die äußeren – und neuerdings auch die hirnorganischen – Lebensprozesse ins Licht gerückt und bis ins Kleinste untersucht werden können. Doch stimuliert gerade depressives Leiden auch spätmoderne Menschen dazu, existenziell wichtige Fragen zu stellen, die naturwissenschaftlich nicht zu beantworten sind: Welchen Sinn hat eine Depression? Wozu dient depressives Leiden?

Nicht wenige Menschen suchen, wenn es ihnen wieder besser geht, nach der Botschaft, die sie im Dunkel ihrer durchgemachten Depression vermuten (HELL 2009 b). Viele spüren, dass die moderne Gleichung »Leiden = Krankheit« nicht aufgeht. Es genügt ihnen nicht, sich nur als passives Opfer einer Krankheit – eines Ursache-Wirkung-Geschehens – zu sehen. Sie wehren sich dagegen, in der Krankenrolle aufzugehen, so hilfreich es auch sein mag, in einer schweren Depression um die neurobiologische Bedingtheit der depressiven Blockade zu wissen. Aber die Krankenrolle *trägt* einen Menschen nicht. Sie kann nur vorübergehend entlasten.

Vom Warum zum Wozu – Leiden ist nicht nur »krank«

Längerfristig hilft oft ein anderes Verständnis der Erkrankung weiter. Dieses andere Verständnis geht über die Warum-Frage der Naturwissenschaften hinaus. Es fragt auch nach dem Wozu, nach der sinnstiftenden Einordnung des depressiven Erlebens in das größere Ganze des persönlichen und zwischenmenschlichen Lebens. Dieses Fragen nach Bedeutung und Sinn nehmen auch die »Logotherapie« von Viktor Frankl (2005) und die »Acceptance and Commitment Therapy« von Steven C. Hayes (Hayes u. a. 1999) auf. Es ist aber nicht ganz neu und lässt sich historisch weit zurückverfolgen – bis in die Anfänge der verschiedensten Religionen und der Philosophiegeschichte. Auch die Bibel kann über weite Strecken als Auseinandersetzung mit Bedrückung und Not und als Hilfeangebot im Leiden gelesen werden.

Besonders eindrücklich haben sich die ersten frühchristlichen Eremiten mit depressiven Verstimmungen, denen sie sich nicht entziehen konnten, auseinandergesetzt (Hell 2009a). Sie haben sie als Herausforderung (altertümlich als »Versuchung«) angenommen. Davon zeugen in besonders herausragender Weise die immer wieder von Künstlern dargestellten Versuchungen des heiligen Antonius.

Es ist treffend gesagt worden, dass die Askese der Eremiten in der Wüste eine ungeheure Psychoanalyse war. Indem sie sich ganz auf sich gestellt ihren inneren Erfahrungen aussetzten, haben sie tiefe Einsicht in das Wesen depressiver Verstimmungen gewonnen. Sie suchten der depressiven Anwandlung, die sie »Akedia« (übersetzt etwa »Trägheit, Überdruss«) nannten, gewachsen zu sein und sie mit psychohygienischen und spirituellen Mitteln in Schach zu halten. Aber sie empfanden sie auch als Warnzeichen, als Schutz vor Stolz und Hochmut und als Hinweis darauf, dass ein Mensch übertriebene Erwartungen hat und sich bei deren Enttäuschung über sich selbst ärgert. Konsequenterweise war ihnen der Anspruch, das depressive Element ein für alle Mal zu besiegen, fremd.

Erzwungene Kurskorrektur – neues Sensorium

Zwei meiner Patienten haben die Einschätzung ihrer durchgemachten Depression in erfolgreichen Büchern auch öffentlich gemacht. Der Schriftsteller Adrian Naef ist überzeugt, dass ihm »die Seele eine Kurskorrektur aufgezwungen hat«, ohne die er nie zu den für ihn wichtigen Einsichten und zu einem Richtungswechsel im Leben gekommen wäre. In einem Interview (NAEF 2003 b) über sein Buch *Nachtgängers Logik* sagt er: »Ich hatte drei Jahre Zeit, einem Mechanismus zuzuschauen, der stärker war als ich, ich erfuhr eine Weisheit, die stärker war als mein Wille und meine eigenen Lebensentwürfe.« Deshalb setzt er sich dafür ein, die Depression zu akzeptieren, statt im Kampf gegen sie unterzugehen.
Auch für den Filmregisseur Rolf Lyssy – Autor von *Swiss Paradise* – hat die Depression Spuren hinterlassen, die er nicht missen möchte, auch wenn er nicht noch einmal depressiv sein möchte: »Ich habe etwas durchgemacht, das mich stärker gemacht hat. Ich habe ein Sensorium bekommen, das ich vorher nicht hatte« (LYSSY 2001).

Fragen – und manchmal Antworten

Macht also eine Depression Sinn? Diese Frage ist nicht generell zu beantworten. Sie ist in tiefer Depression nicht einmal zu stellen. Was Sinn macht, hat jeder Betroffene für sich selbst zu entscheiden. Sinn kann nie von außen zugeschrieben werden. Wenn man es trotzdem tut, nimmt man einem depressiven Menschen gerade das, was er am meisten zu verteidigen hat, nämlich sein ganz persönliches Verhältnis zu sich selbst. Zudem kann eine solche Sinnzuschreibung von außen einen Menschen in seiner Not tief beschämen.
Die Sinnfrage ist deshalb so heikel, weil sie zutiefst subjektiv ist. Einen objektiven Sinn der Depression gibt es nicht. Trotzdem fragen sich viele Menschen nach aufgehellter Depression, was diese schmerzhafte Erfahrung für ihre weitere Lebensführung bedeuten mag. Manche, wie Adrian Naef, finden eine Antwort, andere nicht. Doch auch das Fragen, das keine oder eine negative Antwort findet, verweist den Fragenden darauf, dass die Erkrankung nicht nur eine objektive Sei-

te hat. Zwar gehen Depressionen auch mit sichtbaren Veränderungen einher, etwa mit einer monotonen Stimme, vermehrten Sprechpausen, gesenktem Blick, eingefrorener Mimik, geschwächter Psychomotorik und verminderter Muskelkraft. Alle diese sichtbaren körperlichen Veränderungen sind aber bei Depressionen ebenso wenig obligat und spezifisch wie die damit einhergehenden biochemischen Veränderungen, die mit Labortests und bildgebenden Verfahren wie der funktionellen Magnetresonanztomografie (fMRT) feststellbar sind.

In der Regel ist es gerade die subjektive Seite, mithin die Erlebensdimension, die die depressive Störung charakterisiert und auch für die Diagnosestellung entscheidend ist. Trotz intensivster Forschungsanstrengungen sind bisher keine biologischen Marker gefunden worden, welche die depressive Phänomenologie im diagnostischen Prozess ersetzen könnten.

Ähnliches lässt sich auch für die Therapie depressiver Menschen feststellen. Nicht der direkte psychopharmakologische Effekt eines Medikamentes ist der wichtigste Wirkfaktor, sondern wie sich ein Patient zur Behandlung – auch zur medikamentösen Therapie – einstellt und insbesondere wie er sich in der Therapie angenommen und verstanden fühlt, das heißt auch, wie gut die therapeutische Beziehung ist (Übersicht bei HELL 2012).

Daraus ist zu schließen: An der subjektiven Seite des depressiven Geschehens ist kein Vorbeikommen. Es macht entschieden Sinn, sich für die Erlebensseite therapeutisch zu engagieren.

Gestärkt hervorgehen – Erfahrungen mit Depression und Manie

Hendrik Meyer

»Wenn du das alles hinter dir hast, kannst du wirklich gestärkt daraus hervorgehen.« Das sagte mir mein Vater während meiner depressiven Phasen, in denen ich überhaupt keine, geschweige denn eine schöne Zukunft für mich sehen konnte. Er schaffte es damit, mich zumindest ein klein wenig aufzumuntern, denn die Logik dahinter fand ich schon damals bestechend. Und dies obwohl der Gedanke, mit einer stabilen Stimmung zu leben, die nicht ins Depressive tendiert, für mich in weiter Ferne lag. Über Jahre gab es für mich einzig das aufleuchtende manische Leben, das mich für die schwere depressive Zeit »entschädigte«.

»Mit Medikamenten von Medikamenten weg«

Erst als ich merkte und einsehen konnte, dass nicht allein die Medikamente ursächlich für meine Gefühlsarmut in der Depression waren (ich nehme Antipsychotika), entstand in mir die Bereitschaft, ein Leben mit ihnen zu versuchen. »Mit den Medikamenten von den Medikamenten weg.« Dieser Satz meiner Mutter half mir dabei, die Tabletten zu akzeptieren. Dabei akzeptierte ich allerdings nicht stumpf, wozu mir Ärzte rieten, sondern verhandelte in jeder Sitzung neu über meine Dosis und scheute dabei keine Konfrontation.
Für das Gelingen dieses Plans war es jedoch nötig, dass ich neben dem Willen, die Medikamentendosis zu reduzieren, auch die Bereitschaft entwickelte, die Dosis eventuell vorbeugend eigenständig zu erhöhen. Hierbei entstand in mir die Erkenntnis der Relativität der Wirkungen und Nebenwirkungen der Medikamente. Wird mir nämlich eine Dosis verordnet und vielleicht sogar zwangsweise zugeführt, gehe ich davon aus, dass mir die Medikamente schaden werden. Die tatsächlichen Effekte sind für mich äußerst unangenehm und das Gefühl der

Ohnmacht wird verstärkt. Nehme ich aber freiwillig und vollkommen selbstständig ein wenig mehr, so erlebe ich die Auswirkungen zwar auch als sehr einschränkend, bin gleichzeitig aber froh über das Wissen, mir damit eventuell eine noch höhere Dosis oder sogar einen Aufenthalt in der Psychiatrie erspart zu haben. Mein gedämpftes Erleben kann ich dadurch viel leichter ertragen. Nichtsdestotrotz ist mein Ziel, früher oder später ohne Medikamente ein komplett eigenständiges und selbstbestimmtes Leben zu führen.

Mittlerweile liegt meine letzte manische Episode eineinhalb Jahre zurück, die letzte depressive Phase ist ein Jahr her. Entscheidend ist jedoch für mich, dass ich seit mehr als einem halben Jahr das Leben mit »normalen« Schwankungen genießen kann. Ich blicke hoffnungsvoll in die Zukunft. Die einzige Einschränkung, die mich aus meiner Sicht von anderen unterscheidet, ist die Müdigkeit durch die Medikamenteneinnahme am Abend, die mir allerdings einen sehr verlässlichen Lebensrhythmus ermöglicht.

Ich habe konkrete Zukunftspläne und empfinde Freude bei den Gedanken an verschiedene anstehende Ereignisse. Mein Abitur konnte ich kürzlich besser abschließen, als dies vor den Krisen möglich gewesen wäre. Damit stehen mir Studiengänge offen, zu denen ich sonst keinen direkten Zugang gehabt hätte. Dies stellt wohl den handfestesten Beweis für die Chancen dar, die für mich in der Krise lagen.

Auch unangenehme Gefühle zulassen

Vermied ich vor meiner Krisenzeit, mich Problemen zu stellen, so habe ich gelernt, nicht um jeden Preis nach angenehmen Gefühlen zu streben. Ich empfinde mittlerweile mehr Freude dabei, mich mit einem Gefühl der Selbstwirksamkeit um nachhaltige Problemlösungen zu bemühen, anstatt kurzfristig in Rauschzuständen Erleichterung zu suchen. Vor und in den Krisen sah ich mich ohnmächtig meinem Gefühlserleben ausgesetzt. Die einzige Einflussmöglichkeit bestand für mich in exzessivem Konsum. Dies betrachte ich auch als Auslöser für meine von der Norm abweichenden Stimmungsschwankungen.

Ich denke heute, dass sich immer mehr ungelöste Konflikte in mir aufstauten und letztlich in der manischen Flucht nach vorn entluden. Eigentlich bin ich dafür aber sogar dankbar, denn diese Einsicht gab mir nicht nur die Möglichkeit, sondern *zwang* mich praktisch dazu, meine Verhaltens- und Denkmuster neu zu strukturieren. Dabei half mir, alle meine Symptome als Ausdruck eines Mangels oder als Kompensationsversuch für anders nicht lösbare Konflikte zu betrachten. Diese Stressoren Stück für Stück zu verändern bzw. anders darauf zu reagieren, sehe ich als notwendig an, um selbstständig zu einer stabileren Stimmungslage zu finden. Dazu gehörte zum Beispiel für mich, zu vermeiden, auf Situationen sofort heftig emotional zu reagieren, sondern sie erst einmal kritisch mit meinem Verstand zu betrachten und meinen sich anbahnenden Affekt zu hinterfragen. Auch tat es mir gut, mein Handy ab und zu über längere Zeit abzuschalten, um gefühlten Verpflichtungen zu entgehen und mich auf meine innere Welt zu fokussieren.

Mehr Erfahrung über mich

Mir ist meine gewisse Prädestination, in Extremen zu schwanken, bewusst. Gerade der Anspruch, mit möglichst geringer Medikation stabil zu bleiben, erfordert von mir eine genaue Selbstbeobachtung und einen verantwortungsvollen Umgang mit mir selbst. Oft werde ich gefragt, ob es nicht anstrengend sei, meine Stimmungen ständig zu analysieren. Ich sehe darin jedoch die Möglichkeit, viel über mich selbst und damit vielleicht sogar über die Funktionsweise der menschlichen Psyche an sich zu erfahren.

In den depressiven Zeiten suchte ich nach etwas, das mir Halt hätte geben können. Dabei kam ich zwangsläufig zu dem Glauben an eine göttliche Gewalt, die mein Schicksal lenken könnte. Allerdings verstärkte dieser Glaube meine Hilflosigkeit, denn ich gab damit die Verantwortung für meine Geschicke ab. In meiner dritten und letzten depressiven Phase entschied ich mich dagegen, an Übersinnliches zu glauben und auf dessen Hilfe oder Gnade zu hoffen. Dies stellte für mich eine Befreiung dar und nährte mein Selbstvertrauen, denn wenn mir etwas gelang, musste ich mich nicht bei jemand Unsichtbarem bedanken.

Vielmehr versuchte ich realistisch zu beobachten, welchen Anteil am Gelingen die Hilfe anderer Menschen und welchen mein eigenes Bemühen hatte. Dies stellt sinnbildlich meinen Umgang besonders mit den letzten Krisen dar, denn ich bin der Ansicht, dass psychische Störungen einer gewissen Logik folgen. Je besser man diese Logik versteht, desto mehr Einfluss kann man auf die eigenen psychischen Mechanismen nehmen, um zu psychischer Stabilität zu gelangen.

Aus Manien lernen? Sinnbedürfnis bei bipolaren Störungen
Fragebogenentwicklung zum subjektiven Sinn bipolarer Störung

Candelaria Mahlke

Das Verzweifeltsein von Menschen beinhaltet immer zugleich auch die Frage nach »Sinn« (...). Sinnfragen, die durchreflektiert und im Durchleiden vergegenwärtigt werden, führen Menschen sehr oft zu einer »Wesensvertiefung«, die auf längere Sicht mit sehr positiven Lösungen von Identitäts- und Persönlichkeitskrisen einhergehen.
(Emrich 2009)

Subjektiver Sinn im Diskurs zu bipolaren Störungen – übersehen und überfällig?

Bipolare Störungen wurden in der Wissenschaft lange Zeit wenig beachtet, erst in den letzten 15 Jahren ist die Anzahl der Studien rasant gestiegen, zunächst hauptsächlich im Rahmen von Medikamentenstudien und Diagnostik. Erklärungsmodelle werden oft allzu leichtfertig auf genetische und biologische Faktoren reduziert. Die Therapie stützt sich in der Praxis immer noch weitgehend auf Psychopharmaka und Psychoedukation, obwohl die Evidenz von Psychotherapie mehrfach nachgewiesen wurde.
Der Diskurs zu Depressionen ist inzwischen breiter (siehe auch den Text von Daniel Hell); eine inhaltliche Auseinandersetzung mit den bipolaren Phasen, insbesondere mit der Manie, erfolgt allerdings bisher in der Wissenschaft und in der klinischen Praxis eher selten. Eine Studie aus den Niederlanden konnte zeigen, das Betroffene, die auch Umweltfaktoren und eigene Vulnerabilität als Erklärungen für

ihre Phasen heranziehen, anstatt nur genetische und hirnchemische Ursachen, mehr Möglichkeiten des Selbstmanagements und des konstruktiven Umgangs mit diesen Phasen für sich erkennen (BAART u. a. 2013).
Sich mit dem individuellen Erleben in bipolaren Phasen auseinanderzusetzen und eine Integration der Erfahrungen könnte hilfreich sein für deren Bewältigung. Betrachtet man die Spannweite der Stimmung, des Erlebens und des Selbstbildes, das Menschen mit bipolarer Störung in oder aufgrund ihrer Phasen erfahren, erscheint dies logisch. Eine Integration der eigenen Erfahrungen hin zur Kohärenz befördert nach Aaron Antonovsky Gesundheit, also auch die Fähigkeit, »gesund mit Krankheit« zu leben.

Die Besonderheit des inneren Spagats

In sich abwechselnden bipolaren Phasen befindet sich der Betroffene in einem Spagat; das Selbsterleben in einer Depression ist konträr zum Selbsterleben in der Manie. Widerspricht die Bipolarität, also die Spannweite der Phasen, der Möglichkeit einer persönlichen Selbstrekonstruktion und einer (Wieder-)Herstellung von Kohärenz oder macht sie beides umgekehrt eher noch notwendiger?
Eine stabile Konstruktion des Selbst und des Selbstwertes scheint oberflächlich erschwert, doch das Thema ist in beiden Phasen das gleiche: Wie komme ich zu eigenen, umsetzbaren Maßstäben? Wie mache ich mich unabhängiger von Erwartungen und Bewertungen anderer? Wie gelingt es mir, mich zu verabschieden von der Unmöglichkeit, jedem und allem zu genügen (Bock 2004)? Wie werde ich meinen eigenen Ansprüchen gerecht? In den verschiedenen Phasen scheint der Erfahrene unterschiedliche Entwürfe der eigenen Person zu leben. Die Frage ist, ob und wie Depressionen und Manien auch als Lernfeld zu nutzen sind auf dem Weg zu einem insgesamt lebbaren Selbstkonzept.
Eine grundsätzliche Sinnzuschreibung ist hier verlockend – scheint eine Phase doch wie die jeweilige Kompensation der vorherigen Phase; doch kann sie nur zielführend sein, wenn unzulässige Vereinfachungen vermieden werden und sie vom Erfahrenen selbst vorgenommen wird.

Depressionen sind mit großer Verzweiflung verbunden; Manien werden im Nachhinein oft als beschämend und selbstschädigend erlebt. Die Frage nach der konstruktiven Bedeutung der Erfahrungen und nach den Lernmöglichkeiten muss also sehr behutsam und zumindest teilweise mit klarer Unterscheidung der Bezugssituation bzw. Phase gestellt werden. Nur dann – so unsere Annahme – kann eine individuelle Auseinandersetzung mit dem Eigenen, der Eigenheit sowie der eigenen Bedeutung für andere nachhaltig befördert werden.

Dass eine Auseinandersetzung mit dem möglichen Sinn einer psychischen Erkrankung positive Auswirkungen haben kann, stellte sich in Untersuchungen mit dem SuSi-Psychose-Bogen heraus. Psychosen können auch im Zusammenhang von Depressionen und Manien auftreten. Für bipolare Störungen ein Instrument zu schaffen, das diese Auseinandersetzung befördert, war also naheliegend.

Adaption und Entwicklung des SuSi-Fragebogens für bipolare Phasen

So entstand die Idee, den SuSi-Fragebogen für bipolare Störungen zu adaptieren. Die Unterteilung entsprechend der zeitlichen Perspektive und den Sinn bejahenden oder verneinenden Ebenen in der ursprünglichen Struktur des SuSi-Fragebogens mit sechs Kategorien wurde beibehalten: Attribution auf Lebensereignisse, unbelastete Vergangenheit, positives Erleben der Symptome, negatives Erleben der Symptome, konstruktive und destruktive Auswirkungen.

Erste Anhaltspunkte zur Adaption der Fragen ergab die Validierungsstudie zum SuSi-Fragebogen für Psychoseerfahrene, da Betroffene bipolarer Störungen mit Psychoseerleben den Bogen insgesamt anders beantworteten als die restliche Stichprobe. Weitere Anregungen wurden in Fokusgruppen mit bipolar Erfahrenen und deren Angehörigen sowie mittels Experteninterviews gesammelt.

Es entstand eine Itemsammlung, die deutlich machte, dass auf der Ebene des positiven und negativen Symptomerlebens aufgrund der konträren Erfahrungen in Manie und Depression sowie der Spannweite des Erlebens eine Dreiteilung (Manie, Depression, Bipolare Störung) notwendig ist.

Die erste Fassung des SuSi-Fragebogens für bipolar Erfahrene besteht aus 52 Items mit den Antwortkategorien: 1 = »trifft zu«; 2 = »trifft eher zu«; 3 = »trifft eher nicht zu«; 4 = »trifft nicht zu« und vier mit offenen Fragen.

SuSi-BiPo-Skalen

SuSi-Skalen	Items
Betrachtungsebene Entstehung der Bipolaren Störung	10
Attribution auf Lebensereignisse (E-L); Bsp.: »Die Bipolare Störung wurde durch Kindheitserlebnisse beeinflusst.«	4
Unbelastete Vergangenheit (U-V) »Vor der Bipolaren Störung war mein Leben gut geregelt.«	6
Betrachtungsebene Symptomerleben	29
Positives Erleben der Symptome in der ...	20
Bipolaren Störung (SBS-P); Bsp. »Die Spannweite der Bipolaren Störung macht mein Leben bunter.«	4
Manie (SM-P); Bsp. »Während meiner Manie fühle ich mich endlich bedeutsam.«	11
Depression (SD-P); Bsp. »Durch die Depression erfahre ich, welchen Menschen ich wirklich viel bedeute.«	5
Negatives Erleben der Symptome in der ...	9
Bipolaren Störung (SBS-N); Bsp. »Die Bipolare Störung bedeutet für mich eine ständige Angst vor einer Krise.«	2
Manie (SM-N); Bsp. »Während meiner Manie erscheint meine Person wie aufgelöst.«	2
Depression (SD-N); Bsp. »Während der Depression bin ich voll stiller Wut.«	5
Betrachtungsebene Auswirkungen der Bipolaren Störung	13
Positive Auswirkungen (A-P); Bsp. »Die Bipolare Störung hat mir geholfen zu erkennen, was mir im Leben wichtig ist.«	7
Negative Auswirkungen (A-N); Bsp. »Die Bipolare Störung hat mir mein weiteres Leben verbaut.«	6
Offene Fragen; Bsp.: »Bei der Entstehung meiner Bipolaren Störung spielte eine Rolle, dass ... (bitte eigene Ideen eintragen).«	4

Eine erste Erhebung zur Validierung und Revision des Fragebogens läuft noch 2014 als Onlinebefragung über die Deutsche Gesellschaft für Bipolare Störungen (DGBS). In einem nächsten Schritt sollte die revidierte Fassung im Zusammenhang mit Konzepten wie Empowerment in einer Multicenter-Studie geprüft werden.

Ziel ist es, ein Instrument zu schaffen, das zum einen die Auseinandersetzung des Erfahrenen mit den bipolaren Phasen und dem möglichen Sinn für das eigene Leben befördert, zum anderen aber auch den Diskurs über bipolare Störungen um einen inhaltlichen Aspekt erweitert, der das Individuum und sein subjektives Erleben in den Vordergrund rückt.

Wachstum durch Trauma – per aspera ad astra?

Martina Stubenvoll und Ingo Schäfer

Es ist kein weicher Weg von der Erde zu den Sternen.
(Seneca, Hercules furens, 1. Jhdt. n. Chr.)
Warum fallen wir, Bruce? Damit wir lernen können, wieder aufzustehen.
(Batman Begins, 2005)

Traumatisierung und Ringen um Identität – eine Odyssee

Ein Mann muss gegen seinen Willen in den Krieg ziehen. Die geliebte Frau und das noch nicht entwöhnte Kind muss er zurücklassen. Der Krieg ist schrecklich und dauert lange, dennoch ist er siegreich und will mit seiner Truppe als Held mit reicher Beute zurückkehren. Er sehnt sich nach seiner Familie und bangt, wie es ihr in seiner Abwesenheit wohl ergangen sein mag. Irgendetwas geht schief, die Truppe landet an einem unbekannten Ufer. Auf der Erkundungsfahrt gerät ein Teil der Männer, unter ihnen der Anführer, in eine Falle. Hilflos muss er mit ansehen, wie sechs der Kameraden grausam getötet werden, bevor er sich und den Rest retten kann. Dabei hat sich die Truppe verirrt und landet erneut in unbekanntem Gebiet. Hier wird sie jedoch freundlich empfangen und bewirtet. Die Gastgeber weisen den Weg.
Fast schon in der Heimat angekommen, begehen die Kameraden aus Unwissenheit und Gier einen verhängnisvollen Fehler. In der daraus folgenden Katastrophe wird die Truppe erneut versprengt. Wieder landen sie auf unbekanntem Gebiet, werden angegriffen und der Verband wird nahezu aufgerieben. Nur noch wenige sind übrig. Bei der nächsten Station geraten einige in Gefangenschaft. Die Moral ist auf dem Tiefpunkt, die Truppe will fliehen und die Gefangenen zurücklassen.

Obwohl dies fast zur Meuterei führt, unternimmt der Anführer alles, um die Kameraden zu befreien. Dies gelingt, doch auf der Weiterfahrt kommen weitere ums Leben.
Schließlich ist er der einzige Überlebende und gerät in eine mehrjährige Gefangenschaft. Er hat alles verloren und konnte die Kameraden nicht vor dem Tod bewahren. Als er schließlich freigelassen wird, hat er lediglich seine nackte Haut gerettet und sein Ziel, heimzukehren, erreicht. Er wird gefunden und erhält Hilfe bei Fremden.
Er verleugnet sich selbst, denn inzwischen ist seine Geschichte bekannt geworden. Die schrecklichen Erfahrungen und Entbehrungen, der Verlust der Freunde, die Scham darüber, sie nicht gerettet zu haben, und die Gefangenschaft haben ihn seine Identität verlieren lassen. Aber als er das erkennt und seine Geschichte anderen mitteilt, erlangt er seine Identität zurück und kann mit der Unterstützung der Fremden endlich heimkehren.
Trauer, Schmerz, Verzweiflung und die Ungewissheit darüber, ob er in seiner Heimat überhaupt noch willkommen ist, waren ständige Begleiter auf der langen Reise nach Hause; dennoch blieb er Handelnder, hat immer wieder Wege aus der Katastrophe gesucht und trotz der grausamen Erfahrungen die gültigen moralisch-ethischen Gesetze respektiert. Immer wieder hat er alle Anstrengungen unternommen, die Truppe und seine Freunde zu schützen und zu retten. Seine Flexibilität und sein unbezwingbarer Selbsterhaltungstrieb und das nie aus den Augen verlorene Ziel der Heimkehr halfen ihm zu überleben. Dafür war er auch bereit, Entbehrungen auf sich zu nehmen.
In dieser Geschichte werden traumatische Kriegserfahrungen geschildert, Erlebnisse, wie sie etwa Menschen mit Migrationshintergrund berichten. Sie ist sehr alt und erzählt von einem Mann; in einer neueren Zeit könnte diese Geschichte auch von einer Frau handeln. In der antiken Literatur bleibt den Frauen jedoch häufig nur die Rache, die sie aus der Gesellschaft ausschließt, oder der Freitod. Die Wiederherstellung der eigenen Ehre und der Identität ist über die Jahrhunderte zumindest in den literarischen Vorlagen den Männern vorbehalten.
Der Name des Mannes, dessen Geschichte hier erzählt wurde, prägte das archetypische Bild einer langen und verworrenen Reise mit ungewissem Ausgang – Odysseus. Eine Odyssee ist in vielen Fällen auch der lange und steinige Weg traumatisierter Menschen zu einer Wiederherstellung ihrer Identität. Odysseus war zwanzig Jahre fern von zu Hause. Viele

Menschen sind auch heute über Jahre und Jahrzehnte traumatischen Erfahrungen ausgesetzt, sodass eine längere Genesungszeit bei Betroffenen keine Seltenheit ist. Odysseus hat es nicht nur geschafft zu überleben, sondern auch, sich selbst zu begegnen und durch die Verlusterfahrungen zu wachsen. Aus einem klugen, listigen Menschen ist ein weiser geworden, der komplex und vielschichtig ist, die Ungewissheit zwischen Wissen und Zweifel aushält und trotz allem »Ja« zum Leben sagt.

Wie ist ihm das gelungen, welche Fähigkeiten und Eigenschaften haben ihn hierbei unterstützt? Erst in den letzten Jahren wird diesen Fragen in der Traumaforschung vermehrt Aufmerksamkeit geschenkt.

Leiden und Wachstum – ein notwendiger Perspektivwechsel

Der Hauptfokus in der medizinischen und psychologischen Forschung liegt heute auf der Pathologie und nicht darauf, wie es Menschen gelingt, gesund zu bleiben oder wieder gesund zu werden. Auch in der Traumaforschung lag er lange Zeit auf der Erforschung dysfunktionaler Verarbeitungsprozesse, negativer Traumafolgen und psychischer Störungen in der Folge traumatischer Erfahrungen, wie der Posttraumatischen Belastungsstörung (PTBS).

Das Wissen, dass Leiden und Belastung auch eine Quelle von Wachstum sein können, ist Tausende von Jahren alt, wie die Geschichte von Odysseus zeigt. Aber erst in den 1990er Jahren fand diese Erkenntnis auch Eingang in die Traumaforschung. Zwei Wissenschaftler, Richard G. Tedeschi und Lawrence G. Calhoun, sind hier als die Pioniere zu nennen. Sie prägten den Begriff des »posttraumatischen Wachstums« bzw. der »posttraumatischen Reifung«. Wachstum bedeutet dabei, dass sich die Betroffenen nicht nur von ihrem Trauma erholen, sondern es vielmehr zu einer persönlichen Reifung bzw. Entwicklung kommt, die ohne die traumatische Erfahrung so nicht möglich gewesen wäre – so wie Odysseus sich ohne seine lange Reise nicht auf diese Weise hätte selbst begegnen können.

Dieses persönliche Wachstum drückt sich nach TEDESCHI und CALHOUN (2004) vor allem in fünf Lebensbereichen aus, die sich auch im weiteren Verlauf der Geschichte von Odysseus zeigen.

- *Intensive Wertschätzung des Lebens* ist eine typische Reifungserfahrung und betrifft die »kleinen Dinge« im Alltag, diese werden bewusster wahrgenommen und geschätzt.
Odysseus schläft unerkannt bei seinem Schweinehirten auf dem Boden, nur mit einem alten Mantel als Decke, und genießt die ihm entgegengebrachte Gastfreundschaft.
- *Intensivierung der persönlichen Beziehungen:* Einerseits intensivieren sich Beziehungen, es trennt sich aber auch die Spreu vom Weizen: »Echte Freunde« werden sichtbar.
Odysseus' Beziehung zum Sohn und zur so lange vermissten geliebten Frau intensiviert sich, während die Freier (gemeint ist hier eine Gruppe von Männern, die sein Haus belagerten, sich erhofften, seine Frau zu heiraten und den Besitz übernehmen zu können), darunter auch vermeintliche frühere Freunde, von ihm besiegt werden.
- *Bewusstwerdung der eigenen Stärke:* die Erkenntnis, dass es keine hundertprozentige Sicherheit im Leben gibt und dass die eigene Stärke ausreicht, um mit schwierigen Situationen umzugehen. Oft wird gerade im Bereich der Selbsthilfe bei sexuellem Missbrauch auch von »Überlebenden« gesprochen.
Odysseus besiegt allein mit dem Sohn die Übermacht der Freier.
- *Entdecken neuer Möglichkeiten im Leben:* das Ergreifen eines neuen Berufes, größeres soziales Engagement, Entdecken neuer Interessen und Talente.
Nach der Heimkehr wird aus dem wissbegierigen und reiselustigen Odysseus ein sesshafter weiser Landesfürst, der nur noch einmal am Ende seines Lebens eine Reise unternimmt.
- *Intensiviertes spirituelles Bewusstsein:* Dies kann auch Menschen betreffen, die zuvor ein eher atheistisches Weltbild hatten.
Odysseus respektiert die Gesetze der Götter und sühnt die gegen sie begangenen Vergehen aus innerer Überzeugung heraus.

Selbstverständlich müssen nicht immer alle fünf Bereiche zum Tragen kommen, es können einzelne Aspekte wie das spirituelle Bewusstsein fehlen.

Widerstandsfähigkeit in der Krise – Gesundheit erhalten

In den vergangenen dreißig Jahren wurden verschiedene psychologische Konstrukte oder Modelle entwickelt, die das Phänomen zu erklären versuchen, dass einige Menschen schwere oder traumatische Lebensereignisse bewältigen, ohne seelischen Schaden zu nehmen, andere jedoch nicht. »Hardiness« (KOBASA 1979) (im Deutschen am ehesten mit »Widerstandsfähigkeit« zu übersetzen) ist definiert als ein persönliches Charaktermerkmal mit drei eng miteinander verbundenen Tendenzen:
- *Challenge* (Veränderung) wird als Chance für das eigene Wachstum angesehen, das Leben besteht aus permanenten Veränderungen.
- *Control* (Kontrolle) beschreibt den Glauben, in gewissen Grenzen den Lebensweg selbst steuern zu können.
- *Commitment* (Vertrauen) beschreibt den Glauben an den Wert und die Wahrheit in der eigenen Person und im eigenen Handeln, in Bedeutung und Sinn ihrer Arbeit und ihrer sozialen Beziehungen.

»Resilienz« (RUTTER 1985, 2000) ist im Englischen ebenfalls ein Begriff für Widerstandsfähigkeit (könnte im Deutschen jedoch besser übersetzt werden mit innerer Belastbarkeit – in einem technischen Verständnis bedeutet *resilience* Elastizität) eines Menschen und wird beeinflusst durch Kultur, Erfahrungen und Lebensumstände vor allem in der frühen Kindheit.

Entwicklung – über den alten Stand hinaus

Der salutogenetische Ansatz von Aaron ANTONOVSKY (1987) und sein Konzept des Kohärenzsinns kommen aus der medizinischen Soziologie und sind Teil eines komplexen Konstrukts, das auch Aspekte von Hardiness und Resilienz berücksichtigt. Der Kohärenzsinn ist hierin die Fähigkeit, die zur Verfügung stehenden Ressourcen, seien sie interner oder externer Natur, zur Bewältigung der Krise oder des Traumas zu nutzen.
Im Gegensatz dazu geht das Konzept des posttraumatischen Wachstums einen Schritt weiter. Es betont die transformatorische bzw. qua-

litative Veränderung nach dem Ereignis. Diese Veränderung ist das Ergebnis jenes Prozesses, ein Trauma zu bewältigen. Sie geht über den Entwicklungsstand vor dem Trauma hinaus und wäre ohne das Trauma so nicht möglich gewesen.
Beide Konzepte schließen sich gegenseitig nicht aus. Ein Mensch, der wie Odysseus eine Reihe von günstigen Eigenschaften mitbringt, wie große Duldsamkeit, Standhaftigkeit, aber auch ein hohes Maß an Flexibilität, zusammen mit einem großen Respekt vor den damaligen moralisch-ethischen Gesetzen und einem starken Selbsterhaltungstrieb, hat es mit Sicherheit leichter als ein Mensch, dem diese Eigenschaften fehlen.

Absichtsvolle Reflexion

Andere Autoren betonen weitere Aspekte dessen, was »posttraumatisches Wachstum« beinhalten kann. So heben Glenn AFFLECK und Howard TENNEN (1996) eher die Bewältigung im Zusammenhang mit posttraumatischem Wachstum hervor, zum Beispiel dadurch, dass Betroffene zu einer Interpretationsmöglichkeit gelangen, warum das Trauma geschah.
Ausschlaggebend scheint zu sein, dass durch das hervorgerufene Leid ein kognitiv-emotionaler Verarbeitungsprozess in Gang gesetzt wird. Nachdem das Nachdenken über das Trauma zunächst eher »automatisch« erfolgt ist, kann dies mehr und mehr auch ein *absichtliches* Reflektieren der Situation beinhalten. Möglicherweise kommt es dabei zu einer kognitiven Neuinterpretation des traumatischen Erlebnisses und somit zur Sinnfindung.

Hilfreiche Eigenschaften, Anerkennung und Respekt

Neben diesen Verarbeitungsprozessen scheinen bestimmte Persönlichkeitseigenschaften wie Extraversion und Offenheit für neue Erfahrungen (TEDESCHI/CALHOUN 1996) posttraumatisches Wachstum zu unterstützen. Auch die Anerkennung als Traumaopfer und damit verbundene soziale Unterstützung sind wichtige Faktoren (PIELMAIER/ MAERCKER 2011).

Der Wunsch, gewinnbringende Aspekte traumatischer Erfahrungen zu erkennen, kann aber auch zu einem »illusorischen Umgang« führen, der einhergeht mit Verleugnung, Selbstberuhigung und Wunschdenken. Diese Seite des von Andreas MAERCKER und Tanja ZÖLLNER (2004) als »Janus-Kopf des posttraumatischen Wachstums« bezeichneten Konzeptes kann zu einer Vermeidung der notwendigen Auseinandersetzung mit den negativen Traumafolgen führen. So ist auch Odysseus nicht davor gefeit, dass die erste Euphorie des Überlebens seinen Blick in eine bestimmte Richtung lenkt, und er muss diese erst überwinden, bevor Heilung und Wachstum einsetzen können.

Ein »illusorischer Umgang« kann gleichwohl eine hilfreiche Bewältigungsstrategie nach dem Trauma sein, sodass nicht immer leicht abzugrenzen ist, welche Art des Umgangs sich langfristig positiv für die betroffene Person auswirkt und welche nicht. Auch sind spätere Reifung und das innere Wachstum nicht ausgeschlossen, sofern es den Betroffenen gelingt, die illusorische Komponente zugunsten der konstruktiven in ihrer Bedeutung und Gewichtung zu verschieben. Aus einer »Abkapselung« des Traumas als momentane Bewältigung kann dann eine wahrhaftige Transformation werden. Längsschnittuntersuchungen zu diesen Prozessen sind rar. Die vorhandenen (siehe etwa DAVIS u. a. 1998; FRAZIER u. a. 2001) lassen vermuten, dass das Ausmaß der psychischen Beschwerden abnimmt, wenn im Bewältigungsprozess der Betroffenen positive Veränderungen wahrgenommen werden.

»Das Leben ist zu kurz, um ...« – ein Beispiel

Eine 43-jährige Frau hatte nach abgeschlossenem Studium in ihrem Beruf sehr viel gearbeitet und war immer für die anderen da gewesen. Sie »opferte« sich auf für ihre Familie. Bei einem Autounfall wurde sie schwer verletzt und benötigte eine lange körperliche Genesungszeit. In dieser Zeit entwickelte sie eine PTBS mit ausgeprägtem Vermeidungsverhalten und dysfunktionalen Bewältigungsstrategien. So kam es zur Entwicklung einer Alkoholabhängigkeit und schließlich zum Verlust der Arbeit.

Durch die Bereitschaft, sich in eine Therapie zu begeben, und durch die Anerkennung der Suchterkrankung entstand die Möglichkeit einer positiven Entwicklung. Die Betroffene befreite sich aus der Beziehung zu ihrem Mann, die, wie sie erkennen musste, auch missbräuchliche Züge gehabt hatte. Sie nutzte die Zeit der Arbeitslosigkeit als Raum und Zeit für ihre Genesung. Schließlich machte sie sich selbstständig und achtete sehr darauf, nicht in ihre alten Verhaltensweisen (zu arbeiten ohne Pause etc.) zurückzufallen. Es gelang ihr zudem etwas, was früher undenkbar gewesen wäre, nämlich die Unsicherheit der neuen Arbeitssituation auszuhalten. Sie machte den Motorradführerschein und kleidete sich so, wie sie es wollte.

Dies waren alles Dinge, die sie früher niemals getan hätte, und zwar aus der Befürchtung heraus, dadurch viel zu sehr aufzufallen. Sie merkte hierzu einmal an: »Das Leben ist zu kurz, um zu viel darüber nachzudenken, was die anderen dazu meinen.« Auch in Bezug auf ihre neue Partnerschaft schien sie sehr reflektiert zu sein. Sie konnte sich gut abgrenzen und sah die »Gefahren« einer nur einseitig »gebenden« Beziehung. Sie lernte ihre Stärken besser einzuschätzen und konnte sich auch vorstellen, allein zu leben, was sie vor dem Trauma nicht für möglich gehalten hätte. Im Laufe dieses, durch den Unfall ausgelösten Wachstumsprozesses fand sie ein Motto für sich, das ihr künftig half besser, auf sich zu achten: »Wenn es mir gut geht, kann ich mich auch um andere kümmern.«

Unterstützende Ansätze

Die Odyssee ist ein literarisches Beispiel dafür, wie lange Genesung und Reifung dauern können. Entscheidend ist, den oft schmerzhaften und rauen Weg der Veränderung zu beschreiben und ihn mit all seiner Ungewissheit und Komplexität als das Ziel zu begreifen.

In der therapeutischen Arbeit lässt sich immer wieder die Erfahrung machen, dass Modelle, Mythen oder Bilder sehr hilfreich sein können, da sie archetypisch unmittelbar erfassbar sind und bei der Abstraktion vom Selbsterlebten unterstützen. Nach einem Trauma ist nichts mehr wie vorher. Werte, Gewissheiten und oftmals auch die eigene Identität sind infrage gestellt, wenn nicht gar aufgelöst. Geschichten können den Betroffenen dabei helfen, sich selbst wiederzufinden, da sie Raum zur Interpretation und Identifikation anbieten, ohne durch zu große Realitätsnähe einen direkten Vergleich zu erzwingen.

Die betroffenen Menschen dabei zu unterstützen, sich in vielleicht transformierter Form neu zu definieren und sich neu kennenzulernen, ist die wichtigste Arbeit im therapeutischen Prozess. Achtsamkeitsübungen können eine wertvolle Hilfestellung dabei leisten. Menschen können an ihrem Trauma wachsen und sogar darüber hinauswachsen, aber sie können auch daran zerbrechen. Das auszuhalten ist für Helfende oft der schwierigste Aspekt der therapeutischen Arbeit. Das Akzeptieren dessen, »was ist«, ist geradezu unverzichtbar. Eine achtsame Haltung der Helfenden sich selbst gegenüber hilft auch hier, Ohnmacht und Hilflosigkeit zu ertragen und die eigene (unzulängliche) Menschlichkeit anzunehmen.

Lebenssinn und Sinnsuche bei Patienten mit körperlichen Erkrankungen

Anja Mehnert

Psychische und existenzielle Belastungen

Viele Menschen sind nach einer schweren und lebensbedrohlichen Diagnose wie die einer Krebserkrankung, einer neurologischen oder einer kardiovaskulären Erkrankung aus dem Gleichgewicht geworfen. Die Belastungsfaktoren sind vielfältig und umfassen ein breites Spektrum an Problemen, mit denen die Betroffenen und ihre Angehörigen umgehen müssen. Dazu gehören unter anderem körperliche Einschränkungen, Funktionsstörungen sowie der Verlust an Kontrolle über Körperfunktionen als Folgeprobleme der Erkrankung und invasiver Behandlungen (TEUNISSEN u. a. 2007; RODIN u. a. 2009). Weitere Belastungsfaktoren sind die Bedrohung durch eine Verschlechterung der Erkrankung und Todesängste, eine (zunehmende) Abhängigkeit von anderen, partnerschaftliche und familiäre Veränderungen sowie die Bedrohung der Bindungssicherheit, die Konfrontation mit schwierigen Behandlungsentscheidungen und eine spürbar begrenzte Lebenszeit (CHEUNG u. a. 2009; RODIN u. a. 2009).
Psychische Belastungssymptome treten häufig als Reaktion auf die multiplen Stressoren auf, die individuelle Ressourcen, persönliche Werte und das Identitätsgefühl einer Person bedrohen können (THEKKUMPURATH u. a. 2008; CHOCHINOV u. a. 2009). Typische emotionale Reaktionen sind Schock, Fassungslosigkeit, Ungewissheit, Sorgen, Ängste, Traurigkeit oder das Gefühl emotionaler Taubheit. Patientinnen und Patienten berichten darüber hinaus von Gefühlen der Hilflosigkeit und Einsamkeit, von Wut und Verzweiflung. Im Krankheits- und Behandlungsverlauf treten bei einem Teil von ihnen und bei ihren Angehörigen zudem Fragen in Bezug auf bisherige wie neue Lebensziele und auf den Lebenssinn insgesamt auf.

In den letzten Jahren wurde der Untersuchung existenzieller Fragen und Belastungen im Zusammenhang mit dem Erleben von Krankheiten zunehmend Aufmerksamkeit gewidmet, die sich unter anderem im Verlust von Gefühlen der Sinnhaftigkeit, in Demoralisierung, Verzweiflung und in spirituellem Leiden ausdrücken können (LeMay/Wilson 2008; Leung/Esplen 2010). Studien zeigen, dass bis zu 44 Prozent der Patientinnen und Patienten mit einer fortgeschrittenen Erkrankung existenzielle und spirituelle Belastungen aufweisen (Hui u. a. 2011; LeMay/Wilson 2008). Ein übergeordneter, subjektiver Lebenssinn scheint dagegen vor Depressivität und Demoralisierung zu schützen (Vehling u. a. 2011).

Eine existenzielle Herausforderung im Umgang mit dem Bewusstsein des Fortschreitens einer Erkrankung und des sich nähernden Sterbens ist die Aufgabe und Fähigkeit, das Wissen um die Verschlechterung der Erkrankung und den bevorstehenden Tod zu tolerieren, ohne die Wahrnehmung von Lebenssinn und Lebenswille aufzugeben. Nach dem Konzept der »Double Awareness« (Rodin/Zimmermann 2008) haben Patienten durchaus die Fähigkeit, zwei unterschiedliche psychologische Zustände aufrechtzuerhalten: einerseits die Vorstellung des nahenden Todes und andererseits ein Gefühl von Hoffnung und Lebenssinn.

Sinn- und kohärenzorientierte Theorien

Die theoretische Fundierung zahlreicher Untersuchungen zu existenziellen Belastungen hat existenzphilosophische Bezüge und geht vor allem auf die Arbeiten von Viktor Frankl zurück, der Aspekte der menschlichen Existenz wie Tod, Leiden, Freiheit und die Suche nach dem Sinn in ihrer psychologischen Bedeutung aufgriff und in den Kontext therapeutischer Interventionen stellte. Gary T. Reker und Kerry Chamberlain (2000) unterscheiden zwischen individuellem Lebenssinn einerseits und situationsbezogenem Sinn andererseits. *Individueller Lebenssinn* wird als rahmengebende Grundüberzeugung verstanden, die Ausdruck in einer von Gefühlen der Kohärenz geprägten Lebensperspektive findet. *Situationsbezogener Sinn* ergibt sich aus der persönlichen Bedeutung, die eine Person einer bestimmten Erfahrung zuweist. Diese Definition von Lebenssinn umfasst das Gefühl einer logischen Verbindung von Lebensereignissen, einer persönlichen Identität und eines sozialen Bewusstseins. Darüber hinaus umfasst sie das Vorhandensein wertbasierter Zielsetzungen, Aufgabenstellungen und einer »Richtung« im Leben (REKER 2000).

Die Frage, inwiefern eine Person im Leben, in ihren Einstellungen und in ihrer Selbstwahrnehmung Kohärenz empfindet, lässt sich auch aus der Perspektive entwicklungspsychologischer und sozialkognitiver Ansätze zum autobiografischen Selbstverständnis beantworten. Die Integration spezifischer Lebenserfahrungen in eine zusammenhängende Lebensgeschichte ist eine wesentliche Voraussetzung für ein dauerhaftes, integriertes Gefühl von Sinnhaftigkeit im Leben.

Der Begriff der autobiografischen Kohärenz bezeichnet das Vorhandensein einer subjektiv schlüssigen Lebensgeschichte als Voraussetzung für ein Gefühl von Sinnhaftigkeit und Erfüllung (KENYON 2000). Nach Ray F. BAUMEISTER und Leonard S. NEWMAN (1994) greifen Menschen bei der Beschreibung und Erklärung von Lebensereignissen vornehmlich auf Narrativierungen zurück. Vergangenheit und Gegenwart werden in Beziehung zueinander gesetzt und Erlebtes mit dem eigenen Selbstbild verknüpft, um den eigenen Lebenserinnerungen eine subjektiv sinnvolle Form zu geben.

Tilmann HABERMAS und Susan BLUCK (2000) definieren subjektive Kohärenz als globales Gestaltungsprinzip der Lebensgeschichte. Die Organisation von Erfahrungen in eine kohärente Autobiografie folgt vier Formen der Kohärenz, wobei die größte Bedeutung der kausalen Kohärenz zuteil wird. Sie trägt dem Bedürfnis Rechnung, Lebensereignisse in einer subjektiv logischen Weise zu verbinden (LINDE 1993). Solche Kausalattributionen dienen damit der Aufrechterhaltung des Gefühls von Kontrolle und Lenkbarkeit im Verlauf des Lebens.

Mit der zeitlichen Kohärenz ist in der westlichen Kultur zumeist die Vorstellung eines linearen zeitlichen Bezugs der Lebenserinnerungen aufeinander verbunden. Eine weitere Form ist die biografisch-kulturell geprägte Kohärenz, die gesellschaftlich und biografisch bedeutsame Ereignisse umfasst. Schließlich können Menschen thematische Kohärenz erzeugen, indem sie die Lebensereignisse auch unter thematischen Gesichtspunkten miteinander verknüpfen und ihnen somit einen Sinn verleihen.

Mit der Diagnose einer schweren körperlichen Erkrankung kann das Gefühl autobiografischer Kohärenz unterbrochen werden, indem die individuell mit der Lebensgeschichte verbundenen Annahmen über die Welt, grundlegende Werte und das Selbstbild infrage gestellt werden. Nach Autoren wie Irvin D. Yalom und Carlos Greaves (1977; Yalom 1980) und David Kissane u. a. (2001) sind die Themen Tod, Sinn, Trauer, Einsamkeit, Freiheit, Demoralisierung und Würde zentrale existenzielle Herausforderungen bei schwer erkrankten Patienten.

Das heute vorherrschende Verständnis von Krankheitsverarbeitungsprozessen im Verlauf einer Krebserkrankung in der psychoonkologischen Forschung ist geprägt vom Coping-Begriff der transaktionalen Stresstheorie von Richard S. Lazarus und Susan Folkman (1984). Ein Ansatz, der auf kognitive Bewältigung fokussiert sowie die Beziehung zwischen Coping-Strategien und positiven Affekten genauer beleuchtet, ist das Konzept der sinnorientierten Stressverarbeitung nach Crystal L. Park und Susan Folkman (1997; siehe Kapitel 1).

In diesem Zusammenhang spielt auch Spiritualität als übergreifender Begriff für Glaubens- und Sinnerfahrungen eine wichtige Rolle. Im Rahmen des Modells können spirituelle Glaubensüberzeugungen als zentrale Elemente des globalen Lebenssinns einer Person betrachtet werden. So zeigte die Studie von Park und Folkman (ebd.), dass Spiritualität als hilfreich für die Aufrechterhaltung von Sinn empfunden wurde. Aufgrund des Zusammenhangs der Häufigkeit positiver Affekte mit sinnorientierten Coping-Strategien weist Folkman Letzteren eine Schlüsselrolle für die Schaffung positiver emotionaler Zustände im Rahmen des Umgangs mit belastenden Ereignissen zu. Diese Form der Verarbeitung könne letztlich erklären, weshalb Menschen auch in schwierigen Situationen positive oder angenehme Gefühle erleben.

Sinnbasierte Interventionen

Existenziellen Fragestellungen kommt ein hoher Stellenwert in der psychosozialen Versorgung schwer erkrankter Menschen zu. Dazu gehört die Erarbeitung von Alternativen zur Hoffnung auf Heilung wie etwa Hoffnung auf Lebensqualität und Hoffnung auf Symptomkontrolle.

Vor allem im Rahmen der psychoonkologischen Forschung und Versorgung wurden verschiedene Interventionen auf ihre Wirksamkeit geprüft. Bislang liegen für andere Gruppen schwer kranker Patientinnen und Patienten allerdings kaum evaluierte psychotherapeutische Interventionsangebote vor, die als Einzelintervention durchführbar, praktikabel und gut geeignet sind, um die psychische Belastung sowohl bei Patienten als auch bei Angehörigen zu reduzieren und die Lebensqualität zu verbessern.

Die unten stehende Tabelle gibt einen Überblick über evaluierte sinnorientierte Interventionen, die für körperlich kranke Patienten entwickelt wurden (LeMay/Wilson 2008; Mehnert u. a. 2011). Sechs der beschriebenen Verfahren sind allerdings Gruppeninterventionen mit zum Teil langer Dauer (mehrere Monate bis zu einem Jahr), die deshalb nur bedingt bei Patienten mit einer fortgeschrittenen Erkrankung durchgeführt werden können.

Sinnorientierte Interventionen zielen auf die Stärkung des Selbstwertgefühls und des Gefühls von Würde, auf die Würdigung von Stärken und Errungenschaften im Leben des Patienten, auf die Verringerung von Gefühlen von Isolation und Einsamkeit, auf die Stärkung oder Klärung der Bindung zwischen Patient und Familie, auf die Verbesserung der Kommunikation mit dem Behandlungsteam, auf die Mobilisierung innerer Ressourcen und das Aufzeigen neuer Lebensperspektiven trotz einer spürbar begrenzten Lebenserwartung. Weitere Zielsetzungen beinhalten die Reduktion emotionaler wie spiritueller Belastungen, die Förderung von Hoffnung, Mut und Kontrolle, die Klärung von Missverständnissen sowie vonseiten des therapeutischen Teams die Signalisierung von Offenheit gegenüber Themen wie Trennung, Verlust, Tod oder Angst vor dem Unbekannten.

Insgesamt liegen wenige Interventionen vor, die die medizinische Versorgungssituation explizit in der Therapie mit berücksichtigen, die spezifische Faktoren, welche zum Verlust von Lebenssinn beitragen, identifizieren und auch Hilfestellung etwa bei schwierigen Behandlungsentscheidungen leisten. Auch die Wirksamkeitsnachweise für sinnorientierte Interventionen sind bisher begrenzt. Dies ist vor allem dadurch begründet, dass die Mehrzahl der Interventionen auf körperlich schwer erkrankte Patienten fokussiert und damit die Durchführung von randomisiert kontrollierten Interventionsstudien erheblich erschwert ist.

Aus der Sicht der medizinpsychologischen und psychoonkologischen Forschung haben sich in der klinischen Praxis die beiden gut evaluierten Gruppentherapien »Cognitive Existential Group Therapy (CEGT)« (KISSANE u. a. 2004) und »Meaning-Centered Group Psychotherapy« (BREITBART u. a. 2010) als wirksam erwiesen. Für Patienten am Lebensende können die einzelpsychotherapeutischen Kurzzeit-Interventionen »Dignity Psychotherapie« (CHOCHINOV u. a. 2004) und »Managing Cancer and Living Meaningfully (CALM)« (HALES u. a. 2010) als sehr gut anwendbar empfohlen werden (siehe Abbildung).

ABBILDUNG 17 Überblick über sinnorientierte Interventionen (nach LeMay / Wilson 2008)

Intervention & Autoren	Setting	Übergreifende Zielsetzungen	Durchführung
Supportive-Expressive Group Therapy (SEGT) (Spiegel / Spira 1991)	Gruppen-intervention	Förderung einer unterstützenden Umgebung, Stärkung des Selbstwertgefühls, Reduktion von Gefühlen der Isolation, Annäherung an den Tod	wöchentlich 90 Minuten über ein Jahr (auch als Kurzzeittherapie über 12 Wochen möglich)
»The Healing Journey« (Cunningham / Edmonds 1996)	Gruppenintervention	Förderung von Krankheitsbewältigung und Belastungsreduktion, Meditation, Förderung von Spiritualität	drei Phasen mit insgesamt 20 Sitzungen à 90 bis 120 Minuten
Life-Threatening Illness Supportive-Affective Group Experience (LTI-SAGE) (Ellison 1983)	Gruppenintervention	Reduktion von emotionalen und spirituellen Belastungen, Stärkung von Hoffnung und Mut, Stärkung der Beziehung zu Angehörigen und Freunden	monatlich 90 Minuten über ein Jahr (ggf. kürzer)
Re-Creating your Life (Cole/Pargament 1999)	Gruppenintervention	Psychoedukation, Reduktion von emotionalen und spirituellen Belastungen, Stärkung der Identität und der Beziehungen zu Angehörigen	wöchentlich 120 Minuten über acht Wochen
Cognitive Existential Group Therapy (CEGT) (Kissane u. a. 2004)	Gruppenintervention	Schaffung einer unterstützenden Umwelt, Förderung der Krankheitsbewältigung und Hoffnung, Problemlösetraining, Kommunikation	wöchentlich 90 Minuten über 24 Wochen
Meaning-Centered Group Psychotherapy (Breitbart u. a. 2010)	Gruppenintervention	Förderung von Sinnfindung, Ungewissheit, Hoffnung, Austausch über Lebensziele und Erfahrungen	wöchentlich 90 Minuten über acht Wochen
Meaning-Making Intervention (MMI) (Creamer u. a. 1992)	Einzelintervention	Förderung von Sinnfindung, Kontrolle und Einordnung der Diagnose, Unterstützung bei der Einordnung von Gefühlen und Gedanken	vier Termine à 120 Minuten vorgesehen, aber flexibel handhabbar
Dignity Psychotherapy (Chochinov u. a. 2004)	Einzelintervention	Förderung Würde bewahrender Perspektiven, Kontinuität des Selbstgefühls, Rollenfunktion, Hoffnung, Autonomie und Kontrolle Leben im Hier und Jetzt	flexibel
Managing Cancer and Living Meaningfully (CALM) (Hales u. a. 2010)	Einzelintervention	Förderung von psychischem Wohlbefinden, Lebensqualität und Lebenssinn sowie Reduktion von Depressivität und Distress	flexibel 3–6 Einzelsitzungen à 50 Minuten

PRAKTISCHE KONSEQUENZEN: SINNBEDÜRFNIS UND THERAPIE

In diesem Kapitel geht es um die therapeutische Arbeit bei Psychosen. Das Bedürfnis nach Sinn, die Frage nach der subjektiven Bedeutung der Erlebnisse sowie das Ringen um (Wieder-)Aneignung der Erfahrung und um Kohärenz prägen alle Ebenen der Therapie von der Selbsthilfe über die Pflege bis zur Psychotherapie. Die Auseinandersetzung der verschiedenen psychotherapeutischen Schulen mit den Inhalten der Psychose dürfte zu ihrer methodischen Annäherung beitragen.

In den hier folgenden Texten geht es zunächst um die Selbsthilfe und um die Bildung von Netzwerken, dann folgen Beiträge zu einzelnen therapeutischen Ansätzen und Arbeitsfeldern. Die Autorinnen und Autoren zeigen, wie sie in ihrer Arbeit am Bedürfnis nach Sinnsuche auch bei psychotischen Erfahrungen anzuknüpfen versuchen und zu welchen Wirkungen dieses »Sprechen über Sinn« mit dem Ziel der Kohärenzbildung aufseiten der Betroffenen führt. Dabei scheint gelegentlich durch, wie überrascht sich die Patientinnen und Patienten oft zeigen, dass jemand über diese Dimension ihrer Erkrankung überhaupt sprechen will. Auch für die Beziehungsgestaltung tun sich hier also neue Wege auf.

Die Bedeutung der Stimmen – Erfahrungen des Stimmenhörer-Netzwerks

Suzanne, Julie Mewes und Jörg Niewöhner

Das »Netzwerk Stimmenhören« entstand in Deutschland parallel zu den Psychoseseminaren und wurde wie diese auch eine trialogische Bewegung. Ausgangspunkt war das Bekenntnis eines niederländischen Psychiaters, Marius Romme (zuletzt siehe ROMME/ESCHER 2013), dass die Psychiatrie im Umgang mit Stimmenhören noch keine gute Strategie habe. Darauf meldeten sich viele Stimmenhörer, die einen guten Umgang mit ihren Stimmen gefunden hatten, aber auch solche, die sich eher ohnmächtig fühlten und frustriert von der Psychiatrie waren. Ein Netzwerk entstand, und zwar mit dem Ziel, das die einen den anderen etwas beibringen könnten, zumindest ein gemeinsamer Erfahrungsaustausch aller Beteiligten angeregt werden könnte. In Deutschland waren vor dem Hintergrund der trialogischen Kultur in den Psychoseseminaren schnell auch die Angehörigen beteiligt. Zum Netzwerk gehören Selbsthilfe-, therapeutische und trialogische Gruppen, die sich um die Bedeutung und die Integration von Stimmen bemühen. Vor allem von Berlin aus werden auch zahlreiche Fortbildungen für Therapeuten sowie Tagungen zur Entstigmatisierung des Stimmenhörens organisiert (siehe auch www.stimmenhoeren.de).

Von der Verunsicherung zur Bedeutung

Am Anfang dürfte nahezu jeder betroffene Mensch verunsichert sein, wenn er anfängt, etwas akustisch zu hören, das er keiner äußeren physikalischen Quelle zuordnen kann. Hinzu kommt, dass wir heutzutage ohnehin so vielen Sinneseindrücken ausgesetzt sind, dass eine nicht zu verortende Informationsquelle immer schon eine Belastung darstellt.

Im nächsten Schritt ist festzustellen, dass die Signale der Stimmen eine psychische Bedeutung haben können – verschlüsselt, schwer zu verstehen und unter Umständen auch nichtssagend, so wie Tagesreste in Träumen vorkommen können, auch ohne bedeutsame Inhalte. Transportiert werden Wünsche und Ängste: So wie es Wunsch- und Albträume gibt, reflektieren auch Stimmen unser ganzes Spektrum an aktuellen Wünschen, vergangenen Erfahrungen und auf die Zukunft gerichteten Ängsten und Hoffnungen.

Stimmen können helfen, unbewusste Konflikte bewusst zu machen. Schon das kann nützlich *und* schädlich sein, Hilfe erfordern oder auch nicht. Zu beachten ist, dass nicht nur der Inhalt, sondern auch der Kontext der Botschaft wichtig ist: Manchmal sind weniger die Worte der Stimmen interessant als ihre atmosphärische Dimension. So können ärgerliche oder freundliche Stimmen die aktuelle Stimmungslage reflektieren und dabei durchaus Signalwirkung bekommen. Entsprechend kann es manchmal für die Therapie oder Selbsthilfe lohnender sein, die Lautstärke oder den Charakter der Stimmen zu beeinflussen, statt sie unbedingt, vollkommen und immer zum Schweigen zu bringen.

Eine Form des inneren Dialogs

Für Hirnforscher stellt das Hören von Stimmen eine Form des inneren Sprechens dar. Das Sprachzentrum ist auch entsprechend aktiv. Das ist inzwischen sogar messbar. Außerdem wurde festgestellt, dass beim langfristigen Stimmenhören (zumindest im Zusammenhang von Psychosen) die Hirnregion blockiert erscheint, die für die Rückkopplung von Gehörtem und Erfahrenem, also von Wahrnehmung und Erinnerung zuständig ist. Die Menschen können die Stimmen, die sie hören, nicht ohne Weiteres mit sich und ihrem Leben in Verbindung bringen (McQuire 1993). Die Konsequenz der Hirnforschung ist so klar wie schlicht: Die Psychiatrie muss helfen, diese Blockade zu kompensieren, indem sie die Zuordnung von Sinn gemeinsam wieder erarbeitet.

Ob das Hören von Stimmen in eine psychische Erkrankung führt, hängt wesentlich von der individuellen Akzeptanz und von den subjektiven Konzepten ab, darüber hinaus aber auch von den familiären Ressourcen und der sozialen Integrationskraft sowie von unserer gesellschaftlichen und kulturellen Toleranz. Viele Untersuchungen (siehe ROMME/ESCHER 2013) zeigen, dass die Art und Häufigkeit der Stimmen zwar nicht ganz unbedeutend ist, aber eher eine untergeordnete Rolle spielen. Imperative Stimmen beispielsweise kommen auch in jener Betroffenengruppe vor, die es schafft, die Stimmen gut zu integrieren und zu kompensieren. Und unter ungünstigen Bedingungen können auch offensichtlich harmlose bzw. unmittelbar reaktiv erklärbare Stimmen zu langfristigen schwierigen Krankheitsverläufen führen – meist unter beschämender »Mitwirkung« professioneller Helfer. Möglicherweise spielt beim Übergang vom Stimmenhören zur Erkrankung im engeren Sinn die reaktive Wahnbildung eine wesentliche Rolle.

Das Netzwerk Stimmenhören hat einige Regeln für einen hilfreichen Umgang mit den Stimmen aufgestellt:

- Niemanden allein lassen! Der Austausch hilft, die Stimmen zu entmachten.
- Jedes Erklärungsmodell ist besser als keins und Basis für weitere Gespräche!
- Nicht nur Empfänger sein, sich nicht alles gefallen lassen!
- Unterstützung anbieten, um wieder »Herr im eigenen Haus« zu werden!
- Subjektive Konzepte und individuelle Aneignung fördern!
- Selbstverständlichkeit fördern, Selbststigmatisierung vorbeugen!
- Hilfe geben, um die direkte oder indirekte Botschaft der Stimmen zu entschlüsseln!
- Angehörige und Freunde bei dieser Auseinandersetzung einbeziehen!

Diese Regeln können helfen, Stimmen oder akustische Halluzinationen zu integrieren und zu entmachten, ohne psychisch krank bzw. langfristig hilfebedürftig zu werden (BOCK 2005 a).

Wir möchte das hier mit der persönlichen Geschichte von Suzanne verdeutlichen:

Ich bin 35 Jahre alt und höre etwa 17 Stimmen. Ich habe schon als kleines Kind Stimmen gehört. Als ich ein kleines Kind war, waren das meine unsichtbaren Freunde. In meiner Familie gab es Vernachlässigung und körperlichen Missbrauch seitens meiner Mutter. Meine Stimmenfreunde haben mir mit Sprachspielen geholfen, zum Beispiel wenn ich eingesperrt war. Die Stimmenfreunde konnten voraussehen, wenn meine Eltern böse waren und haben mich gewarnt und mir etwa geraten, mir eine Zeitung in die Hose zu stecken.

Ich war es schon früher gewohnt, allein mit meinen Stimmen zu sein, und habe mich in der 8. Klasse vor den Klassenkameraden laut mit meinen Stimmen unterhalten. Da haben mich meine Klassenkameraden gehänselt und geärgert. Ich lebte in einer eigenen Welt. Ich konnte zwischen realer Welt und meinen Stimmen nicht unterscheiden. Ich habe auch später meinem Psychiater nicht gesagt, dass ich Stimmen höre.

Bis zu meinem 19. Lebensjahr hatte meine Großmutter die Mutterrolle. Als sie gestorben ist, kam eine Stimme dazu, die so klang wie sie. Mit 23 Jahren habe ich in Spanien mein Studium beendet. Ich hatte eine Existenzkrise und eine Stimme sagte, dass ich von einer Höhe herunterspringen solle. Es gab drei negative spanische Stimmen. Bis dahin hatte ich noch immer niemandem gesagt, dass ich Stimmen höre. Davon wurde ich unter anderem von meinem Studium abgehalten, in dem gelehrt wurde, dass Stimmenhören als Diagnose Schizophrenie bedeute.

Ich habe nur gemacht, was die Stimmen mir sagten, und war an einer Talsohle angelangt. Ich wurde in ein Krankenhaus eingewiesen. Der Psychiater hat mich gefragt: »Hörst du Stimmen?«

Ich antwortete mit »Ja«.

»Wie viele?«, fragte er.

»Fünf, drei Männer und zwei Frauen.«

Der Psychiater fragte mich, ob er mit den Stimmen reden dürfe. Die frechste Stimme rief: »Ja.« Er begann einen »Voice Dialogue«, also einen Stimmendialog. Da haben die Stimmen viele Informationen gegeben.

Ich habe meinen Stimmen Namen gegeben, da waren sie nicht mehr anonym und ich konnte mit ihnen arbeiten. Damit fing mein Recovery an. Ich habe eine »Sprechstunde« für meine Stimmen eingerichtet, also bestimmte Stunden festgelegt, wann ich meine Stimmen hören will, aber das hat zunächst nicht geklappt. Der Psychiater hat mich mit anderen Stimmenhörern zusammengebracht. Dann fing ich an, in der Recovery-Bewegung zu arbeiten. Das Stimmenhören hat auch gut Aspekte für mich: Als Stimmendozentin reise ich durch die ganze Welt und bekomme viel zu sehen. Viele meiner Stimmen sind meine Freunde.

Vier Umgangsformen mit dem Stimmenhören

Es gibt also nicht nur eine, sondern unzählige Formen der Erfahrung von Stimmenhören. Dennoch scheint es in den Trialoggruppen einige Umgangsformen zu geben, die von vielen Teilnehmenden immer wieder genutzt werden, um ihre Erfahrungen zu beschreiben oder in ihren Alltag »einzuordnen«. Deshalb haben wir vier Arten, wie das Stimmenhören erfahren wird und welche Praxen daraus entstehen, herausgearbeitet (siehe auch MEWES/NIEWÖHNER 2012)

1. Stimmenhören als Schicksalsschlag: Die erste mögliche Umgangsform ist der Umgang mit dem Stimmenhören als Schicksalsschlag. Dieser zeigt sich zum Beispiel in Aussagen wie »Manche haben mehr Glück im Leben, andere weniger«. Stimmenhören wird als eine Art Schicksalsschlag wahrgenommen, als Unglück oder gar Strafe einer höheren Macht. Wenn Stimmenhören als von außen kommend wahrgenommen wird (also hier zum Beispiel als von Gott auferlegte Strafe), kann das eine eingeschränkte Handlungsmöglichkeit für die Stimmenhörenden nach sich ziehen. Wenn dies geschieht, wird von den Selbsthilfegruppen daran erinnert, dass zwar jede Erklärung für die Herkunft und Ursachen der Stimmen akzeptiert wird. Allerdings ist es Konsens in den meisten Gruppen, dass die Stimmen etwas mit dem Hörenden zu tun haben. So wird sichergestellt, dass der Hörende sich mit seinen Stimmen auseinandersetzen kann, und das Ziel formuliert, dass er (wieder) »Herr im Haus« sein soll.

2. Leidenschaftliches Hören: Die zweite mögliche Umgangsform ist die des leidenschaftlichen Hörens. Damit ist nicht gemeint, dass es in den Selbsthilfegruppen auch Stimmenhörende gibt, die besonders gern Stimmen hören, auch wenn die meisten von ihnen – vor die Wahl gestellt – selbstverständlich lieber nicht angefangen hätten, Stimmen zu hören. Bei dieser Umgangsart geht es um den Umgang mit den Stimmen im Jetzt. Darüber wurde entsprechend Positives berichtet, die Stimmen können so zum Beispiel eine Art Beraterfunktion haben.

Hier geht es aber um noch etwas anderes. Leidenschaftliches Hören von Stimmen steht für eine Einstellung, dass Stimmenhören an sich nicht mit Krankheit verbunden ist. Ein gutes Beispiel hierfür ist die Aussage eines Stimmenhörers in einer Gruppe: »Ich hab zwar 'ne Diagnose, die ›Schizophrenie‹ lautet oder ›paranoide Schizophrenie‹ oder

wie auch immer. Ich bin trotzdem der Meinung: Ich bin nicht krank. Und das habe ich hier gelernt.«
3. **Stimmenhören als Behinderung:** Die dritte Umgangsform greift nicht nur die seit Längerem geforderte Gleichstellung von Menschen mit physischen und psychischen Behinderungen auf. Hier geht es vorrangig um die Reaktionen des sozialen Umfelds auf die Diagnose bzw. das Wissen darüber, dass jemand Stimmen hört. Viele Stimmenhörerinnen und -hörer berichten davon, nicht mehr »für voll genommen zu werden«, sobald das Gegenüber wisse, dass er oder sie Stimmen höre. Viele redeten deshalb außerhalb der Gruppen nie oder nur ungern über ihre Stimmen. Außerdem fühlen sich viele Teilnehmende aufgrund ihrer Diagnose auch innerhalb der psychiatrischen Hilfelandschaft nicht ernst genommen. Die Gruppen sind deshalb auch eine wichtige Austauschplattform über den richtigen Umgang mit dem Sozialpsychiatrischen Dienst, der Suche nach einem geeigneten Therapeuten oder der richtigen (betreuten) Wohnform. Es gehe darum, die Hilfe selbstbewusst in Anspruch zu nehmen und die Angebote zu nutzen, ohne Eigenverantwortung abzugeben.
4. **Normales Stimmenhören:** Die vierte Umgangsform zeigt sich in der Normalisierung der Wahrnehmung. Sie zeigt sich in den Schlagwörtern »normale Krisen« und »normale Gespräche«.

Mit den normalen Krisen ist eine Umgangsart gemeint, die meist von Professionellen gewählt wird. So sagte ein Psychologe während einer Gruppensitzung, dass sich jeder Mensch mal in einer Krise befände und dass es normal sei, aus einer tiefen Einsamkeit heraus, wenn äußerer Kontakt fehle, Kontakt nach innen zu suchen.

Abgesehen davon ist es innerhalb der Gruppe normal, über das Stimmenhören zu reden, es finden also ganz normale Gespräche statt. Familienangehörige oder Betreuende wüssten teilweise gar nicht, dass einige der Teilnehmenden Stimmen hörten. In anderen Lebensbereichen werden die Stimmen genauso ausgespart, im Trialog hingegen wird der Austausch über sie zum zentralen, *normalisierenden* Element.

Den Umgang mit den Stimmen lernen

In den Selbsthilfegruppen werden Umgangsformen mit dem Stimmenhören ausgetauscht und angeboten. Diese Umgangsformen sind aber nicht streng festgelegt für eine Person, im Gegenteil, der Umgang kann sich von der einen Form zu anderen verschieben. Das heißt, dass ein Stimmenhörer an einem Tag zum Beispiel *leidenschaftlich* Stimmen hört, die Erfahrung an einem anderen Tag aber als eine Art *Schicksalsschlag* wahrnehmen kann.
Auch die psychiatrisch Tätigen und Angehörigen betrachten die Erfahrung des Stimmenhörens mal als »eine Wahrnehmungsform unter vielen«, mal machen sie deutlich, dass es sich um eine sicherlich sehr schwere Einschränkung des Alltags handeln kann. Sie sprechen dabei auch über ihren eigenen Alltag, schließlich begleiten viele von ihnen die Stimmenhörenden durch ihren Beruf oder als Familienmitglied. Die Trialoggruppen haben also aus dieser Perspektive heraus vor allem die Funktion, neue Möglichkeiten des Umgangs mit dem Stimmenhören kennenzulernen und bekannt zu machen. Gemeinsam wird manchmal sogar an neuen Umgangsformen gearbeitet.

Von anderen lernen – im Bipolar-Netzwerk

Martin Kolbe

Das Bipolar-Forum der Deutschen Gesellschaft für Bipolare Störungen e. V. (DGBS) ist der größte virtuelle Treffpunkt im deutschsprachigen Raum für Menschen mit dieser Disposition, für ihre Angehörigen und Interessierte. Täglich werden etwa 150 der 7.700 registrierten Teilnehmerinnen und Teilnehmer im Forum aktiv, über das Jahr verteilt sind es ungefähr 1.500 Personen. Die Zahl der neuen Beiträge variiert von rund 150 bis zu 500 und mehr pro Tag. Seit Bestehen des Angebots (Start im Jahr 2001) wurden im Hauptforum, in dem alle Aspekte der Erkrankung diskutiert werden, knapp 460.000 Beiträge verfasst. Im Off-Topic-Forum, wo es um alles andere geht, kommen noch einmal fast 75.000 Beiträge hinzu. So entsteht ein ständig wachsendes Archiv, auf das jederzeit zugegriffen werden kann.
Im Forum finden Betroffene wie Angehörige Zuspruch und Unterstützung in schwierigen Zeiten, Anregungen für ein gelungenes Selbstmanagement sowie, in einem gesonderten Teil, umfangreiche Informationen zur Erkrankung und zu Bewältigungsstrategien. Einen wichtigen Platz nimmt der Austausch über die momentane Befindlichkeit ein.
Menschen in manischen Episoden können schon mal »schwierig« werden und es kann zu verbalen Ausfällen kommen. Hier ist die umsichtige Arbeit des Administratorenteams gefragt, das auf die Einhaltung der Teilnahmeregeln achtet und gegebenenfalls Sanktionen wie den befristeten Ausschluss aus dem Forum veranlasst. Es muss aber auch festgehalten werden, dass das Forum nicht für jeden geeignet ist, so wie auch die Teilnahme an einer Selbsthilfegruppe nicht jedermanns Sache ist. Die Administratoren werden von der DGBS eingesetzt. Das Team setzt sich im Idealfall aus stabilen Betroffenen und Angehörigen zusammen und arbeitet ehrenamtlich, unabhängig und eigenverantwortlich.

Aus Phasen lernen

Die Frage nach einem möglichen subjektiven Sinn des in den Krankheitsepisoden Erlebten wird im Forum immer wieder neu gestellt, wobei hier die Meinungen stark auseinandergehen. Manche erkennen für sich ganz klar einen Sinn in den Äußerungen einer Manie (manche mit Bezug auf die Hypothese einer »manischen Aussage« von Volker Faust) oder Depression, andere reduzieren die Symptome auf eine reine Stoffwechselstörung im Gehirn.
Einige Beispiele dazu, wie Manien und Depressionen aufgefasst werden:
Eine Art Regulativ: »Ich sehe ja die Manien und die Depressionen als eine Art Regulativ an, mit dem sich die Seele bemerkbar macht. Daher halte ich Symptombekämpfung immer für problematisch, wenn nicht gleichzeitig an die Wurzeln von Störungen gegangen wird.« (Betroffene)
Geheime Wünsche? »Meine Neurologin sagte, dass in der Manie geheime Wünsche ausgelebt werden oder Dinge, die einem stets verboten worden sind … Teils finde ich dies richtig, aber teils ist es wirklich krank! Auch sagte sie, wenn ich nichts mehr wüsste von meinem Tun, dann wäre es wie ein kleiner Hirninfarkt, um sich selbst zu schützen.« (Betroffene)
Fragen sinnvoll gegen Rückfälle: »Durch den Erfahrungsaustausch mit anderen (Angehörigen und Betroffenen) habe ich seit fast zehn Jahren in der Selbsthilfe eine Menge gelernt. Jeder hat seinen eigenen Weg der Bewältigung großer Lebenskrisen, mit dem Umgang mit der Erkrankung, mit der Stärkung der Selbstheilungskräfte und mit erreichbaren Zielen zur Genesung zu gehen. Ich halte die Beschäftigung mit den Fragen, wie es zu der Psychose kam, wie ich sie erlebt habe, und welche Lehren ich daraus ziehe, für sehr sinnvoll, um möglichst rückfallfrei zu leben.« (Betroffener)
Psychologisches Futter für jeden raushauen? »Nur weil er in der Manie über seinen Beruf geredet hat, ist das kein Auslöser der Manie. Was glaubst du, was eine Manie ist? Mal eben gebündelt seine Probleme auf den Punkt bringen? Psychologisches Futter für jeden raushauen? In der Manie redet man viel über Wünsche, aber man redet auch dummes Zeug. Dummes Zeug über Wünsche geht auch. Man redet noch ganz

andere Sachen, das kannst du dir frei zusammenstellen. Und dich lebenslang damit beschäftigen. Mich würde vor allem interessieren: Was sagt der Arzt, wie man eine Manie verhindern könne? Der gibt dir auch keine Garantie, aber der steht auf solidem Boden mit dem, was er sagt. Scheint ziemlich langweilig zu sein, was der sagt. Ich verstehe schon, dass da eine ›manische Aussage‹ spannender ist.« (Betroffene)

Lernen, sich zu wehren: »Aus Phasen muss man lernen. Aber ob man was daraus lernt, was außerhalb und unabhängig von der Krankheit einen Sinn macht, das wage ich zu bezweifeln. Was habe ich aus meinen Phasen gelernt? Dass ich mich wehren muss. Dass ich Außeneinflüsse schlecht filtern kann. Dass ich ein bisschen Manie in den Alltag bringen muss. Dass es egal sein muss, was andere denken, sagen, meinen. Dass es eine Grenze gibt, ab der ich meiner Wahrnehmung nicht mehr trauen sollte und dann anderen trauen muss. Dass ich aber in stabileren Zeiten auf meiner Wahrnehmung beharren muss. Wenn das alles gut klappt, dann kann man sich einreden, die Psychose mache Sinn. Wenn es scheiße läuft, macht das alles keinen Sinn. Fieber bei einer Grippe macht mehr Sinn. – Ja, das Forum hilft. Weil ich überprüfen kann, was bipolar ist und was nicht.« (Betroffene)

Mein Leben eben: »Am weitesten vorangebracht und letztendlich tief drinnen stabilisiert haben mich die extremsten Zeiten. Psychose tief drunten und Psychose ganz, ganz oben. Diese Zustandsformen verfestigten im Längsschnitt tatsächlich das Fundament meines Urvertrauens, auch wenn es seltsam erscheint auf den ersten Blick. Neben anderem, beispielsweise Inhalten, auf die ich hier nicht weiter eingehen möchte: Wovor soll ich noch Angst haben? Insgesamt, immer wieder durfte ich begreifen durchs Leiden, was es für mich heißt: akzeptieren, annehmen, demütig sein – im besten Sinn. Für mich als Dick- und Holzkopf recht brauchbare Entwicklungen. Durch die in meinem Fall recht lange Zeit ohne Diagnose, ohne Behandlung, etwa 25 Jahre, blieb mir, sollte es denn weitergehen, fast nichts anderes übrig, als all das, was mit mir los ist, wertfrei als, bitteschön, zu meisterndes Leben zu sehen. Mein Leben eben.« (Betroffener)

Ändere dein Leben: »Für mich persönlich ergibt die bipolare Erkrankung einen klaren Sinn: Ändere dein Leben! Meine bisherigen zwei Manien wurden durch berufliche Ereignisse (ich arbeite selbstständig) ausgelöst, hinzu kam eine unglückliche Ehe, die sicherlich auch ihren Teil dazu beigetragen hat. Nach mittlerweile fünf Jahren hat sich

mein Leben zum Positiven gewendet, beruflich deutlich kürzer getreten (17 Stunden die Woche) und privat räumlich getrennt und Scheidung eingereicht.
Ich lebe bewusster und viel intensiver als vorher. Ich kann wieder Dinge unternehmen, die Spaß und Freude bereiten, mich mit Menschen umgeben, die mir etwas bedeuten. Das Gefühl der Freiheit tut gut, mit der Bipolarität bin ich versöhnt. Sie ist ein Teil von mir (warum auch immer) und hat mich erkennen lassen, was falsch gelaufen ist. Ich bin zuversichtlich, dass ich zukünftig weitere Manien verhindern kann, und freue mich auf die Zukunft. Das Forum hat mir sehr geholfen, die Krankheit zu verstehen. Mir gibt es auch ein Gefühl der Geborgenheit, hier sind Menschen, die so ähnlich ›ticken‹ wie ich, die die gleichen oder ähnliche Erfahrungen gemacht haben. Das Forum gibt Hoffnung und ist gleichzeitig für viele eine Ebene der Kommunikation auf Augenhöhe.« (Betroffener)

Nur ein kleiner Bruchteil: »Die Analyse sogenannter ›manischer Aussagen‹ mag interessant sein, auf eine vielleicht perverse Art auch unterhaltsam, bleibt aber letztendlich nur ein sehr kleiner Bruchteil auf dem Weg zum Verständnis der Manie. Verschweigen sollte man Zusammenhänge nicht, aber man sollte ihnen nur den Platz zugestehen, der ihnen gebührt. Der weit größere Teil ist, zu verstehen, dass die Vernunft, der Realismus und damit auch der freie Wille in der Manie auf der Strecke bleiben – egal, wie sich die Manie selbst zu verklären versucht. Romantisierung kann dazu führen, der Manie fälschlicherweise eine Funktionalität zuzugestehen, die nichts mit der Lebensrealität zu tun hat. Und ist darum so gut wie immer kontraproduktiv, für Angehörige genauso wie für Betroffene.« (Betroffener)

Wer kann dem nicht zustimmen? »Wohl jeder Mensch kann diesen Sätzen zustimmen: ›In der Vergangenheit habe ich wohl zu wenig nach meinen Bedürfnissen geschaut. – Ich musste mich oft verstellen, um es anderen recht zu machen. – Im Grunde meines Herzens wollte ich immer mal ausbrechen!‹ Das sind ja nicht nur immer wiederkehrende Themen in so ziemlich jeder Manie, sondern sind sogenannte Barnum-Aussagen wie ›Ihre Familie wurde in den letzten Jahren von Krankheit oder sogar Tod heimgesucht!‹. Wer kann dem denn *nicht* irgendwie zustimmen?« (Angehöriger)

Verstehen und verzeihen? »Ich denke, dass auch Angehörige zum Teil ein gewisses Interesse empfinden, wie Erleben und Erfahrungen in einer

Psychose aussehen können. Zumindest eventuell dann, wenn akute Krisen überstanden sind und schon etwas zurückliegen. Nachwehen existieren oft lange, auf beiden Seiten. Warum also nicht drüber sprechen? Es ist, wenn nicht selbst durchgemacht, bestimmt etwas recht Fremdes und kaum Nachvollziehbares. Neben gewiss vorhandenen stereotypen Aspekten ist da noch mehr. Viel mehr. Von mir kann ich sagen, dass ich in späteren stabilen Zeiten durchaus nach den Erlebnissen gefragt wurde – von den Meinen. Ein Stück Verstehen kann auch beim Hinter-sich-Lassen oder Verzeihen helfen – vielleicht.« (Betroffener)

Wurde achtsam, demütig und dankbar: »Lange Zeit habe ich mich mit der Frage beschäftigt, ob die Inhalte meiner Psychosen – insbesondere das Stimmenhören (das, was die Stimmen mir sagten) – einen Sinn hatten. Ich habe aber keinen Sinn gefunden. Das Suchen danach kam im Rückblick wohl daher, dass ich unbedingt eine Erklärung wollte/brauchte, um mit dem Schrecklichen, was mir in den psychotischen Manien widerfahren war, besser leben zu können. Was ich aus meinen Phasen gelernt habe, ist, wesentlich achtsamer zu leben als vorher. Vor der Erkrankung habe ich einfach funktioniert, ging auch über meine Grenzen. Heute achte ich auf meine Bedürfnisse, lernte – und lerne immer noch –, sie zu berücksichtigen und mich abzugrenzen. Durch diese Veränderung hat sich meine Lebensqualität verbessert. Heute ist für mich nichts mehr selbstverständlich. Ich bin demütig geworden und dankbar für alles, was ich habe.« (Betroffene)

Auslöser und Aussagen: »Meine Manien hatten definitiv Auslöser und somit auch eine Aussage. Depressionen gab es im Anschluss daran oder sie standen und stehen für sich allein. Dem Ganzen einen Sinn zu geben würde mich vielleicht versöhnlicher mit der Krankheit stimmen. Aber das mag mir nicht so recht gelingen, weil ich denke, ohne diese Phasen hätte ich anders meinen Weg gefunden, ebenso wie andere Menschen auch. Man nenne mir nur einen bipolaren Menschen, der es geschafft hat, nie wieder Phasen zu bekommen, nur weil er in der Lage ist, den Phasen einen Sinn zu geben. Das würde wirklich Sinn machen. Aber ich kenne niemanden, dem das gelungen ist. Lange Phasenfreiheit hat immer andere Gründe. Sinngebung gehört definitiv nicht dazu. Macht das nun Sinn in Bezug auf angestrebte Stabilität, den Phasen einen Sinn zuzuordnen?« (Betroffene)

Vor den Bug geknallt: »Das einzig Positive, das man einer Sinngebung abgewinnen kann, ist meines Erachtens, dass man derartig einen vor den Bug geknallt bekommt, dass man vorsorgt und alles macht, um weitere Phasen zu verhindern. Im weiteren Sinn von therapeutisch verwertbaren ›manischen Aussagen‹ zu sprechen, halte ich echt für Schmarrn. Die Symptome bzw. Gedanken sind meiner Erfahrung nach viel zu stereotyp, um da irgendetwas Individuelles ›herauslesen‹ zu können. Alles andere halte ich für genauso seriös wie Astrologie. Irgendetwas Passendes findet sich in jedem Horoskop, wie auch in jeder ›manischen Aussage‹. Ich glaube auch nicht, dass einem die Depression sagen will, man habe in seinem Leben bisher zu selten tagelang ungeduscht und suizidal auf der Couch rumgehangen. Genauso wenig wie ein zwangserkrankter Mensch dann wohl bisher zu disziplinlos gelebt haben muss und das Licht zu oft angelassen hat.« (Angehöriger)

Auf Stabilität achten: »Psychosen sind schreckliche Erlebnisse für mich gewesen. Und ich konnte auch keinen Sinn darin finden. Psychosen sind für mich auch nicht gewinnbringend, genauso wenig, wie sie das für meine Angehörigen und Freunde sind. Psychosen zu romantisieren würde für mich bedeuten, meine Krankheit zu romantisieren. Von dieser Sichtweise habe ich mich vor geraumer Zeit getrennt. Und damit geht es mir gut. Andernfalls fände ich das respektlos den Menschen gegenüber, die das Leid miterlebt haben. Auch respektlos mir gegenüber. Und würde mir auch schaden. – Was ich aus ihnen gelernt habe? Auf Stabilität zu achten.« (Betroffene)

Geburtswehen meiner persönlichen Entwicklung

Mein persönliches Erleben vor allem der manischen Symptome in der Vergangenheit war sehr unterschiedlich. Die erste Episode im Alter von 22 Jahren steigerte sich rasch in eine Psychose mit stark paranoiden Elementen. Die Frage nach dem Sinn erübrigte sich, denn auf einmal hatte *alles* einen Sinn – hier passt das Wort »Wahnsinn« perfekt: Der Wahn hatte einen Sinn bekommen. Nachdem man mich in einer Klinik mit Medikamenten wieder auf den Boden der Tatsachen gestellt hatte, fiel es mir schwer, in diesem ganzen Ereignis einen Sinn zu erkennen. Da die Diagnose zunächst »Adoleszenzstörung« lautete,

deutete ich das Erlebte als eine Art Geburtswehe in meiner persönlichen Entwicklung.
Acht Jahre später, als ich nach zwei weiteren Episoden als manisch-depressiv eingestuft worden war (damals gab es den Begriff »Bipolare Störung« noch nicht), hatte ich große Schwierigkeiten, diese Diagnose zu akzeptieren. In der spärlichen Literatur, die es zu dieser Zeit zu dem Thema gab, erkannte ich mich nur in einigen wenigen Punkten wieder. Viele der dort geschilderten Symptome trafen (noch) nicht auf mich zu, und die langen Abstände zwischen den Episoden (jeweils mindestens vier Jahre) passten auch nicht so recht ins Bild.
In den folgenden Jahren verlor ich meine berufliche Karriere und meine Ehe an die Erkrankung. Dennoch begrüßte ich die Anfänge einer neuen Manie jeweils mit den Worten: »Endlich bin ich wieder ich!« – als hätte ich in den Phasen dazwischen nur geschlafen. Es brauchte noch eine wirklich desaströse Episode, bis ich zu der Einsicht kam, so etwas nie mehr erleben und auch meinem Umfeld nicht mehr zumuten zu wollen.
Selbstmanagement: Die Entdeckung des Bipolar-Forums veränderte vieles für mich. Hier traf ich zum ersten Mal auf ganz viele andere Menschen, die mit denselben oder ähnlichen Schwierigkeiten zu kämpfen hatten wie ich. Durch den Austausch mit ihnen lernte ich fast alles, was ich heute über die Bipolare Störung weiß. Auch das Selbstmanagement, das ich inzwischen anwende, verdanke ich dem Forum: Mit der minimalen Dosis eines Neuroleptikums sorge ich für einen regelmäßigen Schlaf-wach-Rhythmus. Die Vergangenheit hatte gezeigt, dass ein geregelter Schlaf absolut entscheidend für meine Stabilität ist. Bei Bedarf kann ich die Dosierung in Absprache mit meinem Arzt geringfügig erhöhen, was bis jetzt zwei Mal angebracht war und sich als verlässliche Methode erwies, weitere Episoden zu verhindern. Auf diese Weise bin ich nun seit etwa zehn Jahren stabil und ich arbeite daran, dass dies auch so bleibt.
Was ich aus den Episoden gelernt habe? Im Rückblick lassen sich für alle Krankheitsphasen eindeutige Auslöser erkennen, etwa einschneidende Lebensereignisse, eine übermäßige berufliche Belastung oder nicht bearbeitete persönliche Probleme. Die Inhalte der manischen Episoden waren nicht weniger als die Aufgabe der Rettung der Welt, in unterschiedlichen Ansätzen. Dem würde ich nun keine so große Bedeutung für mein sonstiges Leben zuschreiben wollen.

Ganz entscheidend waren aber die zum Teil radikalen Umbrüche in meinem Leben, die als Folge einiger Manien zutage traten; Trennungen etwa oder die berufliche Neuorientierung. Auch wenn ich aus den Trümmern immer wieder mühsam etwas Neues zurechtzimmern musste, waren die Manien möglicherweise die einzige Chance für mich, um überhaupt etwas verändern zu können, wobei ich die Radikalität und manchmal auch (verbale) Brutalität im Nachhinein sehr bereut habe. Insofern ist das oben erwähnte Bild der »Geburtswehen zum eigentlichen Ich« vielleicht nicht einmal so schief.

Ein guter Mittelweg: Die größte Erkenntnis aus dem Ganzen ist wohl, dass man bei dieser Disposition dauerhaft »dranbleiben« muss. Einen guten Mittelweg zu finden zwischen dauernder, ängstlicher Selbstbeobachtung und großzügiger Nichtbeachtung möglicher Frühsymptome ist wahrscheinlich eine lebenslange Aufgabe. Da die Bipolare Störung als chronische Erkrankung gilt, die in immer neuen Episoden verläuft, bin ich vorsichtig mit dem Wort »Gesundung« und erst recht mit dem Begriff »Heilung«. Dennoch glaube ich, nach langen Jahren des Ausgeliefertseins gegenüber der Erkrankung einen guten Weg gefunden zu haben, mit dieser Gegebenheit umzugehen.

Raum für die persönliche Geschichte – Sinnsuche in der Soteria

Roswitha Hurtz, Daniel Nischk, Maher Showah und Johannes Rusch

Soteria beinhaltet ein milieu- und psychotherapeutisches Konzept, nach dem Menschen in akuten Psychosen in Form aktiven Dabeiseins bei einem deutlich zurückhaltenden Umgang mit neuroleptischer Medikation durch ihre Krise begleitet werden.

Ursprung der Soteria-Idee

In den 1960er und 70er Jahren war die Psychiatrie auch nach Einführung der Neuroleptika noch weitgehend geprägt von den Jahrzehnten der kustodialen Anstaltspsychiatrie mit autoritären und patriarchalischen Strukturen. Zwischenmenschliche Begegnungen, Dialoge mit dem Patienten und eine gemeinsame Suche nach einer angemessenen Lebensgestaltung waren nahezu unmöglich. Üblich waren der Einsatz von hoch dosierten, dämpfenden neuroleptischen Medikamenten und die Anwendung von Zwang.
Im Kontext dieser Situation realisierte der amerikanische Psychiater Loren Mosher 1971 eine Alternative zur Klinikbehandlung, der er den Namen »Soteria« gab. Das Wort ist dem Altgriechischen entnommen und bedeutet so viel wie »Wohlergehen, Geborgenheit, Rettung« – der Name verweist auf den Ausweg, den das Konzept aus dem Ausgeliefertsein sucht – sei es an das psychotische Erleben, sei es an eine reduktionistisch betriebene Psychiatrie. Es wurden junge, erstmals an einer akuten Psychose erkrankte Menschen in einem möglichst normalen, reizarmen, entspannenden und familienartigen Milieu eines Wohnhauses mittels kontinuierlicher Begleitung – des sogenannten »being with« – behandelt. Medikamente wurden üblicherweise in den ersten sechs Wochen nicht gegeben. Loren Mosher sah als zentrales Element für die Behandlung die zwischenmenschliche Beziehung an.

Der zweite »Urvater« der Soteria-Idee ist Luc Ciompi. Er ist der Begründer der Soteria Bern, die 1984 eröffnete und bis heute besteht. Ciompis theoretischer Hintergrund ist das Modell der Affektlogik. Dabei geht es um eine integrative psycho-sozio-biologische Verstehensweise. Er geht davon aus, dass ein Mensch in einer psychotischen Krise vor allem Angst hat, angespannt und verunsichert ist. Deshalb ist eine systematische Reduktion des emotionalen Spannungsniveaus notwendig, und zwar über kontinuierliche und längere Zeit, nicht nur in einer Therapiestunde oder einem einzelnen Gespräch, sondern 24 Stunden lang, Tag für Tag.

Zu diesem Zweck führte Ciompi die 1:1-Begleitung im »weichen Zimmer« ein. Das weiche Zimmer ist ein Raum, der in größtmöglicher Einfachheit und Reizreduktion nur mit Kissen, Decken und Matratzen ausgestattet ist. Eine feste Begleitperson versucht, sich intuitiv auf die Bedürfnisse des psychotischen Menschen einzustellen und herauszufinden, was hilfreich ist (CIOMPI u. a. 2001).

Soteria in Deutschland – Kernelemente

In Deutschland gibt es seit den achtziger Jahren zahlreiche Initiativen, um Soteria-Projekte zu realisieren. Seit 1999 besteht die Soteria Zwiefalten am dortigen Münsterklinikum, seit 2003 gibt es die Soteria am Klinikum München-Ost, 2012 hat die Soteria der Psychiatrie Reichenau und 2013 haben die Soteria am Krankenhaus in Gangelt und an der Charité in Berlin eröffnet.

Kernelemente des Soteria-Konzeptes sind:
- Psychosebegleitung in Form aktiven Dabeiseins (»being with«),
- zurückhaltender Umgang mit neuroleptischer Medikation,
- milieutherapeutischer Ansatz.

1:1-Psychosebegleitung: Die Indikation zur 1:1-Begleitung ist dann gegeben, wenn ein Mensch vom psychotischen Denken und Erleben überschwemmt und geängstigt wird, der Realitätsbezug beeinträchtigt ist und die Affekte labil und nicht kontrollierbar sind. Um den Betroffenen an dieser Stelle nicht sich selbst und seinen Ängsten zu überlassen, wird die engmaschige Begleitung angeboten, in der *eine* Bezugsperson ausschließlich für diesen Patienten zur Verfügung steht. Diese Bezugsperson versucht, Ängste zu mildern, eine vertrauensvolle Beziehung aufzubauen und die körperliche Basisversorgung sicherzustellen. Die Begleitung kann im Miteinander-Schweigen, Sprechen, Spielen, kann in kreativen Aktivitäten oder häufig auch in Spaziergängen bestehen. Es geht um eine ruhige Anwesenheit, mehr Mitsein als Mittun.

Umgang mit Medikamenten: Am Anfang kann eine Behandlung ohne Medikation stehen, falls der Patient dies wünscht und es verantwortbar erscheint. Nach den bisherigen Erfahrungen kann das vor allem bei Ersterkrankungen und dem raschen Aufbau einer tragfähigen Beziehung mit gutem Erfolg gelingen. Bei Patienten, die schon mehrfache psychotische Episoden erlebt und schon länger Neuroleptika eingenommen haben, geht es auch in der Soteria nicht ohne neuroleptische Medikation. Allerdings können fast immer sehr viel niedrigere Dosierungen als üblich und nahezu immer eine neuroleptische Monotherapie eingesetzt werden. Es ist wichtig, die Medikation mit dem Patienten in einer Haltung von Wertschätzung und Respekt ausführlich zu verhandeln.

Die spezifischen Symptome des Patienten werden als Ausdruck seines inneren Erlebens und als ihm zugehörig angesehen und in diesem Sinn auch thematisiert. Dann geht es nicht darum, Symptome zu beseitigen, sondern nach der subjektiven Bewertung des Patienten besonders belastendende Symptome möglichst zielgerichtet zu mildern. Ziel ist, dass die Medikation als positiv und hilfreich erfahren werden kann und der Umgang damit eigenverantwortlich und Selbst-verständlich wird.

Milieutherapeutisches Konzept: Kernelement des milieutherapeutischen Konzepts ist es, gemeinsam mit den Patientinnen und Patienten den Alltag und die Freizeit zu gestalten. Der Haushalt mit allen anfallenden Aufgaben wie Einkaufen, Kochen, Putzen, Waschen ist zu erledigen. Die milieutherapeutische Arbeit besteht darin, die Patienten bei der Organisation und Erledigung der anfallenden Dienste zu unterstützen. Dabei kann die Unterstützung unterschiedlicher Qualität sein: erinnernd, beratend, anleitend, zuarbeitend, motivierend.

Wichtig ist es, die Bedürfnisse und Wünsche der Patienten anzuerkennen, ihre Ressourcen zu fördern sowie ihnen bei Schwierigkeiten helfend zur Seite zu stehen. Die milieutherapeutische Arbeit schafft Verbindung und Verbindlichkeit zwischen allen Beteiligten, die formale Trennung zwischen Mitarbeitern und Patienten wird aufgehoben, im

Klinikkontext übliche hierarchische Rollenzuweisungen entfallen weitgehend. Dies und die Vermeidung psychiatrischen Fachjargons führen zu einer ungezwungenen, von Akzeptanz geprägten Atmosphäre.
Ein »normaler Alltag« mit praktischem Tun bedeutet für Menschen in psychotischen Krisen einen Bezug zur Realität, kleine Erfolgserlebnisse stärken die gesunden Anteile und das Selbsterleben, passende Anforderungen geben Halt und Orientierung. Damit wird ein Patient nicht so leicht zu einem Objekt, von dem die Institution Anpassung und Passivität erwartet, sondern bleibt ein Subjekt mit individuellen Besonderheiten und auch Selbstverantwortung.

Krankheitsverständnis

Psychosen können als komplexe Wechselwirkungen zwischen konstitutionellen und lebensgeschichtlich besonderen Verletzlichkeiten sowie sozialen Faktoren verstanden werden. Als Reaktion auf belastende Lebenssituationen und -ereignisse können für den Betroffenen nicht lösbare Konflikte und Ängste entstehen, die zu psychotischem Erleben führen. Wegen des damit zusammenhängenden Realitätsverlusts kommt es häufig zu Schwierigkeiten in den alltäglichen Kontakten und Beziehungen, die den Betroffenen zunehmend isolieren. Einerseits besteht Angst vor Kontakten, andererseits aber auch ein großer Wunsch danach.
Aus diesen widersprüchlichen Gefühlen resultieren erhebliche Spannungszustände, Angst und Verwirrung. Selbsterleben und Realitätsbezug stimmen nicht mehr überein. Dies führt zu einem Erleben der Gegenwart, das oft scheinbar inadäquate Verhaltensweisen zur Folge hat. Dieses Verhalten des Patienten ist Ausdruck seines inneren Erlebens und erhält seinen Sinn aus der Lebensgeschichte. Inhalt, Form und Intensität des psychotischen Erlebens stehen also im Zusammenhang mit dem persönlichen Erfahrungshintergrund des Betroffenen und können so auch verstanden werden.
Vor dem Hintergrund des geschilderten Krankheitsverständnisses steht im Mittelpunkt, den Patienten zu begleiten und ihm damit ein Kontaktangebot zu machen. Ein Kontakt »nach außen« hilft dem Patienten in seiner ihn ängstigenden Isolierung. Damit wird es möglich,

aus dem psychotischen Erleben eine Erfahrung zu machen, die Veränderungs- und Entwicklungsmöglichkeiten beinhaltet.

Soteria und Sinn

Im Zusammenhang mit dem Thema der persönlichen Sinnfindung kann man die ideengeschichtliche Entwicklung der Soteria – stark vereinfacht – als die Emanzipation von einer institutionell vorgegebenen biomedizinischen Sinnstiftung (»Psychose als Neurotransmitterstörung«) und der damit verbundenen passivierenden »Behandlung« von »Krankheitsfällen« verstehen, hin zu einem ganzheitlichen Verständnis mit aktivierender *Begleitung* von *Menschen* mit psychotischen Krisen. Der Mensch als aktives, sinnstiftendes Wesen steht im Vordergrund – nicht ein Konglomerat von isolierten Symptomen. Der spezielle Rahmen der Soteria kann die persönliche Sinnfindung von Menschen mit Psychosen fördern.

Sinnaspekte sind in der täglichen therapeutischen Arbeit allgegenwärtig, auch wenn sie nicht immer explizit geäußert werden. Wir möchten uns hier auf drei Aspekte beschränken, die sich in unserer Arbeit häufig darstellen: In der akuten Krise suchen Betroffene eine ganz *grundsätzliche Orientierung* über ihren Zustand und ihre Situation (»Was ist mit mir?«, »Was ist wahr, was nur eingebildet?«, »Bin ich verrückt?«). In der Phase der Stabilisierung schließen sich zumeist pragmatische Fragen nach Ursachen, nach dem Wesen der Krise oder nach Therapie- und Rehabilitationsmöglichkeiten an, die in der Wissenschaft häufig unter dem Thema des *subjektiven Krankheitskonzeptes* (etwa LOBBAN/BARROWCLOUGH 2005) untersucht worden sind. Spätestens wenn eine gewisse Stabilität erreicht ist, kommen in der Regel recht *existenzielle Sinnfragen* an die Oberfläche, etwa nach der Bedeutung der Psychose für die weitere Lebensplanung, nach dem Zweck des eigenen Lebens oder nach »metaphysischer« Orientierung.

Diese Fragen werden sowohl von den Betroffenen als auch von den Mitarbeitern aufgrund ihres existenziellen, potenziell bedrohlichen Charakters nicht selten vermieden, sie scheinen jedoch im Lichte der publizierten Narrative (Lebensberichte, Autobiografien etc.) über persönliches Recovery (RIDGWAY 2001; LARSEN 2004; DAVIDSON/

STRAUSS 1992) sehr relevant für die persönliche Auseinandersetzung zu sein. Während die Frage nach der grundsätzlichen Orientierung oft die einzeltherapeutische Arbeit im Dabeisein begleitet, werden die weiterführenden Fragen nach einem konzeptuellen Verständnis und nach einem existenziellen Sinn zumeist in der Patientengruppe bearbeitet.

Der persönliche Sinn und die biografische Erzählung

Unser Verständnis der Sinnfrage bei Menschen mit Psychosen verknüpft die narrative Psychologie mit der Phänomenologie:
- Sinn- und Bedeutungsbezüge entstehen aus einem inneren Dialog heraus und werden zumeist in Form von »Geschichten« erzählt (HERMANS u. a. 1992).
- Diese Art der dialogisierenden Erzählung kann bei Menschen mit Psychosen, und zwar aus Gründen, die in der Psychose selbst liegen, deutlich beeinträchtigt sein.

Eine Erzählung oder ein »Narrativ« ist somit eine dynamische, sinnstiftende, vom Betroffenen selbst durch persönliche Auseinandersetzung hervorgebrachte Zusammenfassung von Erfahrung; sie verknüpft einzelne Erfahrungen zu einem mehr oder weniger sinnvollen und kohärenten Ganzen. Voraussetzung ist die innere Auseinandersetzung mit widersprüchlichen Haltungen und Einstellungen; diese Auseinandersetzung ähnelt einem inneren Dialog (HERMANS u. a. 1992; HERMANS 2001).
Die in dieser Weise erzählten Sinnstiftungen entziehen sich offensichtlich einer Bewertung nach »richtig« und »falsch«. Bedeutsamer erscheint, in welchem Ausmaß sie einen Zweck erfüllen, indem sie zum Beispiel Kontrolle, Vorhersagbarkeit, Optimismus vermitteln und im Einklang mit den allgemeinen Lebenszielen stehen.
Diese Aspekte, die auch Eingang in Aaron Antonowskys Salutogenesemodell gefunden haben, scheinen übergreifend bei allen Menschen (ERIKSSON/LINDSTRÖM 2006) und auch speziell bei Menschen mit Psychosen (BENGTSSON-TOPS u. a. 2005) positive Auswirkungen auf Selbstwirksamkeit, Selbstvertrauen, Hilfeverhalten und Psychopathologie zu haben.

Die Fähigkeit, die eigene Erzählung mit Sinn und Kohärenz zu versehen, kann bei Menschen mit Psychosen nachhaltig eingeschränkt sein (LYSAKER u. a. 2007): Betroffene haben unter anderem oft Schwierigkeiten, eigene Zustände als sich zugehörend zu erleben, Erlebnismodalitäten (Erinnerungen, Fantasien, Befürchtungen etc.) zu unterscheiden und Erlebnisse zeitlich in einen Kontext zu stellen (FUCHS 2007). Auch die Fähigkeit, über die eigene Erzählung nachzudenken, nimmt ab.

Nach dieser Auffassung bedeuten akute Psychosen demnach das Auseinanderbrechen des inneren Dialogs (LYSAKER/LYSAKER 2001, 2006): Das eigene Erleben kann dann nicht mehr im inneren Dialog hinterfragt werden, einzelne Ich-Positionen beherrschen die psychische Landschaft (»Ich als Verfolgter«) oder werden zu quasi-autonomen Instanzen (etwa Stimmen). Umso wichtiger sind die Förderung dieser Fähigkeiten, die Rekonstruktion des Erlebten und die Unterstützung von Aneignung, Kohärenz und Sinnfindung.

Die Betroffenen brauchen Hilfe, um den inneren Dialog wieder in Gang zu bringen und neue sinnhafte Erzählungen und Perspektiven zu entwickeln, die unter anderem das Verstehen der psychotischen Symptome, Kontrollierbarkeit, Optimismus ermöglichen und die kohärent in die eigene Lebenserzählung eingepasst werden können. Die Förderung von metakognitiven Fähigkeiten (»Warum erzähle ich wie?«) und die Förderung eines offenen Austausches über Sinn- und Bedeutungsbezüge sind also nicht als Gegensatz zu verstehen.

Orientierung und Sicherheit

In der Soteria werden oft Menschen in starken akuten psychotischen Krisen begleitet. Gerade hier hat sich Moshers Grundidee des Dabeiseins als außerordentlich fruchtbar und hilfreich erwiesen. Dabeisein beinhaltet einfühlsames Begleiten, aufnehmendes, waches Gewahrsein und intuitives Eingehen auf die aktuellen Bedürfnisse (BROCCARD 2011). Hierdurch sollen die Betroffenen beruhigt und Ängste sollen abgebaut werden. Dabeisein kann in der Abgeschiedenheit eines »weichen Zimmers« oder auch in öffentlicheren Umständen stattfinden, kann teilnahmsvolles, schweigendes Miteinander, Handhalten oder aktivierende Tätigkeiten und Gespräche beinhalten.

Diese Art der Psychosebegleitung wird von allen Beteiligten im Allgemeinen als außerordentlich angenehm und auch wirksam empfunden. Unklar ist jedoch, wie diese positive Wirkung auf die akuten Symptome zustande kommt. Luc CIOMPI (2011) vermutet im Rahmen der Affektlogik, dass sich durch diese Art der Begleitung die Affektspannung senken lasse, was die psychischen Funktionen wieder normalisiere.

In der akuten Psychose zeigt sich der Zusammenbruch der Funktionen des Kernselbst besonders deutlich, unter anderem durch Störungen der Intentionalität, der »Meinigkeit«, der Trennung von Erlebnismodalitäten oder der Wahrung der Körpergrenzen. Die einende Klammer des Kernselbst scheint auseinanderzufallen, sodass auch eine dialogisierende Narrativierung nicht mehr möglich ist. Die spontanen und oft vielgestaltigen (und doch nur partiellen) Wahnbildungen haben deshalb die notwendige Funktion, der zersplitterten inneren Landschaft eine Kohärenz zu verleihen, wenn auch zum Preis eines nicht mehr dialogisierend hinterfragbaren Weltverstehens.

Zwischen diesen zumeist wechselhaften, bildreichen und wortgewaltigen Sinnstiftungen, die nur kurzfristig existenzielle Ängste bändigen können, schimmert immer wieder der verzweifelte Wunsch nach sehr grundsätzlicher Orientierung und Sicherheit hervor. Es besteht ein Überschuss an Bedeutungssetzung, die jedoch – in der Sprache der klassischen Psychopathologie – assoziativ gelockert, konkretistisch oder übermäßig abstrakt, bizarr und inkohärent zerfahren wirkt. Dieses quälende innere Chaos zu ordnen, um dialogische Reflexion zu ermöglichen, erscheint das vordringlichste Ziel, um dem Bedürfnis nach Orientierung und Sicherheit gerecht zu werden.

Die Bedeutung des Dialogs

Im Zusammenhang mit dem Thema der Sinnfindung sehen wir das Dabeisein als Möglichkeit, den psychotischen Menschen zur Ordnung dieser Erlebnisinhalte und zur Wiederaufnahme des inneren Dialogs zu befähigen. Im Mitsein tritt an die Stelle des teilweise zusammengebrochenen inneren Dialogs vorübergehend der soziale Dialog. Der Begleiter kann »aushilfsweise« inaktive Ich-Positionen übernehmen, etwa als realitätsprüfende, Halt gebende, tröstende oder sichernde Instanz. Die akuten Sinnstiftungen werden ausdrücklich in ihrer Erlebnisqualität bestätigt und als notwendige, Kohärenz stiftende Sinngebung akzeptiert. Der Begleiter versucht darüber hinaus, den psychotischen Menschen bei seinen metakognitiven Reflexionen behutsam zu unterstützen, zum Beispiel bei der Zuordnung innerer Zustände zu sich selbst, der Unterscheidung verschiedener Erlebnismodalitäten und emotionaler Zustände sowie bei der räumlichen, zeitlichen, situativen und persönlichen Kontextualisierung (dazu auch LYSAKER u. a. 2011).

Das zunächst allumfassende psychotische Erleben erfährt also durch das Medium der Sprache eine zunehmende Differenzierung und Eingrenzung, sodass schrittweise eine Rückführung von den Inhalten (»Der Teufel sendet Strahlen, die in mich eindringen«) zu den zugrunde liegenden Veränderungen des Selbsterlebens (»Mein Körper ist irgendwie durchlässig«) geschehen kann. Die gemeinsame Versprachlichung dieses veränderten Selbsterlebens bewirkt darüber hinaus eine Vergegenständlichung dieser zunächst rein subjektiven Erfahrungen im interpersonellen Raum. In der Folge gelingt es dem Betroffenen dann zunehmend, seine Erlebnisveränderungen gewissermaßen von außen zu betrachten; die allumfassende »Ich-bin«-Erkrankung wird auf diese Weise schrittweise zu einer sprachlich eingrenzbaren »Ich-habe«-Problematik (RIDGWAY 2001, siehe auch LANGDON/WARD 2009), was die Möglichkeit des aktiven Umgangs eröffnet (NISCHK u. a. 2012).

Bei der gemeinsamen Untersuchung dieser Phänomene (»Was macht es besser?«, »Was macht es schlechter?«) ergänzt der Begleiter dann die Perspektive des Betroffenen um die Außenperspektive, bis der Betroffene diese Außenperspektive wieder selbst einnehmen und in seinen inneren Dialog integrieren kann (Reflexion). Unterschiedliche Perspektiven auf die Symptome (»Sie fürchten, Sie müssen sterben. Ich glaube, dass ist eine übersteigerte Angst, die vergehen kann«) können somit stellvertretend im sozialen Dialog bearbeitet werden. Es werden also im Dabeisein keine institutionellen Sinnstiftungen und Wahrheiten vorgegeben, sondern es werden persönliche Meinungen aus einer anderen Perspektive angeboten.

In der dialogischen Struktur des Dabeiseins können sich nach unserer Vorstellung also die basalen Störungen des Kernselbst (Zuschreibung von Urheberschaft, Unterscheidung von Erlebnismodalitäten und kognitiven Operationen) langsam restituieren. So kann der Betroffene zur Wiederaufnahme des inneren Dialoges befähigt werden. Erst diese Befähigung ermöglicht die inhaltliche Auseinandersetzung über Fragen nach Sinn und Bedeutung der Psychose, die im Schutz des Dabeiseins über die Stabilisierung des Kernselbst und den Austausch der Perspektiven zumindest vorläufig beantwortet werden können. Im reichhaltigen und vielschichtigen interpersonellen Geschehen des Dabeiseins finden viele weitere Aspekte – Trost finden, Entspannung, Hoffnung und auch Humor – ihren Platz und bewirken im Allgemeinen eine sehr intensive, persönliche Bindung, die wir als unverzichtbare Basis für die gemeinsame Sinn- und Bedeutungsfindung erachten.

Sinnstiftungen in der Gruppe

Unserer Erfahrung nach ist die Patientengruppe sowohl bei der gemeinsamen Alltagsgestaltung als auch in den täglichen Gruppensitzungen ein wichtiges Regulativ bei der persönlichen Sinnfindung. Während in der Einzelarbeit die Einordnung der subjektiven Phänomene und deren metakognitive Kontextualisierung im Vordergrund stehen, geht es in der Gruppe eher um die inhaltliche Auseinandersetzung mit Sinnfragen, die sowohl das Krankheitskonzept betreffen und die Einordnung der Erfahrung in die Lebensgeschichte als auch die übergeordneten Fragen nach (existenziellem) Sinn.

Die Gruppenarbeit in der Soteria basiert auf der Überzeugung, dass der Zustand der Psychose sowohl aus wissenschaftlicher Sicht als auch aus der Perspektive des Betroffenen nur annäherungsweise verstanden werden kann. Alle Erklärungen sind stets vorläufige Interpretationsversuche, deren Gültigkeit bestenfalls partiell und stets auf die eigene Perspektive begrenzt ist. Daher kann es bei der Gruppenarbeit auch nicht um die Vermittlung von Wissen oder um Krankheits*aufklärung* gehen. Vielmehr verstehen wir die Gruppengespräche als Vehikel zur Entwicklung und Festigung eigener Meinungen und Haltungen, die das eigene gesundheitsbezogene Handeln im Sinne der eigenen Ziele konstruktiv leiten können.

Entsprechend unseres dialogisch-phänomenologischen Ansatzes sehen wir diese persönliche Sinnstiftung als Ausdruck einer sozialen und innerlichen dialogischen Auseinandersetzung, bei der eine Vielzahl von Ich-Positionen vom Selbst als übergeordnetem Autor integriert werden müssen.

Da sich Betroffene wie psychiatrische Experten insgeheim auf eine Vielzahl von kulturellen Deutungsmustern, die unter anderem psychiatrisch-medizinischer, spiritueller oder transzendentaler Natur sind, beziehen (und die sich auch teilweise widersprechen können, siehe LARSEN 2004), ermutigen wir die Teilnehmenden ganz explizit, *jegliche*, auch zunächst völlig abwegig erscheinende Vorstellungen über Wesen, Sinn und Zweck von Psychosen in der Gruppe zu artikulieren und zu diskutieren. In diesem Zusammenhang ist es wichtig, darauf hinzuweisen, dass auch das psychiatrische Krankenhaus als kulturelle Institution eine Vielzahl von Deutungsmustern inkorporiert hat (Psychose als »Krankheit«, als »soziale Behinderung« oder als »Gefährdung«), die von den dort sozialisierten Mitarbeitern zumeist unbemerkt an die »Patienten« weitergegeben werden (BARROWCLOUGH u. a. 2001).

Betroffene mit langjährigen Erfahrungen im psychiatrischen Hilfesystem zeigen häufig eine Vereinseitigung ihrer subjektiven Erklärungen in Richtung auf das medizinische Modell, die mit der Einnahme der Rolle als »chronisch Kranker« einhergeht (ESTROFF u. a. 1991; LINDOW 1986), während junge Menschen ihre Psychoseerfahrung noch aus sehr unterschiedlichen Perspektiven betrachten können (LARSEN 2004).

Betrachtet man die Erzählungen erfolgreicher Psychosebewältigung (RIDGWAY 2001; DAVIDSON/STRAUSS 1992), so drücken sich in diesen im Allgemeinen eine zunehmende Abkehr und Relativierung der zunächst umfassenden Selbstdefinition als psychisch krank aus. Im Prozess der Bewältigung werden zunehmend unterschiedliche Ich-Positionen entwickelt, die das erzählende Selbst anreichern und umdefinieren (ROE 2001; ROE/BEN-YISHAI 1999), was zur Überwindung von Passivität, Übernahme von persönlicher Verantwortung und zur gesellschaftlichen Reintegration führen kann (ROE 2005; YANOS u. a. 2010).

Gesellschaftliche Vorurteile und individuelle Erzählung

Das gesellschaftlich-kulturelle Wissen über Psychosen besteht aus Stereotypen, die unter anderem die Unkontrollierbarkeit, Gefährlichkeit und soziale Behinderung betonen (siehe ANGERMEYER/MATSCHINGER 2005). Inwieweit sich Betroffene mit diesen Vorurteilen identifizieren oder diese sinnhaft in ihre Lebenserzählung integrieren (siehe ROE 2001), beeinflusst wesentlich die wahrgenommene Lebensqualität, den Selbstwert und die Stimmungslage (LYSAKER u.a. 2007; BIRCHWOOD u.a. 1993; LINK u.a. 2001). Das soziale Stigma wird deshalb regelhaft von uns thematisiert, beispielsweise in Form »normalisierender« Informationen (KINGDON/TURKINGTON 2005), durch Einbezug von Berichten über erfolgreiche Bewältigung von Psychosen und durch die persönliche Auseinandersetzung, in welchem Ausmaß diese Stigmata auf einen selbst zutreffen oder nicht.

Nach unseren bisherigen Erfahrungen scheint der spezielle Rahmen der Soteria hilfreich für die Vermeidung von Selbststigmatisierung zu sein, nicht zuletzt durch die vielgestaltigen sozialen Bezüge, in denen sich die Betroffenen miteinander als »normal« und nicht »verrückt« erleben, sowie durch das Zurücktreten sozialer Kategorisierungen (»Patient«, »Therapeut«) zugunsten eines menschlichen Kontakts.

Psychose als existenzielle Erfahrung

Psychoseerfahrungen haben oft einen sehr existenziellen Charakter. Vielen Betroffenen werden in der Psychose Sinnbezüge offenbart, die das Sein an sich betreffen. Nicht wenige Psychoseerfahrene sehen die Psychose deshalb auch als Fähigkeit an, die Welt vollständiger und tiefgründiger zu verstehen. Obwohl diese ontologischen Sinngehalte während der Psychose oft als außerordentlich bedeutungsvoll und kohärent erlebt werden (BERGSTEIN u.a. 2008), sind sie in Anbetracht von Karl JASPERS' (1913) Diktum der Unverstehbarkeit eher als beweisendes Krankheitszeichen denn als therapeutische Möglichkeit angesehen worden.

Nach unserer Erfahrung wird der Austausch über solche Themen von den Teilnehmern und Mitarbeitern als sehr bereichernd erlebt. In der Gruppe gelingt es den Teilnehmenden oft, sowohl die Scham als auch die Glorifizierung dieser Erfahrungen zu relativieren und diesen Erfahrungen in den gegenwärtigen Lebensbezügen einen angemessenen Platz einzuräumen. Solche Sinnstiftungen können darüber hinaus nach der Entlassung, die oft mit der Konfrontation mit eigenen Schwierigkeiten und Unzulänglichkeiten verbunden ist, eine Brücke zu »besseren Zeiten« bilden.

Schließlich knüpfen Betroffene oft Beziehungen zwischen verschiedenen Lebensereignissen und ihrem Erleben in der Psychose. Die Symptome bekommen dadurch eine lebensgeschichtliche Bedeutung, werden zu einem Symbol für unverarbeitete Konflikte, nicht eingestandene Bedürfnisse oder für »wunde Punkte« der eigenen Persönlichkeit. Die Metapher, dass sich in der Psychose bestimmte, vormals integrierte Selbstpositionen zum Beispiel als halluzinierte Stimmen oder externalisierte Ängste gewissermaßen »verselbstständigt« haben, wird in der Regel als außerordentlich fruchtbar wahrgenommen, da sie den Weg zu einem psychologischen Verständnis der Symptome ebnet. Da dieser Aspekt zumeist ganz persönliche biografische Bezüge aufweist, werden diese Themen häufig in den Einzelkontakten weitergeführt.

Die Moderation solcher Gruppen stellt ein hohes Maß an Anforderungen an den Gruppenleiter, zumal die Teilnehmenden meistens sehr heterogen hinsichtlich ihrer dialogischen Fähigkeiten sind. Je nach Gruppenzusammensetzung kann ein strukturierendes Vorgehen oder auch ein freier Austausch erforderlich sein. In jedem Fall empfiehlt sich ein auf die häufig bestehenden kognitiven und sprachlichen Defizite angepasstes Vorgehen, zum Beispiel durch Zusammenfassen, Strukturieren, Vermeiden von Fachjargon usw. (NISCHK/RUSCH 2009). Um eine ausgewogene Diskussion zu gewährleisten, muss der Moderator besonders sich selbst immer wieder hinterfragen, damit er eigene Vorannahmen erkennen und auch als solche deklarieren kann.

Vom Sinn der Soteria-Behandlung

Wenn in der psychotischen Krise das eigene Selbstverständnis verloren geht und existenzielle Erschütterungen alles infrage stellen, so bietet die Soteria einen Schutzraum, der im Idealfall Geborgenheit und Sicherheit vermittelt. Individuelle Wünsche und Bedürfnisse werden ernst genommen und so weit wie möglich berücksichtigt. Falls der Patient über sein psychotisches Erleben sprechen will, wird es angehört und akzeptiert. Das psychotische Erleben wird nicht interpretiert und muss auch nicht als Erstes verschwinden. Dabei erlebt der Patient, dass psychotische Inhalte, Ängste und innere Spannungen aufgenommen und ausgehalten werden, ohne dass die Bezugsperson daran zugrunde geht. Im günstigsten Fall kann sich der Patient damit in seiner Verunsicherung und Fragmentierung aufgehoben und gehalten fühlen (AEBI 1996).

Mit dieser Akzeptanz kann es dem Betroffenen (vielleicht) gelingen, in der Psychose Erlebtes nicht nur als Symptom einer Erkrankung, sondern als im Kontext verständlichen Teil von sich und seiner Geschichte anzunehmen. Ein aufmerksam zuhörendes Gegenüber, das zum einen Kontakt ermöglicht, gleichzeitig aber auch Rückzugsbedürfnisse respektiert, hilft herauszufinden, welcher Abstand passt – wie viel Nähe zuträglich und wie viel Distanz erforderlich ist. Das gemeinsame Tun im milieutherapeutischen Alltag ermöglicht – oft auch ohne Worte – Ablenkung und Bezogenheit. Damit wird es möglich, an gesunde Anteile und Ressourcen anzuknüpfen, Verantwortung zu übernehmen und die Erfahrung zu machen, für die Gemeinschaft wichtig zu sein und Bedeutung zu haben.

Auch im Kontakt zu Menschen in ähnlichen Situationen können Verbundenheit und Unterstützung erfahren, können Nähe und Abgrenzung erprobt werden. Im Austausch über psychotisches Erleben und individuelle Bewältigungsstrategien können sowohl Gemeinsamkeiten als auch Unterschiede entdeckt und geteilt werden. Die Erfahrung, mit Ähnlichkeiten und Verschiedenheiten nebeneinander Platz zu haben, gibt der jeweiligen Gruppe (Patienten und Team) Kohärenz und Zusammenhalt. Über die beschriebenen Vorgänge entsteht im günstigen Fall der Spielraum, über sich selbst und die erlebte Krise nachzudenken, zum psychotischen Erleben Abstand zu gewinnen sowie möglicherweise Zusammenhänge und Bedeutungen zu entdecken.

In der Umsetzung des Soteria-Konzepts werden institutionelle und administrative Zwänge weitgehend aufgelöst, was mit den Rahmenbedingungen und Anforderungen eines Krankenhauses nicht immer ganz einfach zu vereinbaren ist, inzwischen aber an einigen Kliniken gelingt. In der Soteria wird mit nur wenigen und unverzichtbaren flexiblen Regeln gearbeitet: Gewalt gegen sich oder andere zerstört die therapeutische Atmosphäre und markiert eine Grenze der Soteria; sexuelle Beziehungen behindern den therapeutischen Prozess und sind nicht möglich. Eine um Verstehen bemühte Kommunikation ermöglicht existenzielle Begegnungen mit den Patienten in einer Haltung des Annehmens.

Die Kontaktgestaltung psychotischer Menschen mag manchmal unkonventionell sein, sie ist aber auch fast immer sehr direkt und authentisch. Über den Dialog mit den Patienten um Nähe und Distanz sowie den passenden Abstand werden die Therapeuten unweigerlich auch mit eigenen existenziellen Ängsten und Wünschen konfrontiert. Psychotische Krisen handeln auf sehr unterschiedliche Arten und oft sehr radikal von dem Ringen um die eigene Identität. Damit hat *jeder* Mensch zu tun, es ist ein Thema, das unser Leben begleitet. Sich damit tagtäglich auseinanderzusetzen, erfordert Ausdauer und Durchhaltevermögen, ist aber zugleich lebendig und bereichernd.

Allerdings ist das gemeinsame Tun und Dabeisein mit kontinuierlicher Nähe zu den Patientinnen und Patienten fast ohne Rückzugsmöglichkeiten oft anstrengend und kräftezehrend. Es ist hilfreich und entlastend, sich im gemeinsamen Alltag und den häufig intensiven Kontakten im Team auch Möglichkeiten zu schaffen, mit etwas Abstand über das Erlebte nachzudenken und zu reflektieren. Zudem gilt es in einem weitgehend berufsgruppenübergreifenden multiprofessionellen Konzept für jedes Teammitglied, sich über die berufliche Identität hinaus mit dem persönlichen Selbstverständnis auseinanderzusetzen sowie damit einhergehende Ängste und Unsicherheiten auszubalancieren.

Die Arbeit in der Soteria bedeutet für das ganze Team einen ständigen Prozess von Lernen und Sich-Entwickeln. Es ist eine lebendige Herausforderung und bereichernd, sich immer wieder neu auf jede Psychosebegleitung einzustellen. Diese Begleitungen sind so individuell, wie Menschen in psychotischen Krisen verschieden sind.

Zu Hause erst recht – der subjektive Sinn im »Assertive Community Treatment«

Bettina Jacobsen

Seit 2006 gibt es in Nijmegen in den Niederlanden ein zertifiziertes Team für Patienten, die eine erste psychotische Episode durchmachen. Das Team arbeitet modelltreu nach den Prinzipien des Assertive Community Treatments (ACT; van Veldhuizen 2007). ACT ist ein Organisationsmodell zur Hilfe von Menschen mit schweren psychiatrischen Erkrankungen, welches in den 1970er Jahren zur Zeit der Schließung vieler psychiatrischer Krankenhäuser in den Vereinigten Staaten in Wisconsin durch Stein und Test (Test/Stein 1978; Stein/Test 1980) entwickelt wurde. Inzwischen hat dieses Modell auch in vielen anderen Ländern großen Anklang gefunden.

Was ACT bei uns ausmacht

Ein wichtiges Element ist neben der multidisziplinären Zusammenarbeit der niedrige »Caseload« (Betreuungsschlüssel), das heißt, ein Vollzeitmitarbeiter kümmert sich um 10–15 Patientinnen und Patienten. Dadurch steht mehr Zeit pro Patient zur Verfügung im Vergleich zu anderen Versorgungsformen. Wie in der Klinik werden die Aufgaben im gesamten Team aufgeteilt, die übergreifende Koordination und Verantwortung übernimmt der Psychiater. Patienten und ihre Angehörigen erhalten dabei feste Ansprechpartner sowohl für verschiedene Lebensbereiche als auch insgesamt als eine Vertrauensperson. Die spezifischen Kompetenzen und auch der persönliche Stil der Teammitglieder sollen dabei zum Einsatz kommen. Die Intensität kann sehr einfach erhöht oder verringert werden, abhängig von dem, was nötig ist, und Aufgaben können voneinander übernommen werden.

Weitere Bestandteile des Modells sind eine integrierte Behandlung von Sucht und Psychose sowie eine 24-Stunden-Erreichbarkeit (in Nijmegen umgesetzt durch Zusammenarbeit mit dem Krisendienst). Das Team ist weiterhin verantwortlich für die Aufnahme und Entlassung aus dem Krankenhaus und bietet dadurch Kontinuität in der Versorgung.

Wo der Patient sich auch befindet, in der Klinik, zu Hause, auf der Straße, bei der Arbeit, wir stehen ihm zur Seite. Wir unterscheiden in der Ausführung eines Behandlungsplans praktische Aufgaben der Teammitglieder auf der einen Seite und sorgen auf der anderen Seite explizit für Raum und Zeit für Patienten und Angehörige, um ihre persönlichen Gedanken und Ziele zu formulieren und zu erreichen.

Das Team aus Nijmegen besteht neben Auszubildenden aus einem Psychiater, einem Psychologen, einer Sozialarbeiterin, freiwilligen Betreuern mit Orientierung auf Arbeit und Schulung, einem Psychoseerfahrenen, vier mehr oder weniger spezialisierten Krankenpflegern und einer Sekretärin.

Wen erreichen wir?

Die Zielgruppe des Teams kann als jene Gruppe angegeben werden, die nach der psychiatrischen Terminologie wenig krankheitseinsichtig ist (bzw. ein anderes Erklärungsmodell hat) und, damit sicher zusammenhängend, weniger geneigt ist, einen Arzt aufzusuchen und/oder Medikamente einzunehmen. Viele (etwa die Hälfte) sind vor der Überweisung in unser Team zwangsweise in die Klinik eingewiesen worden (die Psychose verursachte Gefahr!). Eine zweite große Gruppe wird durch den Krisendienst angemeldet, meistens weil die Situation zu Hause vollständig eskaliert ist. In einem solchen Moment stehen viele Lebensbereiche unter Druck, die Familie ist oft erschöpft, und ohne schnelles Eingreifen besteht das Risiko, dass viele Hoffnungen für das Leben verloren gehen. Ob sie wollen oder nicht – Patienten, Angehörige, Therapeuten und viele andere im Umfeld eines Patienten müssen auf diese neuen Tatsachen reagieren.

Zu diesem Zeitpunkt ist jedoch meist noch nicht alles verloren; die Familie kann sich erholen, die Wohnung erhalten bleiben, die Schulden können bezahlt werden und der Arbeitgeber oder die Schule ist meistens noch bereit, dem Patienten zu helfen und ihn nicht auszustoßen. All dieses erfordert jedoch großen Einsatz zahlreicher Personen, mithilfe der Möglichkeiten des ACT-Teams versuchen wir dies zu gewährleisten.

Recovery-Orientierung als Grundlage der Arbeit

Die grundlegende Philosophie des Teams ist eine Recovery-Orientierung nach dem Strength-Modell von Charles Rapp der Universität in Cansas (RAPP/GOSCHA 2006), kombiniert mit einem spezifisch niederländischen Rehabilitationsmodell nach WILKEN und DEN HOLLANDER (2005). Acht Lebensbereiche sind dabei zentral:

- Wohnen (eine Wohnung haben und diese unterhalten, inklusive etwa des Gartens),
- Arbeit (am liebsten bezahlt, aber auch unbezahlt),
- Lernen (Ausbildung, aber auch zum Beispiel das Erlernen eines Instrumentes),
- Freizeit (Hobbys, Ausgehen, Sport, Musik, Computerspiele),
- Beziehungen (Liebe, Freunde, Familie, Nachbarn etc.),
- Selbstversorgung (einkaufen, sauber machen, umgehen mit Geld, Durchsetzungsvermögen),
- Gesundheit (Symptome, Sucht, Kondition, körperliche Krankheiten) und
- Sinngebung (Antrieb, innere Motivation, Lebensanschauung und Anerkennung der Bedeutung).

Ab dem ersten Tage werden die Ziele durch den Patienten selbst formuliert. Schritt für Schritt wird auf praktische Weise versucht, diese zu erreichen. Unrealistische Ziele werden im Laufe der Zeit überprüft und relativiert. Hilfreich ist das Abrufen aller persönlichen Talente und Fähigkeiten, positiven Eigenschaften und anderen Ressourcen, die in der Vergangenheit gut funktioniert haben. Alle Hilfequellen der Umgebung werden eingesetzt.

Die verschiedenen Lebensbereiche sind voneinander abhängig. Sport zu machen trägt zur Gesundheit bei, zur Gestaltung der Freizeit und zu sozialen Kontakten. Die Bekämpfung der Symptome bedeutet, eventuell besser arbeiten zu können, was dann wieder Sinn stiftet, die Zeit füllt, ein Einkommen gibt und auch zu Kontakten führt. Eine erneute Krankenhausaufnahme sollte möglichst insbesondere dann verhindert werden, wenn der Patient gerade etwas Neues anfängt; hier verbinden sich die Ziele der Therapeuten und Patienten. Darum ist die Motivation wichtig, gegebenenfalls über einen gewissen Zeitraum doch Medikamente einzunehmen.

Was bedeutet dies für die Arbeitsweise?

Menschen können durch unsere Vermittlung die Klinik oft schneller verlassen, und zwar unter der Voraussetzung, dass wir sie zu Hause besuchen dürfen und sie ihre Medikamente einnehmen, solange wir sie noch nicht so gut kennen. Ausbildung und Schule stehen sehr weit oben bei den Bedürfnissen unserer Patienten, doch trotz der freiwilligen Betreuung reichen unsere Kapazitäten oft nicht aus.
Gerade weil es viele Problemfelder gibt, zum Beispiel finanzieller Art oder die Suche nach einem Ausbildungsplatz, richten wir uns gerade nicht vorrangig auf Symptome oder Suchtprobleme aus, sondern auf das, was die Leute wirklich beschäftigt und worum es *ihnen* geht, ebenso darauf, was sie können, statt auf das, was sie nicht können. Die Patienten sind dadurch auch interessiert an uns und ein Grundvertrauen kann entstehen. Weniger als 5 Prozent entziehen sich unserer Behandlung und bei nahezu allen haben wir innerhalb von ein, zwei Jahren eine zweite Chance zum Kontakt, meist wenn etwas passiert in ihrem Leben, ein Rückfall, oder aber ernsthafter psychosozialer Stress. Dann können wir auf vorigen positiven Erfahrungen aufbauen.
Natürlich ist es schwierig bis unmöglich, die Medikamente einzunehmen, wenn die eigene Einstellung dem entgegensteht. Hier braucht es Geduld, Einfühlung, eine sensible Sprache und vor allem individuell passende Argumente, um das Thema Medikamenteneinnahme auf eine möglichst wenig belastende Weise anzusprechen, damit der Patient akzeptieren kann, dass es jetzt eben nicht anders geht. Nichtsdestotrotz lohnt es sich bei der ersten Psychose oft, nach einiger Zeit die Medikamente zu stoppen, um zu sehen, ob es auch ohne geht.

Wenn es nicht gelingt, machen wir die Erfahrung des Rückfalls gemeinsam durch.

Sinngebung und das Hamburger SuSi-Projekt

Sinngebung verschafft einen spirituellen und existenziellen Rahmen, der den Menschen hilft, ihre Erfahrungen und ihre Situation einzuschätzen, zu ordnen und Handlungsentscheidungen zu treffen. Dies erfolgt zwar meist nicht explizit, doch wenn wir gut zuhören, können wir meist sehr gut merken, was auf ureigene Motive und Werte zurückzuführen und was von außen auferlegt ist. Auch wenn es an diesem Sinnrahmen fehlt, ist das meist gut zu erkennen. Warum sollte zum Beispiel jemand sein Bett verlassen oder aufhören, Suchtmittel zu konsumieren, wenn er nicht weiß, wofür? Die Verknüpfung zwischen den Beschwerden und der Sinngebung, vor allem ihrer subjektiven Wertschätzung, ist uns viele Male aufgezeigt worden. Wenn jemand seine inneren Ziele und Motive kennt oder wiederfindet und der Psychose, auf welche Art auch immer, einen Platz in seinem Lebenslauf einräumt, können persönliche Ziele besser verfolgt werden.

Seit der ersten Präsentation des SuSi-Projekts 2008 in Hamburg sind wir über den Fortgang des Projektes informiert und rund dreißig unserer Patientinnen und Patienten haben an der ersten Validierung des Fragebogens teilgenommen. Jetzt, einige Jahre später, meine ich ein Muster zu erkennen, und sehe den besonderen Wert des Fragebogens. So ist es zu Beginn, beim Ausbruch der ersten Psychose, in unserer Zielgruppe meistens wenig nützlich, den Fragebogen zu verwenden. Die meisten unserer oft jungen Patienten sind davon überzeugt, dass sie diese »einmalige« Periode hinter sich lassen werden. Wenn sie überhaupt anerkennen, dass es eine Psychose war, dann scheint es doch mit der Entlassung aus dem Krankenhaus (und der Reduktion der Medikamente, zur Not selbstständig!) vorüber zu sein. Man glaubt zu wissen, dass die Krankheit nun vorbei und wie alles zu erklären ist, findet es jedenfalls nicht hilfreich, noch einmal zurückzuschauen. Sie wollen vorankommen im Leben.

Bei der Teilnahme an der Befragung zeigten sich verschiedene Reaktionen: Einige waren motiviert, an der Validierung mitzuwirken, doch schienen sie mir damit einfach einen Gefallen tun zu wollen. Viele in der Zielgruppe fanden es schlicht lästig, einen Fragebogen auszufüllen, und lehnten daher ab. Bei Nachfrage hatten sie aber sehr wohl ihre eigenen Gedanken über die Ursachen, die Symptome und die Lerneffekte der Psychose.

Wann aber ist ein guter Moment für die Beantwortung des SuSi-Fragebogens und die daraus resultierende Auseinandersetzung mit Sinnfragen? Dazu vier Beispiele von Patienten:

(1) Marco ist 43 Jahre alt, sehr intelligent, aber auch misstrauisch. Seine Arbeit in der Wissenschaft hat er verloren, er bereitet seinen Selbstmord vor, der ausgeführt werden soll, wenn sein Vermögen aufgebraucht ist. Medikamenten gegenüber ist er ambivalent. Obwohl er die Erfahrung macht, dass sie gut wirken, möchte er sie nicht dauerhaft einnehmen. Seine Mutter ist in einer psychiatrischen Klinik gestorben. Sie hatte Schizophrenie. Seine eigenen zwei Kinder unterbrechen sein von der Welt abgeschlossenes Dasein. Jede Woche wird er verlässlich durch die Mitarbeiter des ACT-Teams besucht. Wir haben ihm geholfen, eine eigene Wohnung in Nijmegen zu finden.

Dann plötzlich nimmt die Paranoia Überhand. Er flieht geradezu in die Klinik. Er wird ohne viele weitere Erklärungen – die hatte er schon oft gehabt – auf Medikamente gesetzt und kommt schnell wieder aus seiner Angst heraus. Auf meinen Wunsch hin beschäftigt er sich mit dem SuSi-Fragebogen. Kurz danach haben wir zusammen über den Sinn von allem gesprochen, ohne aber auf den Fragebogen selbst noch einmal einzugehen. Inzwischen hat er das erste Mal Urlaub gemacht und sucht nach einer Arbeit.

(2) Mark-Jan ist Medizinstudent, Diagnose Schizophrenie, außerdem ist er wahrscheinlich autistisch, aber sehr intelligent. Die Psychose – die er selbst nicht so definiert – und seine Depressionen isolieren ihn von der Umwelt. Medikamente möchte er nicht einnehmen.

Wir helfen ihm, eine eigene Wohnung zu halten, und versuchen, ihn für einen Arbeitsplatz zu motivieren, den er nicht annimmt. Nachdem wir zwei Jahre lang alles probiert haben, stellen wir ihn nach gelegentlicher oraler Medikamenteneinnahme mit einer juristischen Maßnahme auf intramuskuläre Medikamente um. Dadurch nimmt die Negativsymptomatik jedoch stark zu, außer kurz vor der neuen Depotspritze. Dann ist er aktiv und unruhig, zur Sorge seiner Eltern.

Er füllt auf meinen Wunsch den SuSi-Fragebogen aus, und es wird deutlich, dass er zum einen seine eigene Erklärung hat für die Psychose, zum anderen dass er sich gerade während der Psychose sehr gut fühlt. Wir entscheiden daher, das Depot nicht in kürzeren Abständen zu geben. Ich kann den Eltern erklären, dass für Mark-Jan die positiven Symptome der Psychose gerade eine gute Auswirkung haben. Und jetzt, zwei Monate später, fängt er an, über seine Gedanken zu sprechen, was er zuvor nicht getan hat. Antidepressiva wolle er nun auch probieren.

(3) Vito, 19 Jahre, lässt sich nicht behandeln und verweigert Mitarbeit und Medikamente, obwohl er ab und zu kommt und uns auch Törtchen zu Ostern schenkt. Aus dem SuSi-Fragebogen wird eine Ambivalenz deutlich. Er glaubt nicht, dass er psychotisch ist, aber gibt zugleich an, dass er sehr viel Glück, Allmacht und Liebe in der Welt erfährt. Im Fragebogen zur Lebensqualität wird deutlich, dass er mit allem sehr zufrieden ist, während er objektiv dabei ist, vieles zu verlieren.

(4) Floyd liegt viel im Bett, wenn er nicht plötzlich ein paar Tage weg ist. Er ist sehr unhöflich und grob, vor allem zu seiner Mutter. Er wohnt mit seinen zwanzig Jahren inzwischen in einem Wohnheim, hat dort aber mit niemandem Kontakt. Er reagiert abweisend und grob auf alle Fragen. Ist er überhaupt psychotisch? Ist sein Verhalten aus anderen Gründen provokativ?

Er gewährt uns schließlich doch einen Zugang, vielleicht weil wir zusammen einige sehr positive Momente in der ersten gemeinsamen Zeit hatten. Er sagt kurz angebunden, dass er psychotisch und dass es mit seinen Freunden schwierig sei. Danach verschließt er sich wieder. Als ich ihn frage, ob er den Fragebogen zum subjektiven Sinn und Erleben von Psychosen ausfüllen würde, sagt er nicht Nein. Er wird ihn nun bald bekommen. Erhalten wir dann mehr Einblick in sein Erleben?

Wir haben so gut wie jeden unserer Patienten gefragt, ob eine Teilnahme an der SuSi-Befragung gewünscht ist. Ein Drittel etwa hat zugestimmt. Gerne ausgefüllt haben Patienten nach zwei oder mehr Therapiejahren, eher wenn sie einen akademischen Hintergrund hatten, etwas älter waren und wenn der SuSi-Fragebogen eine Anknüpfung an ihre eigenen, gerade aktuellen Themen darstellte. Nur drei von den beinahe dreißig Patientinnen und Patienten wünschten eine Nachbesprechung.

Auch auf der offenen Aufnahmestation und in den ambulanten Teams für den chronischen Sektor ist der SuSi-Fragebogen eingeführt. Seitdem steht Sinngebung bei Psychosen als Gesprächsthema auch viel höher auf der Rangliste der Krankenpflege.

Der SuSi-Fragebogen im Prozess der Rehabilitation

Rehabilitation orientiert sich an dem, was möglich und von Patienten mit einer chronischen psychischen Krankheit gewünscht wird. Es ist das, was der Therapeut und das Team zu einer positiven Wende des Lebenslaufs beitragen können. Die Stärken und Potenziale werden fokussiert und genutzt, um den Patienten zu helfen, in verschiedenen Lebensbereichen voranzukommen.

Recovery ist ein Prozess des Patienten selbst. Langsam befreit sich der Patient aus den Verwicklungen der Psychose und übernimmt wieder die Regie über sein eigenes Leben. Die Chance auf einen effektiven Umgang mit der Psychose, die viele Patienten nicht als Krankheit abstempeln, nimmt zu, wenn ein sinnvolles Leben erreichbar ist. Eine erfolgreiche Verlustverarbeitung gilt als eine Bedingung für Recovery. Hierbei wird oft von einer existenziellen Not ausgegangen. Es ist für mich die Frage, ob Menschen, die eine Psychose durchgemacht haben, das selbst auch immer so sehen. Das Wichtigste erscheint mir, dass die sozialen Rollen und Zukunftsmöglichkeiten erhalten bleiben. Wichtig ist zudem, dass Patienten sich selbst und vor allem ihren Wahrnehmungen vertrauen können.

Erschütternd ist, dass Stigmatisierung und auch Selbststigmatisierung eine sehr negative Rolle in der Verarbeitung spielen können. Der soziale Status ist vermindert, das Selbstvertrauen manches Mal beschädigt. Es ist in diesem Sinne mehr eine gesellschaftliche als eine medizinische Problemstellung. Die mit der Stigmatisierung verbundenen Verluste können nämlich stärker zu einem Sinnmangel beitragen als die Psychose selbst, die auch als besondere, bereichernde Erfahrung erlebt werden kann. Der SuSi-Fragebogen ist ein Instrument der Rehabilitation und kann den Recovery-Prozess unterstützen.

Der Sinn-Zugang junger Patienten

Wenn es wie bei unserer Patientengruppe schon viel Raum gibt für das subjektive Erleben und Recovery, dann ist das Bedürfnis, anhand von Fragebögen über Sinngebung zu sprechen, nicht so groß. In spezifischen Situationen hat der Fragebogen jedoch seinen Wert erwiesen. Besondere Aufmerksamkeit braucht die Zielgruppe der jungen Menschen ohne Krankheitseinsicht am Anfang ihrer psychiatrischen »Karriere«: Ein nicht ganz realistischer Optimismus und viel Vertrauen in die eigenen Möglichkeiten sind Merkmale dieser Personen. Sie glauben nicht an ein Rezidiv, obwohl das Risiko manchmal groß ist, einschließlich einer Zwangsaufnahme und den drohenden Verlusts sozialer Rollen.

Die Suche nach dem Sinn scheint weniger im Vordergrund zu stehen und kommt eher implizit darin zum Ausdruck, was junge Menschen im Allgemeinen denken und tun. Deshalb brauchen viele junge Erwachsene einen besonderen Raum, viel Zeit und einen Kontakt mit vorsichtiger Begrenzung und manchmal auch Konfrontation, um sich tieferen Fragen zuzuwenden. Vielleicht gilt das bei den Jugendlichen mit Psychoseerfahrung in noch höherem Maße als bei der Jugend ohne diese Erfahrungen.

Die Sinnsuche ist aber ein Thema, das sich entwickelt, wenn die Zeit vorangeschritten ist, und sicher auch wieder auftaucht, wenn ein Rezidiv bevorsteht. Unsere Erfahrung ist, dass die Patientinnen und Patienten selbst nach einiger Zeit die Frage nach Sinn und Bedeutung stellen.

Psychiatrische Pflege und die Suche nach dem Sinn

Michael Schulz

Im Hinblick auf die Versorgungsstrukturen, die das Gesundheitssystem zur Behandlung und Versorgung psychisch erkrankter Menschen bereithält, stellt die psychiatrische Pflege seit jeher einen zentralen Baustein dar. Die Vorläufer dieser Pflege – also die »Wärter« – waren in den Kliniken, bevor andere Berufsgruppen dort waren. Die Pflegerinnen und Pfleger arbeiten gerade in stationären Settings von allen Berufsgruppen des therapeutischen Teams am dichtesten mit den Patienten (»Frontline Workers«).

Ein Blick in die Geschichte zeigt, dass die Anforderungen an das, was psychiatrisch Pflegende können sollten, über die Jahrzehnte hinweg einem starken Wandel unterzogen war. In einem *Leitfaden für Irrenpfleger* aus dem Jahre 1914 wird das Anforderungsprofil für psychiatrisch Pflegende wie folgt beschrieben:

» Liebe, Teilnahme, völlige Selbstverleugnung, Furchtlosigkeit, Engelsgeduld, Sanftmut, Selbstbeherrschung, Gehorsam gegen Vorgesetzte, Fleiß, Eifer, gesunden Verstand, männlich festen Charakter und Gewissenhaftigkeit. Eintrittsalter: 24–36 Jahre – in diesem Alter sind sie noch gelehrig und gefügig. Später werden sie eigensinnig und rechthaberisch und wollen sich selbst ein Wort erlauben « (SCHOLZ 1914).

Nachholbedarf der Pflege in Deutschland

Beschäftigt man sich eingehender mit der jüngeren Geschichte der psychiatrischen Pflege und ihren Ansätzen zur Begleitung, Versorgung und Behandlung von Personen mit Psychose, dann stellt man insgesamt eine große Verunsicherung fest, die vor allem im deutschen Sprachraum vielerorts auch eine tiefe Sinnkrise zur Folge hatte. Zum Verständnis dafür, inwiefern die Frage nach dem Sinn einer Psychose für die Pflege ein hilfreicher Beitrag für eine notwendige Neuausrichtung der psychiatrischen Pflege darstellen kann, sei kurz auf zwei bedeutende Wesenszüge psychiatrischer Pflege in Deutschland eingegangen:

Späte Akademisierung: Die im internationalen Vergleich verspätete Anerkennung und Etablierung psychiatrischer Pflege als akademische Disziplin hat zu einer Isolierung des deutschsprachigen Raumes und damit zu einer verstärkten Abhängigkeit von anderen orientierungsgebenden Institutionen und Meinungsführern geführt. In diesem Fall waren es vor allem die psychiatrisch-medizinischen Strömungen, die die pflegerische Arbeit in der Psychiatrie konzeptuell stark beeinflusst haben.

Stationäre Dominanz: Als weiteres deutsches Problem der psychiatrischen Pflege muss angeführt werden, dass sie ihren Schwerpunkt nach wie vor im stationären Setting hat und entsprechend die stationären Interessen und damit auch die eher biologisch orientierten Paradigmen bedient. Als letzte Berufsgruppe des multidisziplinären Teams hat sie das Krankenhaus bisher nicht wirklich verlassen. Beeindruckt von den vermeintlichen, aber umso nachhaltiger medial vermittelten Erfolgen der Neurobiologie und der Neurowissenschaften (HASLER 2011), glauben viele in der psychiatrischen Pflege Tätige auch nicht mehr wirklich, dass ihre zwischenmenschlichen und interaktionsintensiven Leistungen einen wichtigen und vor allem anerkannten Beitrag zur Genesung des Patienten leisten können.

Diese Entwicklungen hatten unter anderem zur Folge, dass der Pflege der Zugang zum Sinn der Psychose zunehmend schwerfiel. Wenn Thomas BOCK (2012b) im Zusammenhang mit eigen-sinnigen Patienten von den zwei Höllenhunden »Compliance« und »Krankheitseinsicht« spricht, die die Psychiatrie bewachen, dann war (und ist) es vor allem die Pflege, die jene Werte nachdrücklich einfordert, weil ein medizinorientiertes Paradigma die wesentliche Aufgabe der Behandlung in der Reduktion von (Positiv-)Symptomen sieht und dies vor allem über die Gabe der Medikamente erreicht werden soll.

Den subjektiven Sinn von Psychosen zu erforschen bedeutet, in einen interessierten und offenen Austausch über diese Phänomene einzutreten. Patientinnen und Patienten sind sich häufig zu Recht nicht sicher, wie Informationen über Inhalte und Sinn, etwa von vorhandenen inneren Stimmen, von Professionellen, die einem medizinorientierten Paradigma folgen, interpretiert werden.

Auf der Suche nach Sinn – neue Modelle in der Pflege

In der Vergangenheit gab es für die psychiatrische Pflege vor allem im angloamerikanischen Bereich durchaus wissenschaftlich fundierte pflegetheoretische Ansätze, die der Sichtweise der Betroffenen eine größere Bedeutung einräumten. Dies gilt zum Beispiel für das *interpersonale Pflegemodell* von Hildegard Peplau, in dem sie, Sullivan folgend, den Wert der Beziehung zwischen Pflegenden und Betroffenen in den Mittelpunkt stellte (PEPLAU 2009). Auch Phil Barker stellt in seinem in den 1990er Jahren entwickelten *Gezeitenmodell* die Einzigartigkeit der individuellen Lebensgeschichte der Betroffenen und den Wert des Erfahrungswissens in den Fokus (BARKER/BUCHANAN-BARKER 2013).

Diese Modelle waren allerdings lange nicht in deutscher Sprache erhältlich und spielten für die psychiatrische Pflege und die Arbeit im Krankenhaus keine Rolle. Erst mit Beginn der deutschsprachigen Diskussion um Recovery – mit dem Erscheinen des Buches von Michaela AMERING und Margit SCHMOLKE im Jahr 2007 – eröffnete sich für die psychiatrische Pflege eine neue Perspektive. In diesem Kontext gewinnt das individuelle Krankheits- und Erfahrungswissen der Betroffenen deutlich an Gewicht. Gerade in der wissenschaftlichen Forschung zur psychiatrischen Pflege, die zeitgleich zu diesem Prozess im deutschsprachigen Raum erste zarte Ansätze hervorbrachte, wurde dieses Thema dankbar aufgenommen (dazu auch ZUABONI u. a. 2012).

Das Recovery-Konzept erscheint für Pflegende vor allem deshalb attraktiv, weil sie an jenes Pflegebild erinnern, das sie einst bei der Berufswahl hatten. Dazu gehört zum Beispiel die Forderung nach mehr Partizipation, die Hoffnung als zentrale Dimension (Pflegende als »Holder of Hope«), die Fokussierung auf Ressourcen oder auch das gewandelte Verhältnis zu den Betroffenen, die nun als »Experten aus Erfahrung« in den Stationszimmern auftauchen. In diesem neuen Ansatz und den sich daraus ergebenden Implikationen für die Gestaltung von Pflege sehen viele Pflegekräfte und zunehmend auch Vertreter des Managements Chancen und Notwendigkeiten genug, um hier den schwierigen und lange vermiedenen, aber notwendigen Schritt zu einer Neudefinition der Berufsrolle zu versuchen.

Eine weitere Verbindung lässt sich zum sogenannten Corbin-Strauss-Pflegemodell (CORBIN/STRAUSS 2004) herstellen, welches die Arbeit an der individuellen Krankheitsverlaufskurve in den Mittelpunkt der Betrachtung stellt. Arbeit an der Krankheitsverlaufskurve muss den Soziologen Juliette Corbin und Anselm Strauss zufolge von den Betroffenen auf drei Ebenen erfolgen: krankheitsbezogene Arbeit, alltagsbezogene Arbeit und biografiebezogene Arbeit.

Die Aufgabe der Professionellen besteht dem Modell folgend darin, die Betroffenen und deren Umfeld bei den unterschiedlichen Dimensionen der Arbeit zu begleiten und zu unterstützen. Der SuSi-Fragebogen kann hier ein gutes Instrument sein, um das Phänomen des psychotischen Erlebens im Hinblick auf die schon geleistete und noch zu leistende Arbeit in den verschiedenen Dimensionen zu strukturieren.

Erfahrungen mit dem SuSi-Fragebogen in pflegerischen Settings

Im Studiengang »Psychiatrische Pflege/Psychische Gesundheit« an der Fachhochschule der Diakonie in Bielefeld gehört der SuSi-Fragebogen zum festen Bestandteil des Curriculums – Schwerpunkt: »Psychosoziale Interventionen«. Anhand der vorliegenden Literatur zu dem Instrument wird der praktische Einsatz zunächst innerhalb der Gruppe diskutiert. Anschließend bekommen die Studierenden, die alle im psychiatrischen Versorgungsfeld arbeiten, die Aufgabe, das Instrument in der Praxis zu erproben.

Aus den anschließend rückgemeldeten Erfahrungen der Studierenden werden im Folgenden einige Aspekte dargestellt. In der Arbeit mit dem Bogen wurde bisweilen deutlich, wie lang der Weg der Sinnsuche der Betroffenen schon gewesen ist und wie sich ihr Blick auf die Krankheit in diesem Prozess verändert hat. Die Studierende Andrea Stark schreibt in diesem Zusammenhang:

» Ich habe den Bogen zwei ›psychoseerfahrenen‹ Frauen mittleren Alters, die beide inzwischen aufgrund ihrer psychischen Erkrankung berentet sind, vorgelegt. Im Gespräch über die jeweils subjektiven eigenen Erfahrungen in der Psychose eröffneten sich neue Themenbereiche. Eine der Frauen hatte vor ca. 17 Jahren zwei Psychosen mit Klinikaufent-

halten. Sie hat ihre damaligen psychotischen Episoden als sehr schlimm erlebt und dann über Jahre mit Psychotherapeuten an sich gearbeitet, aber bisher mit keiner Person so direkt über ›ihre Psychose‹ geredet.
Mit großem zeitlichem Abstand war ihr das nun gut möglich. Sie lebt nach der Psychose bewusster und authentischer als zuvor und kann sich inzwischen auch besser gegen schwierige Mitmenschen abgrenzen und ihre Meinung kundtun, vorher ist sie maskenhaft und schauspielernd gewesen, hat immer versucht, anderen alles recht zu machen. Ihre psychischen Krisen haben ihr geholfen, sich zu entwickeln – und trotz Einschränkungen hat sie nun ein besseres Leben als vor dem ersten Auftreten ihrer Psychose. Sie hat keine Angst mehr vor ihrer Psychose und geht auch davon aus, dass sie nicht mehr auftritt.
Der zweiten Patientin, die vor 15 Jahren die erste Psychose hatte, habe ich den Bogen zum Ausfüllen gegeben und ihn mit ihr besprochen. Sie schreibt sehr viel, Briefe und Tagebuch – Schreiben ist ihr Medium. Diese Frau sagt, dass sie ständig in der Psychose wie in einer Art Parallelwelt lebt, täglich wechselnd mehr oder weniger intensiv. Sie kann Halluzinationen und Stimmenhören auch als positiv empfinden, aber auch Angstzustände und starke innere Unruhe und Getriebensein entwickeln. Sie äußert sich sehr detailliert zu den Fragen des Bogens. Sie weiß sich inzwischen auch in gewissem Maße selbst zu helfen durch Ablenkung (Spaziergang, Malen, Schreiben, Hausarbeit) oder dadurch, dass sie sich Hilfe sucht, wenn sie welche benötigt.
Sie vermisst oft das Verständnis von Mitmenschen und empfindet Phasen stärkeren psychotischen Erlebens als schwer aushaltbar, Medikamente helfen ihr, stabil zu bleiben. In akuten Krisensituationen hilft ihr auch ein stationärer Aufenthalt.
Beide Frauen können sich mit ihrer Psychose auseinandersetzen und sie als Teil ihres Lebens und für sie persönlich sinnhaft empfinden. Sie erkennen auch, dass die Psychose etwas mit ihrem eigenen Leben zu tun hat. «
Die beiden Beispiele zeigen, dass der Fragebogen Auseinandersetzungen anstoßen kann und dass hierdurch für psychiatrisch Tätige der Zugang zur subjektiven Sinnkonstruktion möglich wird.

Schmaler Grat von Vertrauen und Misstrauen – SuSi in der Forensik

Der Studierende Matthias Pauge hat den Einsatz des SuSi-Fragebogens in einem forensischen Setting erprobt. Aus seinen Ausführungen wird deutlich, wie schmal der Grat zwischen Vertrauen und Misstrauen und damit einhergehend zwischen Offenheit und sozial erwünschtem Verhalten in Zwangskontexten ist.

» Den Fragebogen bin ich mit einem beurlaubten Patienten aus dem Maßregelvollzug durchgegangen. Dieser hat bereits mehrere Aufenthalte im Maßregelvollzug hinter sich. Er hat lange Zeit Crack und Marihuana konsumiert, was sich negativ auf die Symptome seiner Psychose ausgewirkt hat. Der Befragung stand er anfangs skeptisch und vorsichtig gegenüber. Ich habe ihn darüber aufgeklärt, dass das Ausprobieren des Bogens eine Art Hausaufgabe für mein Studium ist. Er zeigte sich bereit, doch lässt sich an dieser Stelle nicht trennen, ob er Bereitschaft zeigt, um in jedem Fall compliant zu bleiben, oder ob er sich tatsächlich von mir vom Sinn der Intervention überzeugen ließ.
Jedenfalls war die Mitarbeit hervorragend. Er konnte sich 45 Minuten auf die Fragen konzentrieren. Immer wieder begann er zwischen den Fragen zu erzählen, wie er bestimmte Situationen in akuten Phasen der Krankheit erlebt hat. Anschließend konzentrierte er sich wieder auf die Fragen. Fragen, die sich auf den akuten Verlauf einer Psychose bezogen und implizierten, dass diese aktuell nicht (mehr) präsent sei, beantwortete er mit großer Nachsicht. Er gab mir zu verstehen, dass er diese Fragen nicht nachvollziehen könne, da er die Erfahrung gemacht habe, akute psychotische Phasen nicht von einem gesunden Zustand unterscheiden zu können.
Um mir das zu verdeutlichen, erklärte er, dass er sich gegenwärtig in einem psychotischen Zustand befinden könnte, ohne den Zustand realisieren zu können. Daher sei es für ihn schwierig, auf diese Fragen einzugehen. Ich versuchte ihn vom Gegenteil zu überzeugen, indem ich ihm von meinem Eindruck des Gespräches erzählte. Der Gesprächsverlauf war geordnet, er konnte die Fragen verständlich beantworten und machte dabei einen strukturierten Eindruck. «
Zwangskontexte sind therapeutisch immer eine zweischneidige Angelegenheit, in diesem Beispiel zeigt sich aber, dass der Fragebogen auch

unter solchen Bedingungen einen anderen Zugang zum Patienten eröffnet.

Gerade in hoffnungsarmen Situationen – Empfehlungen von Studierenden

Der Einsatz des SuSi-Fragebogens ist aus Sicht der Studierenden unbedingt zu empfehlen. Er eignet sich dazu, »über Psychoseerfahrungen ins Gespräch zu kommen und gemeinsam herauszufinden, wie der erkrankte Mensch mit seiner Krankheitserfahrung bestmöglich unterstützt und begleitet werden kann« (Andrea Stark). Auch wirke die Arbeit mit dem Instrument für die Patientinnen und Patienten entlastend. Gerade in langfristigen und vielfach auch hoffnungsarmen Situationen mache der Einsatz des Fragebogens Sinn. Dazu schreibt Nina Urbanzyk:

» Ich finde, dass der SuSi-Bogen ein gutes Instrument ist, um mit den Klienten ins Gespräch zu kommen. Die Suche nach Sinn spielt in unserer Arbeit oft eine Rolle. Der Bogen hilft den Klienten und den Pflegenden, miteinander verschiedene Aspekte zu betrachten. Wenn es die Möglichkeit gibt, möchte ich den Bogen in Zukunft noch mit jemandem ausfüllen, dessen Geschichte aus Sicht der Pflege als eher ›traurig‹, also mit ›schlechtem Verlauf‹, bezeichnet wird. Es ist sicher interessant herauszufinden, ob die Einschätzungen der Mitarbeiter mit der des Klienten zusammenpassen würden. «

Matthias Pauge sieht, dass mit dem Fragebogen Gespräche zustande kommen, die sonst nicht stattfinden. Im Einsatz des SuSi-Bogens zeige sich vor allem eine Erweiterung pflegerischer Möglichkeiten. Er schreibt:

» Gezielt werden Themen angesprochen, die sonst dem Psychologen vorbehalten sind. Doch ich denke, dass viele der angesprochenen Themen für den pflegerischen Alltag genauso relevant sind. Unterstützungsbedarfe können so in der psychosozialen Betreuung optimiert werden. Der Befragte hat die Möglichkeit, zu entscheiden, wie intensiv er das Thema bespricht. An der Intensität, mit der wir einzelne Themen besprochen haben, konnte ich weiter anknüpfen und auch in zukünftigen Gesprächen durchaus relevante Themen ansprechen. «

Die Studierenden berichten auch von dem Phänomen, dass selbst jene Patienten, die eine lange Krankheitsgeschichte und Erfahrungen in vielen verschiedenen Behandlungssettings haben, angeben, dass so noch nie jemand mit ihnen über ihre Psychose gesprochen habe. Von daher zeigt der SuSi-Fragebogen den Weg zu einer Form des Gesprächs, welche bisher seitens der Professionellen nicht wertgeschätzt wurde, und diese Form der Themenbearbeitung hat auch keine Pflege erfahren. Die Betroffenen bringen dieser Form des Gesprächs eine hohe Wertschätzung entgegen. Dies sollte Grund genug sein, dass die Pflege – ebenso wie die anderen Berufsgruppen – dem subjektiven Sinn von Psychosen mehr Bedeutung beimisst.

Erfahrungswissen ernst nehmen – neue Konzepte in der Pflege

Die psychiatrische Pflege befindet sich in einer Phase der Rekonzeptionalisierung (Schulz 2005). Im Sinne des Recovery und auf der Grundlage der pflegewissenschaftlichen Erkenntnisse zu langfristigen Krankheitsverläufen gewinnen hier Aspekte subjektiver Krankheitskonzepte und individuellen Erfahrungswissens zunehmend an Bedeutung. Die Frage nach dem subjektiven Sinn der Psychose ist, ähnlich wie die generelle Frage nach den Inhalten von Psychosen, vor allem im stationären Alltag eher tabuisiert. Der SuSi-Fragebogen bietet für die psychiatrische Pflege eine gute Möglichkeit, mit den für die Berufsgruppe identitätsstiftenden Themen »Beziehungsgestaltung« und »Empathie« ernst zu machen und mit den Betroffenen über die subjektive Bewertung des Erlebten ins Gespräch zu kommen.

Die Erfahrungen, die Studierende der Fachhochschule der Diakonie in Bielefeld mit dem Instrument gemacht haben, zeigen, dass dadurch Themen angesprochen werden, die sonst so in professionellen Settings weitestgehend fehlen, zumindest aber unterberücksichtigt bleiben.

Ich danke den Studierenden Diana Schmidt, Andrea Stark, Nina Urbanzyk und Matthias Pauge für ihre Beiträge zu diesem Artikel.

Subjektive Erfahrung und Wirksamkeit der Medikation

Dass Psychotherapie eine gewisse Anschlussfähigkeit der Sprache und der Zielsetzungen von Patient und Therapeut voraussetzt, versteht sich von selbst. Und dass eine bestimmte subjektive Deutung der Erfahrung den Zugang zu bestimmten psychotherapeutischen Interventionen bahnt und stützt oder eben bremst und blockiert, erscheint auch erst einmal einleuchtend. Schon deshalb sind Psychotherapeuten gut beraten, sich für die subjektiven Erklärungsmodelle und Bewältigungsstrategien der Patienten zu interessieren. Doch gilt das auch für Medikation? Muss auch der Pharmakotherapeut verstehen, was sein Patient oder seine Patientin denkt und fühlt, wie er oder sie die Symptome versteht bzw. nicht versteht?

Beziehung und Vertrauen

»Mit wem man spricht, den bringt man nicht um.« Mit diesem einfachen Zusammenhang warb Dorothea Buck bald nach dem Ende der Nazi-Psychiatrie für eine »sprechende« Psychiatrie, für mehr Ringen um Verständnis und vor allem für den Austausch auf Augenhöhe im Trialog der Psychoseseminare. Interesse schafft Beziehung, reflektierte Beziehung ermöglicht Vertrauen. Wer sich nicht nur für Defizite, sondern auch für Ressourcen interessiert, wer Symptome nicht nur als Ausdruck von entgleisten Transmittern sieht, sondern auch als Ringen um Balance auf allen biopsychosozialen Ebenen wahrnimmt, schafft die Basis dafür, Verantwortung zu teilen und Selbstverantwortung nicht zu blockieren.

Nicht nur Medikation, sondern auch Psychotherapie hat Wirkungen und Nebenwirkungen, kann nutzen und schaden. So wie Psychotherapie auch somatische Parameter beeinflussen kann, muss die Pharmakotherapie auch psychische Nebenwirkungen in Betracht ziehen. Das Krankheitskonzept des Arztes kann den Patienten subtil und

nachhaltig entmutigen, sein Nichtverstehen kann die angeblich krankheitsbedingten Abspaltungen von Gefühlen, Gedanken und Konflikten vertiefen. Oder sein Respekt und sein Interesse können den Patienten einbinden, sein Vertrauen festigen und dem Abbruch der Beziehung vorbeugen.
Hinsichtlich der Konsequenzen verschiedener Krankheitskonzepte gibt es inzwischen aufschlussreiche empirische Untersuchungen. So stellte eine große Schweizer Studie (RÖSSLER u. a. 1999) fest, dass Patienten mit idiosynkratischen, das heißt vom Arzt abweichenden, eigensinnigen Krankheitskonzepten eine signifikant höhere Lebensqualität aufweisen als andere. Das wurde inzwischen im umgekehrten Sinne mehrfach bestätigt: Patienten mit sehr angepassten, eng somatischen Krankheitskonzepten zeigen eine deutlich höhere Neigung zu Resignation, Depressivität und Suizidalität.

Symptomerleben und Compliance

Der Zusammenhang des Symptomerlebens und der Compliance lässt sich inzwischen durch empirische Studien belegen. So konnte eine Arbeitsgruppe um Steffen MORITZ (2013 a) zeigen, dass ein hoher Anteil der befragten Psychosepatienten die Medikamente nicht in erster Linie wegen der Nebeneffekte oder ihres Misstrauens gegenüber der Psychiatrie absetzte, sondern weil die Symptome für die Patienten subjektiv auch eine positive Bedeutung hatten, was von psychiatrisch Tätigen nie nachfragt worden war.
Entsprechend wundert es auch nicht, dass der Therapieerfolg von Patienten, Angehörigen und psychiatrisch Tätigen durchaus verschieden definiert wird. In einer Befragung von 131 »Triaden« gewichteten die Psychosepatienten vor allem ihr subjektives Wohlbefinden hoch, Therapeuten die Symptomreduktion, während Angehörige eine Mittelposition zwischen beidem einnahmen (KAROW u. a. 2012).
Dass das Phänomen der sogenannten Non-Responder nicht rein biologisch zu betrachten ist, zeigt die folgende Geschichte von Hildegard Wohlgemuth. Aus subjektiver Perspektive gibt es einen fließenden Übergang zwischen der Nichtwirksamkeit und der Nichteinnahme von Medikamenten. Bei beiden spielt die subjektive Bedeutung der

Symptome eine wichtige Rolle. Gegen die Stimmen der Kinder im Luftschutzkeller, deren Verlust sie nie verwunden und deren Tod sie nie akzeptiert hat, hilft keine psychiatrische Intervention – weder Elektro- noch Insulinschocks, weder alte noch neue Psychopharmaka. Ihre subjektive Bedeutung ist stärker als jede Chemie. Gegen die sehr bedrohlichen Halluzinationen von Kriegsgeräuschen und -bildern, die eng mit dem Thema ihrer Kindheit verknüpft sind, helfen sie jedoch – gezielt und begrenzt. Diese Doppelstrategie gilt es zu übertragen. Die Gleichberechtigung von Gestalten, Akzeptieren, Interesse und symptomatischer Behandlung inklusive der Angstreduktion gilt es zu akzeptieren (Bock 2011).

Nachvollziehbare Ambivalenz – Beispiel eines bipolar Erfahrenen

Im vierten Kapitel des vorliegenden Buches berichtet Hendrik Meyer von seinen manisch-depressiven Erfahrungen. Ich möchte sein Beispiel hier noch einmal aufgreifen. Er schreibt:

Erst als ich merkte und einsehen konnte, dass nicht allein die Medikamente ursächlich für meine Gefühlsarmut in der Depression waren (ich nehme Antispychotika), entstand in mir die Bereitschaft, ein Leben mit ihnen zu versuchen. »Mit den Medikamenten von den Medikamenten weg.« Dieser Satz meiner Mutter half mir dabei, die Tabletten zu akzeptieren. Dabei akzeptierte ich allerdings nicht stumpf, wozu mir Ärzte rieten, sondern verhandelte in jeder Sitzung neu um meine Dosis und scheute dabei keine Konfrontation.
Für das Gelingen dieses Plans war es jedoch nötig, dass ich zu dem Willen, die Medikamentendosis zu reduzieren, auch die Bereitschaft entwickelte, die Dosis eventuell vorbeugend eigenständig zu erhöhen. Hierbei entstand in mir die Erkenntnis der Relativität der Wirkungen und Nebenwirkungen der Medikamente. Wird mir nämlich eine Dosis verordnet und vielleicht sogar zwangsweise zugeführt, gehe ich davon aus, dass mir die Medikamente schaden werden. Die tatsächlichen Effekte sind für mich äußerst unangenehm und das Gefühl der Ohnmacht wird verstärkt. Nehme ich aber freiwillig und vollkommen

selbstständig ein wenig mehr, so erlebe ich die Auswirkungen zwar auch als sehr einschränkend, bin gleichzeitig aber froh über das Wissen, mir damit eventuell eine noch höhere Dosis oder sogar einen Aufenthalt in der Psychiatrie erspart zu haben. Mein gedämpftes Erleben kann ich dadurch viel leichter ertragen. Nichtsdestotrotz ist mein Ziel, früher oder später ohne Medikamente ein komplett eigenständiges und selbstbestimmtes Leben zu führen.

Psychologie der Medikation

Die Wirkung der Medikation wird immer auch von »Placeboeffekten« gespeist, also von Hoffnung und Erwartung. Zudem wird sie gebrochen vom subjektiven Sinn, denn die Funktionalität der Symptome kann stärker sein als die Kraft der Substanzen. Die Chemie der Medikamente ist von der »Chemie der Beziehung« in der Therapie nicht zu trennen, will sie in einem tiefer gehenden Sinn erfolgreich sein. Auch die medikamentösen Nebenwirkungen sind nie nur unter somatischen, sondern immer auch unter psychischen Aspekten zu betrachten: Welches Bild vom Menschen, vom Leben, von der Erkrankung wird vermittelt? Welches Selbstkonzept nahegelegt? Wird ein innerer Selbstbezug, ein Selbstverstehen erleichtert oder erschwert?

Die Medikation kann (ungewollt) dazu beitragen, dass Verantwortung delegiert, Selbstregulation geschwächt, (Selbst-)Verstehen erschwert und die Abspaltung des Erlebens vertieft wird. Die Wechselwirkung von Pharmako- und Psychotherapie ist also wesentlich komplexer als das übliche Entweder-oder oder »Erst das eine – dann das andere«. Sie kann destruktiv ablaufen oder konstruktiv gewendet werden.

Wenn sich immer noch viele Psychotherapeuten schwertun, psychoseerfahrene Menschen zu behandeln, so reflektiert das nicht deren Bedarf oder Möglichkeit und auch nicht die wissenschaftlich begründete Notwendigkeit, Psychotherapie anzubieten. Obwohl alle modernen Behandlungsleitlinien Psychotherapie vorschreiben, sieht die Behandlungsrealität in Deutschland anders aus: Die Pharmakotherapie dominiert das Geschehen, obwohl deren Ergebnisse längst nicht befriedigend und die Nebenwirkungen beträchtlich sind. »Die letzten Jahrzehnte haben gezeigt, dass insbesondere die Negativsymptomatik durch Pharmakotherapie nur bedingt modifizierbar ist. Die Forderungen nach einer multidimensionalen und professionellen Psychotherapie wurden immer stärker«, so der Vorsitzende der Deutschen Gesellschaft für Psychiatrie, Psychotherapie und Nervenheilkunde Peter Falkai 2012 (BOCK 2012).

Primat der Beziehung

Die hier dargestellten Zusammenhänge und Beispiele stellen den Nutzen von Psychopharmakotherapie nicht grundsätzlich infrage. Darum geht es auch nicht. Das Beispiel von Hildegard Wohlgemuth unterstreicht ihre potenziell lebensrettende Funktion. Entscheidend sind die sorgfältige Analyse der Situation, der Respekt vor und das Interesse an der subjektiven Bedeutung der psychotischen Erfahrung sowie ein entsprechend partnerschaftliches Aushandeln der Therapieziele. Eine in diesem Sinne »individualisierte Pharmakotherapie« ist nicht nur verträglicher, sondern auch erfolgreicher. Ob die individuellen *physiologischen* Zusammenhänge ähnlich bedeutsam werden (Literatur), bleibt abzuwarten – die großartigen Versprechungen machen erst einmal skeptisch. Die individuellen psychologischen Zusammenhänge sind offensichtlich und verlangen mehr Respekt, und zwar keineswegs nur auf die Pharmakotherapie bezogen.

Standardisierte, nicht individuell begründete und partnerschaftlich ausgehandelte Therapieprogramme sind bei Psychosepatienten grundsätzlich fragwürdig; das gilt für Pharmako- wie für Psychotherapie. Psychoseerfahrene Menschen spüren besonders sensibel, ob ihnen Respekt entgegengebracht, ob ihre Individualität gewürdigt, ihre Besonderheit wahrgenommen wird und ob sie als Person oder als Symptomträger gemeint sind (Bock u.a. 2007). Medikation kann hilfreich sein, doch nur im Kontext einer hilfreichen Beziehung. Viele sogenannte Noncompliance-Patienten lehnen nicht in erster Linie ein bestimmtes Medikament ab, sondern ein reduziertes Verständnis von ihnen als Person und eine patriarchale Beziehung (BOCK 1999, 2011a).

Biografische Krankheitsverarbeitung in der Psychoedukation

Friederike Schmidt und Katrin Körtner

Psychoedukative Interventionen sind in den letzten Jahren zu einem festen Bestandteil der (stationären) Behandlung schizophrener Psychosen geworden. Dabei kommen meist kurze informationszentrierte Programme mit einem Fokus auf Wissensvermittlung und Förderung von Krankheitseinsicht und Compliance zum Einsatz, die an einem biomedizinischen Krankheitsmodell orientiert sind. Ein empirischer Nachweis für ihre Wirksamkeit über einen reinen Wissenszuwachs hinaus fehlt bislang (LINCOLN u.a. 2007; MERINDER 2000; PEKKALA/ MERINDER 2002). Studien aus anderen Bereichen geben zudem Hinweise auf mögliche Risiken dieser Interventionen – etwa hinsichtlich eines negativen Zusammenhangs von Krankheitseinsicht und Lebensqualität (HASSON-OHAYON u.a. 2006; KAROW u.a. 2008). Aus diesem Grund führten wir eine Studie zu der Frage durch, welche Bedeutung der Psychoedukation – und insbesondere dem dort vermittelten Krankheitsverständnis – für die biografische Krankheitsverarbeitung der Betroffenen zukommt (SCHMIDT 2012).
Als biografische Krankheitsverarbeitung wurden in Anlehnung an die *Konzepte der biografischen Arbeit* von Juliette CORBIN und Anselm STRAUSS (2004) sowie die *Krankheits-Identitätsarbeit* von Sue ESTROFF und Mitarbeitern (1997) die Prozesse und Aspekte der Krankheitsverarbeitung und -bewältigung bezeichnet, die sich auf die Auseinandersetzung mit den Krankheitserfahrungen hinsichtlich ihrer Konsequenzen für das eigene Selbstkonzept und die weitere Lebens- und Beziehungsgestaltung beziehen. Wir kombinierten eine prospektive quantitative Studie zur Evaluation eines (teil)stationären, psychoedukativen Interventionsprogramms mit einer qualitativen Interviewstudie, angelehnt an die Grounded-Theory-Methodologie (STRAUSS/CORBIN 1996) und die Methoden zur Rekonstruktion narrativer, erzählter Identität (LUCIUS-HOENE/DEPPERMANN 2004).

Herstellung von Normalität

Bei der Auswertung der Interviews zeigte sich, dass viele Teilnehmerinnen und Teilnehmer im Bericht über ihre Krisen- oder Psychoseerfahrungen vornehmlich »normalisierende Darstellungen« verwenden, in denen die Erfahrungen als Teil eines allgemeinmenschlichen Erfahrungsraums beschrieben werden und es keine klare Abgrenzung zwischen »normalem« und »psychotischem« Erleben gibt. Eigene Erlebens- und Verhaltensweisen während einer Psychose werden dabei nicht nur aus der Rationalität der Psychose, sondern auch aus den individuellen Lebens- und Entwicklungsbedingungen heraus verständlich und als Teil des eigenen Erlebens beschrieben.

Auch die Psychose als Ganzes wird häufig mit den persönlichen »Lebensthemen« in Verbindung gebracht, etwa als Ausdruck oder Lösungsversuch eines akuten Konflikts, als Zusammenbruch aufgrund der Anhäufung seelischer Belastungen oder als Flucht aus einer als ausweglos erlebten Situation. Eine Teilnehmerin erklärt ihre Psychose beispielsweise als einen funktionalen und im menschlichen Organismus vorgesehenen Selbstschutzmechanismus, der einsetzt, wenn sie selbst nicht mehr in der Lage ist, für sich zu sorgen, weil sie in ihrem Leben nur gelernt hat, »immer zu funktionieren«. Das (weiterhin bestens funktionierende) Gehirn schaltet während der Psychose auf »Autopilot« und bringt sie durch die Produktion wahnhaft-psychotischer Erlebensweisen dazu, aus für sie schädlichen Umweltbedingungen zu fliehen.

Durch die Verbindung von individuellen »Lebensthemen« und Psychose kann die Erkrankung in die eigene Biografie integriert und damit biografische Kontinuität (wieder)hergestellt werden sowie ein subjektiver Sinn der Krankheit(serfahrungen) konstruiert werden. Gleichzeitig kann so auch die Bedeutung der Erkrankung für die biografische Entwicklung verständlich und eine Erklärung oder Rechtfertigung wiederkehrender Lebensthemen erleichtert werden.

Flexible Erklärungsmodelle zur Stärkung des Selbstkonzepts

Entsprechend den Befunden aus früheren Studien weisen auch die Teilnehmenden unserer Studie keine einheitlichen, starren Krankheitskonzepte auf, sondern eher flexible Erklärungssysteme, in denen kontextabhängig unterschiedliche Erklärungen, Haltungen und Positionierungen zur Erkrankung nebeneinander existieren (siehe auch GEEKIE 2004; LARSEN 2004; LEFERINK 1997). So kann eine Psychose als fremd und bedrohlich und gleichzeitig als (teilweise) verständlich und nachvollziehbar erlebt und beschrieben werden. Sie kann einen beängstigenden Kontrollverlust bedeuten und gleichzeitig als Selbstschutzmechanismus verstanden werden. Dieses Nebeneinander von Erklärungen scheint der Komplexität der Erfahrungen eher gerecht zu werden als die zur Verfügung stehenden, meist dichotomen Konzepte von Symptom und Bewältigung, »normalem« und psychotischem Erleben (siehe TOPOR 2001).

Das Nebeneinander unterschiedlicher Erklärungen kann darüber hinaus selbst »funktional« sein zur Aushandlung verschiedener, teilweise widersprüchlicher Bedürfnisse der biografischen Krankheitsverarbeitung. Unterschiedliche Erklärungen lassen beispielsweise auch unterschiedliche Schlüsse zu, wo Verantwortung lokalisiert wird, aber auch wo Handlungsmöglichkeiten in Bezug auf die Erkrankung gesehen werden. Durch wechselnde Erklärungen kann es daher möglich werden, Ansprüche von Kontrolle und Selbstbestimmung aufrechtzuerhalten und gleichzeitig Fragen von Schuld und Verantwortung auszuhandeln.

Insgesamt scheinen sich die Teilnehmer mit ihren flexiblen Erklärungssystemen in einem Spannungsverhältnis zu bewegen zwischen dem Wunsch, ihre Krankheit(serfahrungen) in Biografie und Selbstkonzept zu integrieren, und sich gleichzeitig vom Stigma der Erkrankung abzugrenzen und eine krankheitsunabhängige Identität aufrechtzuerhalten. An den Endpunkten dieses Spannungsverhältnisses scheinen sich die beiden Aspekte auszuschließen: Es kommt zu einer (ausschließlichen) Fokussierung auf die Krankheitsidentität (»Ich bin nur Erkrankung«) oder einer (totalen) Abgrenzung von der Erkrankung (»Die Erkrankung gibt es nicht«).

Risiken von Psychoedukation: Distanzierung und mangelnde Zuversicht

Die Ergebnisse unserer beiden Studien bestätigen das Potenzial der Psychoedukation: Unterstützung der Betroffenen bei der Krankheitsbewältigung durch Informationsvermittlung, Entlastung durch den Austausch mit anderen Betroffenen und insbesondere höhere Akzeptanz der medikamentösen Behandlung. Gleichzeitig werden aber auch Risiken dieser Interventionen deutlich, die sich aus einer starken Fokussierung auf die Medikamenten-Compliance und die darauf ausgerichtete Vermittlung des biomedizinischen Krankheitskonzepts ergeben.

Im Vergleich zu den individuellen, normalisierenden Beschreibungen der Psychoseerfahrungen durch die Teilnehmer fördern die psychoedukativ vermittelten abstrakten psychiatrischen Fachbegriffe eher eine Distanzierung von den eigenen Erfahrungen und der subjektiv erlebten Bedeutung. Die veränderten Erlebens- und Verhaltensweisen werden auf diese Weise eher zu unverständlichen, unkontrollierbaren und sinnfreien Symptomen. Darüber hinaus verliert das dort vermittelte Vulnerabilitäts-Stress-Bewältigungsmodell häufig seinen ursprünglich integrativen Charakter. An die Stelle treten eine (mono)kausale somatische Erklärung, im Sinne einer genetisch bedingten Krankheitsanfälligkeit und Hirnstoffwechselstörung, sowie ein oberflächlicher Stressbegriff. Verglichen mit den individuellen und flexiblen Erklärungssystemen der Teilnehmenden kann dies zu einer Abstraktion und Entfernung von den persönlichen Lebens- und Entwicklungsbedingungen führen, während die Krankheitsfaktoren im Körper bzw. Gehirn der Person selbst verortet werden.

Die daran ansetzenden Bewältigungsstrategien stellen vor allem die Medikamenteneinnahme und die Reduktion von Stress in den Mittelpunkt. Dies kann der Zuversicht und dem Selbstvertrauen der Betroffenen jedoch entgegenwirken, indem potenziell Stress auslösende Herausforderungen des Lebens grundsätzlich gemieden werden. Auch besteht die Gefahr, dass bestehende innerpsychische Konflikte oder »dysfunktionale Bewältigungsversuche« eher verstärkt werden. Somit wird vermieden, differenziert zu betrachten, was genau den »Stress« auslöst, und Strategien zu erarbeiten, wie bestimmte Herausforderungen möglicherweise trotzdem bewältigt werden können – wofür die individuellen Erklärungen häufig schon vielfältige Ansatzpunkte bieten.

Implikationen für die Praxis

Unsere Ergebnisse machen deutlich, dass die Vermittlung der Psychose als eine pathologische, genetisch bedingte und durch Stress getriggerte Stoffwechselstörung des Gehirns mit typischen krankhaften Erlebens- und Verhaltensweisen und Fokussierung auf Medikamenten-Compliance und Stressreduktion nicht nur nicht ausreicht, sondern auch problematisch für die biografische Krankheitsverarbeitung der Betroffenen sein kann: Durch die Lokalisierung der Erkrankung in der körperlichen Konstitution der Person kann die Identifizierung mit der Krankheit so weit vorangetrieben werden, dass die Zuversicht hinsichtlich aktiver Bewältigungsversuche und damit die Selbstwirksamkeit der Betroffenen nachlassen.

Weiterhin trägt der Fokus auf dem biomedizinischen Krankheitsmodell zu einer Entfernung von den subjektiven Erklärungsansätzen und damit den individuellen Lebens- und Entwicklungsbedingungen der Betroffenen bei. Eine derartige Komplexitätsreduktion kann zwar als entlastend erlebt werden, birgt aber auch die Gefahr, das sinnstiftende, verständnisgenerierende und identitätsschützende Potenzial der individuellen Erklärungsansätze für die biografische Krankheitsverarbeitung zu vernachlässigen. Durch den starken Schwerpunkt in der Psychoedukation auf der Identität als psychiatrischer Patient besteht die Gefahr, dass sich auch die Betroffenen selbst vermehrt an einem der zwei Extrempole des Krankheitsverständnisses positionieren, nämlich entweder der totalen Abgrenzung von oder aber der vollständigen Identifikation mit der Psychose.

Der für die Krankheitsbewältigung sinnvolle Weg einer Integration der Psychoseerfahrungen in Biografie und Selbstkonzept bei gleichzeitiger Aufrechterhaltung krankheitsunabhängiger Identität wird somit deutlich erschwert. Sinnvoller als eine Psychoedukation im herkömmlichen Sinne scheint daher eine individuelle und emotionale Auseinandersetzung mit den Psychoseerfahrungen, um aufbauend auf den Erklärungsansätzen der Betroffenen zu einem gemeinsamen Krisenverständnis zu gelangen, welches auch die Möglichkeit aufrechterhält, individuelle Lösungsversuche zu verstehen und in ihrem positiven Zweck ernst zu nehmen.

Raum für Individualität – Weiterentwicklung des Metakognitiven Trainings

Steffen Moritz, Charlotte Wittekind, Kalia Planells Keller, Francesca Bohn und Dieter Naber

Grenzen der Wirksamkeit bisheriger Pharmakotherapie

Die psychopharmakologische Behandlung mit Antipsychotika stellt seit der Einführung von *Chlorpromazin* in den 1950er Jahren das Mittel der ersten Wahl bei der Behandlung von Psychosen dar. Antipsychotika haben sich insbesondere für die Rezidivprophylaxe bewährt (LAMBERT/NABER 2012). Der anfängliche Enthusiasmus, der sowohl die Einführung der ersten als auch die der zweiten Generation begleitete, ist zunehmend einer differenzierteren Betrachtung gewichen. Metaanalysen zeigen, dass diese Wirkstoffklasse gegenüber Placebo eine mittlere Effektivität aufweist (LEUCHT u. a. 2009). Neben der in vielen Fällen oft nur partiellen Wirksamkeit – rund ein Drittel der Patienten zeigt keinerlei Verbesserung – weisen die alten und neueren Präparate zudem häufig gravierende Nebenwirkungen auf (LAMBERT/NABER 2012). Dies wird als einer der Hauptgründe betrachtet, weshalb etwa die Hälfte der Betroffenen die Präparate über kurz oder lang absetzt (MORITZ u. a. 2013a).

Psychotherapie bei Psychosen galt in Deutschland lange Jahre als bestenfalls ineffektiv (siehe etwa MORITZ u. a. 2010b) – teilweise sogar als gefährlich – und beschränkte sich weitestgehend auf Varianten von Psychoedukation, das heißt auf die Aufklärung bezüglich vorrangiger Krankheitssymptome und der (antipsychotischen) Behandlung. Insbesondere englischen Kollegen wie Philippa Garety, Richard Bentall oder Tony Morrison ist es zu verdanken, dass psychotherapeutische Behandlungsansätze auch bei Psychosen zunehmend an Bedeutung gewinnen. Leider ist jedoch beklagenswert, dass Psychotherapie bei Psychosen hierzulande weiter selten Anwendung findet.

In den Jahren 2001 und 2002 begannen wir Material für ein neuartiges Training zu sammeln, welches den Namen »Metakognitives Training« (MTK) erhielt (gr. *meta* = »über« im Sinne von übergeordnet; lat. *cognitio* = »Erkenntnis«; für »Denken über das Denken«). Ziel des aus acht Modulen bestehenden Trainings, das kostenlos über www.uke.de/mct aus dem Netz heruntergeladen werden kann, ist es, jene kognitiven (geistigen) Verzerrungen zu behandeln bzw. zu »begradigen«, denen eine Rolle bei der Entstehung und Aufrechterhaltung der Positivsymptome wie Wahn zugeschrieben wird. Das Training umfasst:

- Modul 1: Zuschreibung;
- Modul 2 und 7: voreiliges Schlussfolgern;
- Modul 3: Unkorrigierbarkeit;
- Modul 4 und 6: Einfühlung;
- Modul 5: Gedächtnis;
- Modul 8: Stimmung und Selbstwert.

Die meisten Aufgaben innerhalb der Module dienen dazu, auf humorvolle, nicht kränkende Weise Zweifel an starren Überzeugungen zu sähen (für eine Übersicht siehe MORITZ u. a. 2013 b).

Metakognitive Prozesse stärken – eine Vorbeugung

Längsschnittstudien legen nahe, dass eine akute Psychose nicht unvermittelt auftritt. Sie bahnt sich in vielen Fällen bereits Wochen im Voraus an (KLOSTERKÖTTER 1992). Durch die Stärkung metakognitiver Prozesse sollen diese graduellen Veränderungen abgeschwächt und aufgehalten werden, bevor es zu einer akuten psychotischen Krise kommt.

Das Training wird in einer Gruppengröße von drei bis zehn Teilnehmerinnen und Teilnehmern und einer Vorgabefrequenz von ein bis möglichst zwei Mal pro Woche durchgeführt. Ein kompletter Trainingszyklus von acht Modulen kann somit in bis zu vier Wochen durchlaufen werden. Als Trainer kommen vor allem Psychologen oder

Psychiater infrage; durch die hohe Strukturiertheit des MKTs können aber auch andere Berufsgruppen das Training durchführen (Ergotherapeuten, Fachkrankenpfleger etc.).

Bei der Zusammenstellung der Module war es uns wichtig, zentrale Therapiewünsche von Patienten aufzugreifen, die oft weniger unter den sogenannten Positivsymptomen leiden, sondern besonders unter emotionalen und sozialen Problemen: Etwa 50 Prozent der Patienten mit einer Schizophrenie zeigen affektive Störungen wie Depressionen und weisen ein sehr niedriges Selbstwertgefühl auf (BUCKLEY u. a. 2009).

Interessanterweise legen neuere Untersuchungen nahe, dass das Ausmaß an Depression und negativen Einstellungen gegenüber der eigenen Person eine Wahnentstehung begünstigt. Insgesamt drei der acht Module thematisieren daher auch soziale Kognition und Selbstwert. In einer individualisierten Variante des Trainings (siehe unten), dem sogenannten MKT+, werden diese Aspekte noch intensiver aufgegriffen und bearbeitet.

Anfänge und jüngere Entwicklungen des MKT

Wichtig war uns vor allem, dass die Wissensvermittlung den Betroffenen Freude bereitet. Außerdem ist das Rational (= Ziel) der Maßnahme für die Teilnehmer transparent: Die von einem Betroffenen angeregte Folie »Was soll das Ganze?«, die in jedem Modul gezeigt wird und Teilnehmer laienverständlich über Forschungsbefunde zu Menschen mit einer Psychose aufklärt, findet großen Anklang. Betroffene wertschätzen hierbei, dass man mit ihnen durch die Vermittlung des Grundlagenwissens auf Augenhöhe über Mechanismen der Psychose spricht, ohne allerdings unnötig zu verallgemeinern.

Die Module sind jeweils inhaltlich in sich abgeschlossen und bauen nicht aufeinander auf, was eine offene Gruppenstruktur ermöglicht. Da viele Betroffene neben Motivations- und Aufmerksamkeitsproblemen häufig auch emotionale Defizite, wie mangelnde Schwingungsfähigkeit und Apathie, aufweisen, waren wir außerdem bemüht, anregendes Material zu entwickeln, welches das Interesse bindet. Studien zufolge scheint dies mit dem MKT-Programm gut gelungen zu sein.

Darüber hinaus eignet sich das MKT auch bei Patienten, die nicht oder nur wenig störungseinsichtig sind, da die Bearbeitung der Denkverzerrungen mithilfe wahnneutraler Aufgaben im Mittelpunkt steht. Der Zusammenhang von Verzerrungen und Psychose wird gezielt, aber behutsam und am Rande vermittelt. Dies gewährleitstet, dass individuelle psychotische Symptome nicht direkt angegriffen werden und die Patienten positive Lernerfahrungen (»Aha-Erlebnisse«) machen können, ohne dass eigene wahnhafte Überzeugungen auf brüske Weise herausgefordert werden (für Übersichten siehe MORITZ u. a. 2010 b; 2013 b).

Ein typischer Ablauf

Das vorrangige Ziel des Trainings ist, Patienten die eigenen Denkprozesse und -mechanismen auf spielerische Weise stärker bewusst zu machen sowie die Aufmerksamkeit für potenzielle Denkfallen zu schärfen. Entsprechend legen wir auf eine interaktive Gruppendynamik viel Wert. Zu Beginn der 45- bis 60-minütigen Module wird neuen Teilnehmern – möglichst durch erfahrene Gruppenteilnehmer – erklärt, worum es beim MKT geht und was der Begriff »Metakognition« bedeutet.
Danach folgen über einen Videoprojektor bzw. Beamer präsentierte Folien (pdf-konvertierte Powerpoint-Dateien). Am Anfang jeden Moduls wird in das jeweilige Thema eingeführt, beispielsweise ins Thema Gedächtnis (Modul 5). Gelegentliche Vor- und vor allem Nachteile von Denkverzerrungen werden besprochen. Essenzieller Bestandteil der metakognitiven Module sind Folien, die typisch menschliche (normale) Denkverzerrungen zum Inhalt haben (Beispiel: viele Menschen meinen sich zu erinnern, dass bei Raumschiff Enterprise häufig »Beam me up, Scotty« gesagt wurde, diese Zeile fiel in den Filmen jedoch nie!).
Diese als »Normalisierung« bezeichnete Technik soll zu einer Entpathologisierung der besprochenen kognitiven Verzerrungen führen. Den Patientinnen und Patienten wird vor Augen geführt, dass alle Menschen zu einem gewissen Grad anfällig für kognitive Fehler sind, deren Übersteigerung jedoch die Entstehung von falschen Überzeugungen

bis hin zum Wahn begünstigen kann. Im Anschluss wird den Patienten verdeutlicht, wie über eine Eskalation kognitiver Verzerrungen (im Beispiel: übermäßige Urteilssicherheit für Fehlerinnerungen) psychische Probleme ausgelöst werden können. Die Normalisierung erfolgt anhand vieler Beispiele und Übungen, die jeweils humorvoll und interaktiv vom Trainer moderiert werden.

Auf diese Weise sollen die Patienten nicht nur für die Fehlbarkeit des eigenen Denkens sensibilisiert werden, sie sollen auch in die Lage versetzt werden, mit eigenen kognitiven Defiziten besser umzugehen und so ebenfalls einen besseren Umgang mit eigenen wahnhaften Überzeugung zu trainieren (als Beispiel siehe die Abbildung auf S. 252).

Kurz vor Ende der Sitzung soll der Trainer zum Ende des Moduls vorblättern, an dem die Lernziele vermittelt werden. Am Ende jeder Sitzung rundet eine thematisch passende Fallgeschichte, anhand derer die pathologischen Ausformungen der Denkverzerrung vor Augen geführt werden, die Einheit ab. Diese Kasuistiken sollen auch dazu dienen, dass Teilnehmer von eigenen Begebenheiten erzählen bzw. eigene Erfahrungen untereinander austauschen können. Darüber hinaus erhalten die Teilnehmenden zudem noch ein Merkblatt, auf dem die wichtigsten Inhalte der Stunde zusammengefasst werden sowie Hausaufgaben vorgegeben sind.

Neuen Teilnehmern werden obendrein einmalig eine gelbe und rote Karte mitgegeben. Während die gelbe Karte den Betroffenen ermuntert, Entscheidungen – insbesondere wenn diese folgenschwer sind – zu hinterfragen, dient die rote Karte dazu, Telefonnummern von wichtigen Bezugspersonen zu notieren, die im Falle einer Krise verständigt werden können.

Wirksamkeitsnachweise

Unsere und andere Arbeitsgruppen führten verschiedene Studien zunächst zur Machbarkeit und Akzeptanz bei den Patientinnen und Patienten durch, die positive Ergebnisse erbrachten (für Übersichten siehe MORITZ u. a. 2010c; 2013b). Die Teilnehmenden gaben an, gerne zu den Sitzungen zu kommen, Spaß zu haben und Neues zu lernen. Sie erlebten das Training als nützlich, kurzweilig, ansprechend und würden

ABBILDUNG 18 Projektrelevante Merkmale des Weddinger Modells

In den Übungsaufgaben zu Modul 5 werden Bilder präsentiert, die zu Fehlerinnerungen verführen, indem bestimmte Gegenstände, die man aufgrund der Szenerie vermuten würde, bewusst weggelassen werden. In diesem Bild (gezeigt ist die Auflösung der Übung) werden aufgrund des Zusammenhangs (Garten) ein Baum und ein Spaten (automatisch) erwartet und nach Ausblendung häufig mit hoher Urteilssicherheit von den Teilnehmern erinnert. Diese Gegenstände wurden aber in Wirklichkeit nicht gezeigt. Die Übungen sollen die Teilnehmer anleiten, sich bei Erinnerungen bewusst von sensorischen Details und nicht vom Bauchgefühl leiten zu lassen.

Gärtnerei

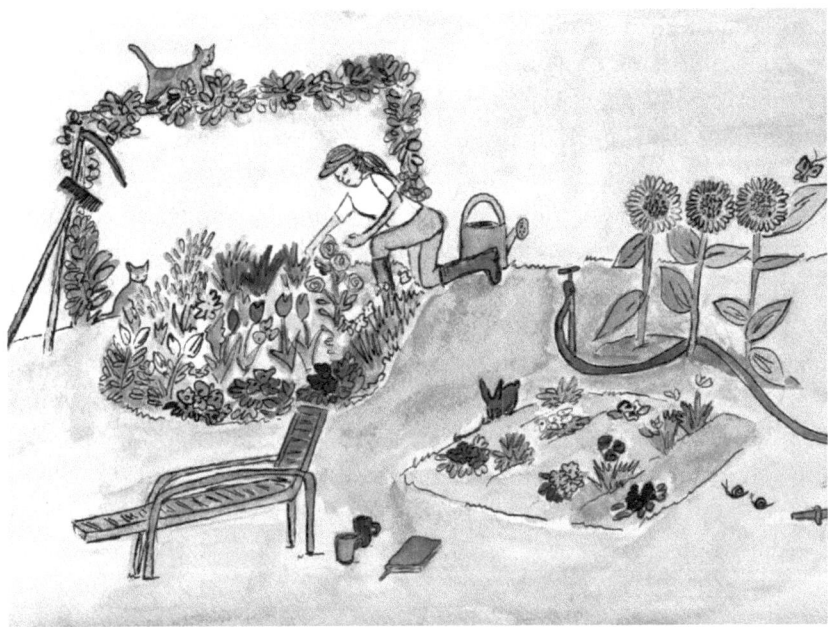

- ☐ Gießkanne
- ☐ Sonnenblumen
- ☐ Beet
- ☐ Baum
- ☐ Harke
- ☐ Spaten
- ☐ Gartenschlauch

es anderen Patienten weiterempfehlen. Auch die Anwendbarkeit des Gelernten im Alltag wurde gelobt.

Randomisiert-kontrollierte Studien zur Wirksamkeit des MKTs waren zusammenfassend vielversprechend, wenngleich die Datenlage noch nicht für ein abschließendes Urteil ausreicht. Die Studien lassen den vorsichtigen Schluss zu, dass sich das MKT gegenüber einer aktiven Kontrollbedingung, bestehend aus einem neuropsychologischen Training, als überlegen erweist, besonders im Hinblick auf die Reduktion von voreiligem Schlussfolgern und der Positivsymptomatik (mittlere Effektstärken), gemessen unter anderem anhand strukturierter klinischer Interviews wie den Psychosis Rating Scales.

Wenngleich positive Symptome ein Hauptziel der Intervention darstellen, sieht die Behandlungshierarchie bei vielen Betroffenen oft anders aus. Wahn und Halluzinationen stellen für viele Menschen mit einer Psychose nicht das Hauptproblem dar, teilweise ist sogar eine gewisse Ambivalenz zu verspüren. Beispielsweise sind positive Stimmen zu Begleitern und Freunden geworden, auch Wahnideen sind oft stark mit der Identität und Biografie eines Betroffenen verwoben und werden nicht in allen Aspekten als rein negativ erlebt. Diese Beobachtungen werden mit der Arbeit am subjektiven Sinn auch bestätigt.

Veränderungswünsche aufseiten der Betroffenen bestehen demgegenüber eher bei Symptomen wie Depression, Selbstwert und Desorganisation. Auch hier gibt es ermutigende Befunde. Eine indische Studie fand heraus, dass das MKT insbesondere die Desorganisation im Vergleich zu einer Wartekontrollgruppe reduzierte. Eine bislang nur als Poster veröffentlichte französische Studie berichtete Verbesserungen bezüglich der Lebensqualität. In diese Richtung weist auch eine eigene Studie, die in Zusammenarbeit mit dem Gemeidepsychiatrischen Zentrum Eimsbüttel in Hamburg durchgeführt wurde (für Übersichten siehe ebenfalls MORITZ u. a. 2010c; 2013b).

Ein wenig ausführlicher möchten wir hier auf eine eigene große randomisiert-kontrollierte Studie eingehen, die wir in Zusammenarbeit mit der Klinik für Psychiatrie der Universitätsklinik Heidelberg jüngst abgeschlossen haben und die sich über einen Zeitraum von drei Jahren erstreckte. Insgesamt wurden 150 Patientinnen und Patienten mit Schizophrenie oder schizoaffektiver Störung, die ansonsten das normale psychiatrische Behandlungsprogramm erhielten, zufällig entweder dem MKT oder einer aktiven Kontrollbedingung zugewiesen und jeweils bis zur ersten Nachuntersuchung mit maximal acht Sitzungen behandelt. Nach vier Wochen, sechs Monaten und schließlich drei Jahren erfolgten Nachuntersuchungen.

Auch diese Ergebnisse sind ermutigend: Bereits nach vier Wochen verbesserten sich die Wahnideen signifikant (also statistisch überzufällig) im MKT gegenüber der aktiven Kontrolle. Dieser Effekt hielt auch sechs Monate und sogar drei Jahre nach Abschluss des MKTs an. Auch andere Parameter zeigten eine gewisse positive Beeinflussbarkeit, aber der Effekt auf die Wahnideen war am stärksten. Zu unserer Freude manifestierten sich nach drei Jahren »Schläfer«-Effekte, das heißt, vorher nicht vorhandene Wirkungen setzten ein: Die Lebensqualität und auch der Selbstwert zeigten eine signifikante Zunahme unter MKT gegenüber der aktiven Kontrollbedingung.

Unterscheidung der Symptome – individualisierte Anwendung des MKTs

Basierend auf den ermutigenden Befunden zum MKT wurden in den letzten Jahren von unserer Arbeitsgruppe eine Reihe von störungsspezifischen MKT-Varianten entwickelt. Die wichtigste Weiterentwicklung für den Bereich der Psychosen stellt das »Individualisierte Metakognitive Therapieprogramm« (MKT+) (MORITZ u.a. 2010b) dar, welches das originale Gruppenprogramm um ein individuell abgestimmtes, strukturiertes, verhaltenstherapeutisch geprägtes Therapievorgehen erweitert.

Dieser strukturierte und gleichzeitig flexible Ansatz erlaubt es den Therapeuten, maßgeschneidert auf für die Patienten relevante Symptome einzugehen und sie anzuleiten, individuelle Wahnideen auf behutsame Weise zu hinterfragen (etwa mithilfe der Bearbeitung von Fallbeispielen). Dem Betroffenen sollen keineswegs die eigenen Überzeugungen »ausgetrieben« werden. Ziel ist es lediglich, Zweifel zu sähen, indem der Blick des Betroffenen auf bestimmte Ereignisse oder Wahrnehmungen ausgeweitet wird. Dies soll unter anderem die Bewältigung der Symptomatik sowie einen flexibleren Umgang beispielsweise mit Konflikten im zwischenmenschlichen Bereich fördern.

Zudem wird bei diesem Ansatz nicht jedes psychiatrische Symptom bekämpft, es stehen insbesondere diejenigen Symptome im Mittelpunkt, die vom Patienten als belastend erlebt werden und eine funktionale Alltagsbewältigung verhindern. Bei der Einzeltherapie kann somit gezielter daran gearbeitet werden, dem Patienten Verständnis für seine Erkrankung und deren Entstehung zu vermitteln sowie individuelle Bewältigungsstrategien zu entwickeln und deren Anwendung zu trainieren. Auch dysfunktionale Coping-Strategien (Vermeidung, Sicherheitsverhalten etc.) werden hinterfragt und durch hilfreichere Strategien ersetzt. Über die Symptomreduktion hinaus werden die Verbesserung der Lebensqualität sowie die Förderung von Autonomie und Selbstbestimmung angestrebt.

Bezüglich der Wirksamkeit liegen bereits Daten vor, die zeigen, dass das MKT+ im Vergleich zu einer aktiven Kontrollbehandlung nicht nur das voreilige Schlussfolgern, sondern auch die Stärke der Wahnsymptomatik und hier vor allem der Wahnüberzeugung signifikant reduzierte (MORITZ u. a. 2011). Des Weiteren hat unsere Arbeitsgruppe das Programm für Depression (D-MKT; www.uke.de/depression), die Borderline-Persönlichkeitsstörung (B-MKT; www.uke.de/borderline) und als Selbsthilfemanual auch für Zwangsstörungen (myMKT; www.uke.de/mymct) adaptiert. Diese Adaptionen befinden sich zum jetzigen Zeitpunkt alle in der Erprobung im Rahmen klinischer Studien.

Die biografische Dimension – ein Ausblick

Die psychologische und psychiatrische Therapie im Bereich der Schizophrenie gewinnt ein zunehmend menschlicheres Antlitz, indem psychologische und hier vor allem kognitive Faktoren nicht mehr Lippenbekenntnisse sind und lediglich in Theoriemodellen Erwähnung finden. Sie ergänzen die Primärtherapie in Form der Pharmakotherapie zunehmend. Wahn wird nicht mehr als rein biologisches Vorgehen begriffen, sondern die Psychiatrie und klinische Psychologie erkennen immer mehr biografische und andere Bestimmungsstücke als Bedingungsfaktoren an. Diese sind so eng mit der Persönlichkeit und dem Sein des Menschen verbunden, dass eine behutsame Behandlung, die nicht radikal auf alles »Jagd« macht, was »komisch« und belastend wirkt, sich auf das beschränkt, was den Patienten in seinem Tun, Fühlen und seiner Interaktion mit der Umwelt behindert.

Wie gezeigt, gibt es Hinweise, dass die komplementäre Behandlung zum Beispiel mit dem MKT Erfolge über die Neuroleptikabehandlung hinaus verspricht. Wir fanden im Verlauf unserer MKT-Studie im Übrigen, dass die durchschnittliche antipsychotische Dosis, die vom behandelnden Arzt als notwendig erachtet wurde, sogar stark abnahm. Dies mag allerdings verschiedene Ursachen haben, wobei es zumindest als ermutigender Hinweis gewertet werden kann, dass kognitive Interventionen wie das MKT, aber auch andere Therapien wie das Integrierte Psychologische Therapieprogramm bei schizophren Erkrankten (IPT), das Social Cognition and Interaction Training (SCIT) und kognitive Verhaltenstherapie die Dosishöhe der (subjektiv) häufig als unangenehm empfundenen Pharmakotherapie senken könnten. Es gibt sogar einzelne Befunde, die jedoch noch der Bestätigung bedürfen, dass verhaltenstherapeutisch geprägte Ansätze durchaus wirkungsvoll sind bei Personen, die die Einnahme von Antipsychotika verweigern (MORRISON u. a. 2012).

Das Metakognitive Training in der Tradition kognitiv-verhaltenstherapeutischer Psychotherapie und Psychoedukation stellt einen wichtigen Bestandteil der Psychosentherapie dar. Zunächst reduziert es die aus der klassischen medizinisch-psychiatrischen Sicht primären Zielparameter der Positivsymptome langfristig. Zudem verringert es möglicherweise auch die vor allem aus Patientensicht besonders belastenden Beschwerden wie mangelnder Selbstwert und niedrige Lebensqualität.

Die weitere Forschung wird sich nun um die Frage drehen, wie diese Änderungen vermittelt werden. Hierbei ist insbesondere zu überprüfen, ob der Haupthebel wirklich – wie anfänglich von uns vermutet – die Reduktion kognitiver Verzerrungen darstellt oder ob auch Elemente wie Normalisierung in einer freundlich-humorvollen Atmosphäre einen eigenständigen Beitrag leisten, was unter anderem Selbststigmatisierung reduzieren könnte.

»To teach is to touch someones life« – Verhaltenstherapie und Psychosentherapie

Evelyn Gottwalz-Itten und Maike Hartmann

Die heutige Verhaltenstherapie hat in den letzten 10–15 Jahren durch die Integration innovativer Ansätze ein hilfreiches und vielfältiges Angebot für Menschen mit Psychosen entwickelt und die bewährten traditionellen Methoden weiter belebt (BACH/HAYES 2002; LINCOLN 2006; VAUTH/STIEGLITZ 2006; KLINGBERG/HESSE 2013). Viele neuere Studien haben nochmals gezeigt, dass kognitiv-behaviorale Psychotherapie zum Beispiel bei produktiven Symptomen psychotischer Patientinnen und Patienten einen direkten Effekt hat und eine deutlich rückfallverhütende Wirkung haben (WIEDEMANN/KLINGBERG 2003; WYKES u. a. 2008; LYNCH u. a. 2010).

Unser Ausbildungsinstitut bietet seit etlichen Jahren Verhaltenstherapie für Menschen mit Psychosen an; wir haben gute Erfahrungen gesammelt.

Die allgemeine theoretische Basis, auf der sich die Verhaltenstherapie bewegt, sind lerntheoretische Gesetzmäßigkeiten, auch »Verhaltensmuster« oder »Schemata« genannt. Meist verfestigen sich unter schwierigen Entwicklungsbedingungen sogenannte hinderliche Schemata aus den Erfahrungen davon, im Kindesalter beispielsweise im Stich gelassen worden zu sein, von emotionaler Vernachlässigung, von seelischer Verwundung und von anderen schwierigen subjektiven Erlebnissen (PARFY u. a. 2003).

Ein zentrales Konzept ist, kognitive Phänomene wie automatische Gedanken, Grundüberzeugungen (erlernte Überlebensregeln und -pläne), emotionale Schemata und deren verhaltenssteuernde Wirkungen funktional zu verstehen. Das gilt genauso für vielleicht zunächst unverständlich erscheinende Verhaltensweisen im psychotischen Erleben, für Wahnphänomene, akustische oder optische Halluzinationen. Die Frage nach der Funktionalität von Symptomen muss die nach ihrem

Sinn und ihrer subjektiven Bedeutung einschließen. Alte Erfahrungen gemeinsam zu hinterfragen kann neue ermöglichen.

Gratwanderung zwischen den Welten

Das folgende Beispiel zeigt eine Gratwanderung zwischen zwei Welten:

Für Herrn A. war es jetzt die dritte psychotische Episode, als er in die Klinik kam. Der Auslöser war, dass sich seine Freundin überraschend von ihm getrennt hatte, er zuvor aber für sie nach Hamburg umgezogen war und sich dort völlig entwurzelt fühlte. Er war akut suizidal, berichtete von optischen Halluzinationen und kommentierenden Stimmen, die ihm das Jenseits als Paradies suggerierten. Er bezeichnete sich als Gratwanderer zwischen den Welten.

Nach einer behutsamen antipsychotischen Medikation begann die Therapeutin (Evelyn Gottwalz-Itten) mit Einzel- und Netzwerkgesprächen. Immer deutlicher wurde ihm und ihr der biografische Hintergrund für seine tiefen Verlassenheitsängste und sein Gefühl der Heimatlosigkeit, die bisher schon jede Psychose getriggert hatten. Indem er für sich dieses neue Verständnis seiner psychotischen Erfahrungen gewinnen konnte, gewann er mehr inneren Halt und Flexibilität in seiner Gefühls- und Gedankenwelt und benötigte kein Cannabis mehr als »Feuerlöscher« für seine schmerzhaften Gefühle, die er ja früher zu vermeiden suchte. Damit konnte er auch das Risiko neuer psychotischer Phasen verringern.

Für Herrn A. erschloss die Bewusstmachung zwei Welten, zwischen denen er wechselte, die Ängste vor Verlassenwerden und Einsamkeit. Dieses neue Schema reduzierte sein »Switchen« hinüber in die psychotischen Wahrnehmungen.

Die »innere Bühne« ergründen

Die Verhaltenstherapie geht davon aus, dass schmerzhafte Lebensereignisse wie Verlust, Traumata, emotionale Vernachlässigung etc. von Menschen in Bildern, Worten, Gedanken gefasst werden, die sich in

vielfältigsten Mitteilungen, Stimmungen und Empfindungen (»kognitiv-limbischer Bild- und Wortsalat« oder in Erinnerungsfragmenten u. Ä.) ausdrücken können. Diese Gedanken und bildhaften Vorstellungen schmerzhafter Ereignisse auf der »inneren Bühne« sind dabei oft genauso machtvoll, wenn nicht sogar machtvoller als zurückliegende reale schmerzhafte Lebensereignisse oder Traumata und führen mit der Zeit zu chronischem Stress und Anspannungen (siehe HEIDENREICH/MICHALAK 2013).
Ein hilfreiches Konstrukt der Verhaltenstherapie ist das sogenannte Vulnerabilitäts-Stress-Bewältigungs-Modell, kurz V-S-B-Modell, das von Neurobiologen entwickelt wurde und eine nützliche Komplexitätsreduktion vielfältigster Faktoren darstellt. Die beiden Hauptfaktoren sind Stress (chronisch, phasisch, akut) und Vulnerabilität (Sensibilität und Verletzlichkeit gegenüber Umweltreizen), die sowohl miteinander als auch mit psychotischen Symptomen in Verbindung stehen, gleichzeitig aber nicht nach einem Ursache-Wirkungs-Prinzip funktionieren. Darüber hinaus werden die »dysfunktionalen« Bewältigungsversuche mitgedacht wie ein sozialer Rückzug oder die Selbstberuhigung durch Alkohol und andere Drogen mit betäubender Wirkung oder auch andere vielleicht ver-rückt anmutende Strategien.

Vulnerabilität und Selbstmanagement

Die einfache Schlussfolgerung aus dem V-S-B-Modell ist, dass je stärker der Stress aus der Umwelt ist oder je stärker die »Sensibilität« zunimmt, desto wahrscheinlicher kommt es zu sogenannten Vor- oder Zwischenstadien bzw. zu unspezifischen Frühwarnsymptomen wie Schlafstörungen, verminderter Belastbarkeit, Beziehungssetzungen wie Misstrauen und in der Folge zum Auftreten von Positiv- oder Negativsymptomen.
Das suggestivkräftige Wort »Vulnerabilität« wird aktuell leider immer wieder zu einer spezifischen genetischen Vulnerabilität stilisiert, um eine ausschließliche Pharmakotherapie zu begründen. Der Behandlungsansatz der Verhaltenstherapie folgt jedoch der Idee des Selbstmanagements und des Selbstwirksamkeitserlebens. Die Erkennung von Frühwarnsymptomen, das Training kognitiver, emotionaler und

sozialer Kompetenzen sowie ein familienzentriertes Vorgehen, um familiäre Stressoren zu reduzieren, sind nicht einfach bloß Psychoedukation, sondern mehr als nur eine Technik- und Wissensvermittlung. Ein englisches Sprichwort sagt treffend: »To teach is to touch someones life for ever«, also etwa: Jemanden zu unterrichten heißt, sein Leben nachhaltig für immer zu beeinflussen, ihn in diesem Verständnis zu »berühren«. In diesem Sinne geht es um die Gestaltung eines therapeutischen Prozesses, der die Entfaltung des eigenen, konsistenten Selbst-Seins ermöglichen hilft.

Ein Mensch soll so viele Symptome haben?

Das folgende Beispiel zeigt, wie notwendig es sein kann, sich von einer Symptomvielfalt nicht zu sehr beeindrucken zu lassen, um Wechselwirkungen und subjektive Bedeutungen weiter konsequent hinterfragen zu können.

Neben zwei psychotischen Episoden berichtete Frau B. von einer rezidivierenden depressiven Störung, einer sozialphobischen Störung sowie einer Zwangserkrankung. Sie war trotz der hohen neuroleptischen Medikation, die sie seit Jahren nahm, schwer belastet. So viele Symptome schüchterten die Therapeutin (Maike Hartmann) natürlich ein, weshalb sie versuchte, sich nicht so sehr davon beeindrucken zu lassen, um für die Patientin offen zu bleiben.
Sie berichtete zudem von paranoidem Misstrauen im zwischenmenschlichen Kontakt. Wichtig für den therapeutischen Prozess war die Vereinbarung, der Therapeutin gleich zu sagen, wenn sie für sie bedrohlich wirkte, was die Patientin nutzte und unsere Beziehung deutlich stabilisierte. Ihre Überzeugungen, dass andere Menschen ihr etwas Böses wollten, schwankten und manchmal versuchte sie sogar, sich alternative Erklärungen zu geben. Häufig konnten diese Alternativerklärungen sie jedoch nicht vollständig beruhigen.
Sie berichtete auch von »magischen Gedanken« oder Beziehungsideen, die ja in der Tat schwierig von Zwangsgedanken zu unterscheiden sind: »Wenn ich an das Bestimmte denke, dann muss ich etwas tun, damit nichts Schlimmes passiert.«

Entscheidend bei solchen Prophezeiungen ist eine nachträgliche Verknüpfung: *Weil* ich mich jetzt schlecht fühle, hat der andere mich vorhin negativ manipuliert. Das ist schwer zu überprüfen ...

Handlungsspielraum vergrößern

Im vorangegangenen Fallbeispiel brauchten wir etwas Starkes, ein mächtiges Mittel gegen die Unsicherheit und unangenehmen Gefühle als alternative Gedanken. Fündig wurden wir bei der Neutralisierung dieser Gefühle in der Strategie der Vermeidung von Situationen oder Dingen: »Wenn ich dieses ›Ding‹, das schlechte Energie innehat, nicht benutze, dann bin ich sicher.«

In einer Doppelstunde, in der das zu vermeidende »Ding« mitgebracht wurde, kamen der Therapeutin die entscheidenden Fragen: Warum sollte das Ding nur schlechte Energie transportieren? Was muss ich mit dem Ding machen, damit es die schlechte Energie verliert oder sie mich nicht mehr beeinflussen kann? Wie kann ich mich wieder aufbauen, wenn ich durch einen anderen Menschen negativ manipuliert wurde? Plötzlich gab es neuen Handlungsspielraum: Vielleicht ist das Ding verflucht, aber der Patientin wurde dennoch klar, dass sie dem nicht völlig ausgeliefert ist. Sie konnte sich Dinge durch hilfreiche »Neutralisierung« wieder aneignen und spürte ab dann zunehmend eine vergessene Selbstwirksamkeit, die sie wieder zur Handelnden werden ließ.

Dieser Spielraum wurde größer und die Symptome traten allesamt in den Hintergrund. Hinter den Symptomen wurden Themen wie Sicherheit, Kontrolle und eine deutliche Selbstabwertung deutlich. Eine Auseinandersetzung mit diesen sowie lebensgeschichtlichen Themen wurde in der Therapie möglich. Zentral war wieder eine akzeptierende und wohlwollende Haltung sich selbst gegenüber, nicht einfach: »Alle wissen ja eh, dass ich die Verrückte bin.«

Ein bindungsvorsichtiger Mensch

Unser drittes Beispiel soll einen bindungsvorsichtigen Menschen zeigen:

Vor der ersten Stunde mit Herrn C. wurde die Therapeutin (Maike Hartmann) bereits vorgewarnt: Der Patient sei sehr stark verlangsamt und man brauche viel Zeit für ein Gespräch. Es stellte sich heraus, dass das »irgendwie« stimmte, doch wollte die Therapeutin seine Langsamkeit nicht allein mit der Diagnose erklärt wissen (»schizoaffektive Störung mit ausgeprägter Negativsymptomatik und depressiver Episode«). Nachdem sie sich auf sein Tempo eingestellt hatte, konnte er ihr zeigen: Er war ein wirklich bindungsvorsichtiger Mensch und hatte dafür gute Gründe.

Angenehm war die Entschleunigung in diesen Gesprächen, auch wenn der Patient seine Verlangsamung klar als persönlichen Mangel ansah. Es war aber gleichzeitig eine Konzentration möglich, die nicht zerredet werden konnte. Zuerst interessierte sich die Therapeutin für seine Erfahrungen bezüglich der diversen stationären und teilstationären Aufenthalte in der Psychiatrie und fragte im Psychologendeutsch, was er von seinen Aufenthalten »mitgenommen« habe. Aber es kam einfach nichts dabei heraus, er konnte nicht benennen, was diese für ihn, für seine Genesung, jenseits der Medikation, gebracht hätten.

Umso wichtiger erschien die Psychotherapie. Leider unterstützten dieses Vorhaben nicht alle Beteiligten vorbehaltlos. Der Gutachter bewilligte von dem Langzeitantrag nur zwanzig Stunden »Probetherapie«. Und der Gutachter kritisierte, dass der Antrag »einseitig psychologisierend« sei, die Therapeutin hätte es hier mit einer biologischen Störung zu tun, die primär medikamentös zu behandeln sei. Soll deshalb unmöglich sein, auf Augenhöhe miteinander zu reden? Soll deshalb nicht gelten, dass auch psychotische Symptome eine Bedeutung haben und eine Sprache sprechen?

Innere Wandlung

Gleich in den ersten Stunden der Therapie wurde deutlich, wie sehr sich der Patient aus dem vorherigen Beispiel selbst abwertete.
Er hatte den allumfassenden Leistungsanspruch dieser Gesellschaft nicht fallen gelassen, obwohl er ihn im bürgerlichen Sinne (Karriere machen, Familie gründen) niemals erfüllen würde. Er bestrafte sich, lehnte sich ab und hasste sich dafür. Er beschimpfte sich und hörte besonders in Stressmomenten Stimmen, die seine Handlungen kommentierten und negativ bewerteten. Er kämpfte sich mit sich ab und kam morgens einfach nicht aus dem Bett. Es war für ihn völlig unvorstellbar, sich nicht so unter Druck zu setzen, dann würde er sich endgültig aufgeben und gar nichts mehr machen. Er hatte nur eine leise Ahnung, wie es sein könnte, Dinge aus eigenem Antrieb oder sogar Lust zu machen.
Zum Glück wurden weitere Therapiestunden genehmigt. Wir konnten somit über dieses Lebenskonzept diskutieren und der Patient wagte mit der Zeit loszulassen: seinen Druck, seine starke Selbstkontrolle, seine Angst davor, sich einzulassen. Er machte gute Erfahrungen mit anderen Menschen, er lebte Hobbys, er fuhr in den Urlaub und er lernte, sich selbst zur Seite zur stehen, anstatt sich zu bekämpfen. Die Medikation konnte auf sein Drängen hin erheblich reduziert werden und er stand jeden Tag pünktlich auf. Er kämpfte sich ins Leben zurück, doch paradoxerweise ohne innere Antreiber wie Zwang und Druck, sondern mit Akzeptanz, Wohlwollen und Loslassen.
Ja, er wird die gesellschaftlichen Maßstäbe nie erfüllen, was leider auch mit Armut einhergeht. Doch konnte sich mit der Zeit eine Zufriedenheit einstellen, die Symptome, wie das Stimmenhören, trotz stetiger Medikationsreduktion vollständig verstummen ließ.
Die Beispiele verdeutlichen den hohen Stellenwert der therapeutischen Beziehung. Die beschriebene Haltung der Therapeutin, die beinhaltet, den Patienten als »geworden« zu begreifen und seinem Erleben eine Bedeutung beizumessen, zeigt, dass auch und gerade die Verhaltenstherapie ein Beziehungsangebot macht und machen muss. Und ihre kognitive Ausprägung erlaubt es nicht nur, die Sinnsuche des Patienten zu unterstützen, sie enthält geradezu diesen Auftrag.

Defekt oder Konflikt? Psychoseverständnis aus psychodynamischer Sicht

Günter Lempa

Aus Sicht der Psychoanalyse stand es eigentlich immer fest, dass sich in der Psychose ein Sinn, eine – wenngleich verborgene – Bedeutung finden lässt. Der Begründer der Psychoanalyse Sigmund Freud hat immer wieder darauf hingewiesen, dass alle Symptome der Psychosen den Ausdruck unbewusster Tendenzen darstellen, die sich durch die Psychoanalyse entschlüsseln lassen. In den Zeiten nach Freud verneinten vorübergehend zahlreiche Psychoanalytiker diese Auffassung. Sie sahen bei psychotischen Patienten ein schwaches Ich (einen Ich-Defekt) und entsprechend in den Erscheinungen der Krankheit sinnentleerte Produkte einer Desintegration der Persönlichkeit.

Aktuell gibt es verschiedene Schulen innerhalb der Psychoanalyse, die Hypothesen über den Sinn in den psychotischen Erscheinungen vorschlagen. Es besteht ein weitgehender Konsens darüber, dass einer Psychose schwerwiegende Konflikte zugrunde liegen, die dem Bewusstsein nicht zugänglich sind.

Psychotherapie: nicht nur die Suche nach der »Leiche im Keller«

Psychoanalytiker glaubten früher vielfach, dass die Therapie vor allem darin bestehe, dass der Therapeut dem Patienten die tiefer liegende Bedeutung seiner Symptome »mitteilt«. Das führte zu einer schematischen Anwendung der psychoanalytischen Methode, wobei die Analytiker wenig Rücksicht darauf nahmen, ob sie nicht ihre Patienten mit ihrem vermeintlichen Wissen überrollten. Diese frühen Versuche, die etwa um die Mitte des letzten Jahrhunderts (siehe etwa ROSEN

1953) stattfanden, haben leider bis in die Gegenwart das Bild der analytischen und auch der psychodynamischen Psychosentherapie in der Öffentlichkeit und selbst in der Fachöffentlichkeit geprägt.

Das nach wie vor oft anzutreffende Vorurteil lässt sich folgendermaßen beschreiben: Psychoanalyse, das bedeutet, dass man in den Tiefen der Psyche, also in den Abgründen der Seele, monströse Wünsche oder Tatsachen entdeckt, die durch den Analytiker ins Bewusstsein gehoben werden. Der Psychoanalytiker erschließt den Sinn der krankhaften Erscheinungen und konfrontiert den Patienten völlig unsensibel mit unerträglichen Realitäten. Aufgrund dieser falschen Auffassung raten noch heutzutage Psychiater ihren Patienten von einer tiefenpsychologischen oder analytischen Psychotherapie ab. Sie sind überzeugt davon, dass eine Aufdeckung des Unbewussten gefährlich sei. Sie wühle den Patienten auf und könne so Rückfälle und eine Verschlechterung seines Zustands verursachen.

Man muss hinzufügen, dass die damaligen psychoanalytischen Bemühungen so gefährlich eigentlich gar nicht waren, sie waren lediglich ineffektiv. Die Therapeuten nahmen sich im Übrigen sehr viel Zeit und engagierten sich für ihre psychotischen Patienten, die damals üblicherweise »verwahrt« wurden und unter teilweise destruktiven Behandlungsmethoden (etwa gehirnchirurgische Eingriffe) zu leiden hatten.

Nun kann man fragen, welchen Sinn denn Psychoanalytiker und Tiefenpsychologen heutzutage in der Psychose sehen, wenn es nicht mehr in erster Linie um die Aufdeckung von unerträglichen Inhalten, also um die sprichwörtliche »Leiche im Keller«, gehen soll. Welchen Sinn ihrer Erkrankung versuchen psychodynamische Psychotherapeuten heutzutage ihren Patienten zu vermitteln und wie gehen sie dabei vor?

Dialogische Prozesse zur Verbesserung innerer Balance

Die Antwort auf diese Frage lautet, dass es heutzutage in der psychodynamischen Therapie, bei der die klassische psychoanalytische Behandlungsmethode modifiziert (LEMPA/VON HAEBLER 2012; LEMPA u.a. 2013) und an die spezifischen Problemstellungen mit psychotischen Patienten angepasst wurde, darum geht, gemeinsam mit den Patientinnen und Patienten adäquatere und bessere Fähigkeiten zu entwickeln, um mit Emotionen und Affekten umzugehen. Es geht dabei oft um Ängste im Zusammenhang gegensätzlicher Strebungen wie Nähe und Distanz, Lebendigkeit und Kontrolle, Abhängigkeit und Eigenständigkeit. Andere Probleme und Konflikte berühren die Fähigkeit, mit Trennungen, Enttäuschungen oder auch Erfolgen umzugehen.

Insofern hat innerhalb der Psychoanalyse eine Verschiebung des Schwerpunkts stattgefunden. Er geht nicht mehr in erster Linie um Inhalte, also um unbewusste Triebe oder Wünsche wie mörderische Wut oder Ähnliches. Psychodynamische Therapie bedeutet heutzutage vor allem den Versuch, in einem dialogischen Prozess neue, funktionellere Werkzeuge der Realitätsbewältigung zu erarbeiten. Man kann sagen, dass Menschen mit Psychosen die gleichen Probleme haben wie andere auch, sie haben aber besondere Schwierigkeiten, Probleme zu bewältigen. Der verborgene Sinn einer Psychose besteht so gesehen nicht in einem bestimmbaren Wunsch, einem bestimmbaren Affekt oder einem bestimmbaren Ereignis aus der Vorgeschichte.

Psychose als Warnsignal – ein Beispiel

Eine Psychose kann in einer ersten Annäherung sehr gut mit einer Kontrolllampe verglichen werden. Man könnte an das Lämpchen denken, das im Auto aufblinkt, wenn der Motor zu wenig Öl hat, und das davor warnt, dass der Motor beschädigt werden könnte. Eine Psychose ist ein Warnsignal, das auf Überforderung, auf Einseitigkeit, auf ein Ungleichgewicht der psychischen Kräfte und Strebungen, auf einen aufreibenden Konflikt hinweist.

Was heißt das ganz konkret? Welchen Sinn, welche Bedeutung einer Psychose können Patienten durch eine psychodynamische Therapie erfahren? Dazu ein notwendigerweise sehr komprimierter Bericht über eine Behandlung:

Ein Patient hört, nach einem tragischen Ereignis in seiner Umgebung, Stimmen, die ihm Befehle geben, sein Geld für wohltätige Zwecke auszugeben und nur für andere Menschen da zu sein, was bis zu selbstschädigendem Verhalten führt. Dem Therapeuten und dem Patienten gelingt es in einem ersten Schritt, die therapeutische Beziehung in einen sicheren Ort zu verwandeln und Ängste abzubauen. Sich dafür wirklich Zeit zu nehmen ist in der psychodynamischen Therapie wichtig. Die Patienten sind oft sehr sensibel dafür, nicht gehört oder in vorgefertigte Schubladen eingeordnet zu werden. Ängste davor, sich auf eine Beziehung einzulassen, müssen oft durch ein geduldiges und einfühlsames Vorgehen beruhigt werden. Gelingt es, ein belastbares Vertrauen zu etablieren, bessern sich gelegentlich schon allein dadurch die Symptome.

Therapeut und Patient können sich jetzt gemeinsam auf die Suche machen, um nach möglichen psychologischen Faktoren, die für den Ausbruch der Psychose eine Rolle spielen könnten, Ausschau zu halten. Langsam wird deutlich, dass der Patient auch außerhalb der akuten Psychose zuweilen zu wenig Selbstfürsorge aufbringt und es oft nicht einmal wahrnimmt, wenn er ausgenutzt oder ungerecht behandelt wird. Deutlich wird ebenso, dass der Patient dazu neigt, sich für alles schuldig und verantwortlich zu fühlen.

Damit taucht jetzt so etwas wie Sinn in den vorher unbegreiflichen Symptomen auf. Haben sie etwas damit zu tun, dass der Patient sich so schwertut, etwas für sich zu fordern und etwas für sich zu nehmen, und stattdessen immer nur geben und für andere da sein muss? Könnte es sein, dass die Stimmen etwas damit zu tun haben, dass der Patient sich für das tragisches Ereignis, das sich in seiner Umgebung abspielte, irgendwie schuldig oder verantwortlich fühlte? Überfordert er sich dabei und ist die Psychose ein Signal dieser Überforderung?

Geht alles einigermaßen gut, wie in diesem Fall, dann ergibt sich aus den ehemaligen irrationalen und nicht nachvollziehbaren Symptomen der Psychose so etwas wie eine Aufgabe. In diesem Fall bestünde die Aufgabe darin, in der Therapie an einem ausgeglichenen Verhältnis zwischen Geben und Nehmen zu arbeiten und die Frage zu klären, wie viel oder wie wenig Verantwortung sich jemand sinnvollerweise zuschreiben sollte. Dabei wird versucht, ein rigides Entweder-oder ohne jeglichen Spielraum in einen Kompromiss, in ein *Sowohl-als-auch* zu verwandeln. Meist lassen sich im weiteren Verlauf der Therapie auch Hinweise finden, die es verstehbar machen, warum sich bei Patienten solche unlösbaren Konflikte oder Dilemmata entwickelt haben (MENTZOS 2009).

Im gerade beschriebenen Fall bildeten Therapeut und Patient gemeinsam die Hypothese, dass die Tatsache, dass der Patient immer das Gefühl hatte, ständig nur geben zu müssen, und er sich in einer dauernden Bringschuld befand, wohl damit zusammenhing, dass er in einer Pflegefamilie aufwuchs, in der er nie so richtig das Gefühl entwickeln konnte, »gratis« und ohne Eigenleistung Anerkennung und Zuneigung zu erfahren.

Zusammengefasst kann die Psychoanalyse keine Aussagen über den Sinn der Psychose als solcher machen, wie dies vielleicht Religion oder Philosophie vermögen. Die psychodynamische Therapie kann bescheidener, aber durchaus effektiv Hinweise auf eine gestörte Regulation, auf einen Gegensatz antagonistischer Affekte und Tendenzen liefern. Sie kann dabei hilfreich sein, diese Gegensätze abzuschwächen, neue Ressourcen zu entwickeln und die psychotische Erfahrung in die Biografie zu integrieren.

Das Dilemma der Ambivalenz – Plädoyer für die tiefenpsychologische Behandlung von Menschen mit psychotischen Erkrankungen

Brigitte Bremer

Für ein nötiges therapeutisches Anliegen halte ich es, Menschen mit psychotischen Erkrankungen Hoffnung auf ein gesundes Leben zu vermitteln und ihnen behilflich zu sein, Vertrauen in sich selbst zu gewinnen. Sich mit ihnen gemeinsam auf die Spurensuche zu begeben, die Sinnhaftigkeit ihrer Symptome – bezogen auf ihr persönliches Leben – zu entdecken. Dies mit dem Ziel der Symptomlinderung bis zur möglichen Heilung, was meines Erachtens nur gelingen kann, wenn sie sich selbst und die meist unbewusst zugrunde liegenden Konflikte verstehen sowie mit ihren Möglichkeiten und Grenzen gut umgehen lernen.

Noch immer wird den Menschen, wenn sie zum ersten Mal erkranken, in psychiatrischen Praxen, Kliniken und Lehrbüchern vermittelt, dass diese Erkrankung nicht »heilbar« sei, die Betroffenen lebenslänglich Medikamente einnehmen und mit den Symptomen leben lernen müssten. Diese Information führt nicht selten in eine große Verzweiflung, bis hin zu suizidalen Handlungen. Stattdessen braucht meiner Meinung nach jeder Mensch ein gesundes Bild von sich selbst, um den Mut zur Veränderung entwickeln zu können.

Seit 1976 arbeitete ich als Krankenschwester, Sozialarbeiterin und Psychologin in unterschiedlichen psychiatrischen Kliniken und Sozialpsychiatrischen Diensten. Seit 1990 arbeite ich als Psychologische Psychotherapeutin in eigener Praxis und wage (jenseits von Oberarzt- und Chefarztbedenken), meinen Hypothesen im therapeutischen Umgang mit psychotischen Erkrankungen freier zu folgen, und mache dabei bestätigende Erfahrungen. In diesem Beitrag möchte ich davon einen Eindruck vermitteln.

Grundannahmen und Vorgehen

Psychotische Symptome treten in besonderen Lebenssituationen auf, zum Beispiel wenn ein oft junger Mensch an einer für ihn unüberwindbaren Schwelle steht und weder für sich einen Weg sieht, damit umzugehen, noch sich in der Lage fühlt, die seelisch zu verarbeiten. Hierzu können gehören: körperliche Veränderungen in der Pubertät, erste sexuelle Impulse, bevorstehender Schulabschluss, Ausbildungsbeginn oder -ende, Ablösung von den Eltern, erste Vater- bzw. Mutterschaft, Verluste durch Krankheit oder Tod.

Ich definiere den erschwerten Umgang mit den hier unvollständig aufgelisteten Schwellensituationen als Konflikt, mit dem diese Menschen nicht adäquat, nicht allein fertig werden. Allerdings führt erst eine Vielzahl von Mosaiksteinen zum Ausbruch der Erkrankung, wie eine spezifische Vulnerabilität, die sich häufig in der besonderen Verletzlichkeit und Sensibilität zeigt. Diese Menschen stellen sich häufig schon in der Pubertät Sinnfragen und fühlen sich anders als ihre Mitschüler, was schleichend zu sozialem Rückzug und in die Isolation führen kann. Auch ein Mangel an Durchsetzungsvermögen und mangelndes Selbstbewusstsein können Mosaiksteine sein. Ebenso kann Stresserleben als Kind schwerwiegende Folgen für die Hirnentwicklung haben: »Das Gehirn macht aus Psychologie Biologie. Psychische Belastungen können sich daher in körperlichen Veränderungen und auffälligen organischen Befunden äußern« (BAUER 2007).

In der konkreten tiefenpsychologischen Behandlung helfen mir Wahninhalte des psychotischen Erlebens, Erzählmaterial, Träume sowie die agierten Inhalte in der Manie bei der Suche nach dem zugrunde liegenden Konflikt. »Denn Halluzinationen stehen in einem engen Bezug zu der Person, die sie erlebt. Egal, was man glaubt, [...] wenn man krank ist, die Halluzinationen und andere Symptome kommen aus einem selbst. Sie sind Produkt der eigenen Interessen, des eigenen Lebens« (LAUVENG 2010). Man kann meines Erachtens ganz allgemein die Symptome betrachten als unbewusste Antwort auf bestimmte Lebenssituationen.

Methodisch benutze ich, ergänzend zu dem tiefenpsychologischen Konzept, Elemente aus der systemischen Familientherapie, der Traumatherapie und der Transaktionsanalyse. Die Einbeziehung der Angehörigen erscheint mir oft sinnvoll und erforderlich. Hierbei geht es um die Entwicklung eines wechselseitigen Verständnisses, auch wenn sich die subjektiven Interessen unter Umständen widersprechen. Mit Deutungen ist in der Arbeit mit psychotisch erkrankten Menschen viel vorsichtiger umzugehen als bei einer neurotischen Symptomatik. Die ganz akute Phase muss abgeklungen sein und die Medikation sollte nicht so hoch sein, dass die Patienten nur müde und eingeschränkt sind in ihrem Denken. Eine gute Kooperation mit dem behandelnden Psychiater ist unerlässlich. Die therapeutische Beziehung sollte stabil und verlässlich sein. Diesen Patienten gebe ich die Möglichkeit, mich auch am Wochenende telefonisch zu kontaktieren, was eine deutlich Halt gebende Intervention ist und real relativ selten in Anspruch genommen wird.

Dilemma zwischen Bindung und Autonomie

Stavros Mentzos (2004) beschreibt die schizophrene Psychodynamik als Dilemma, sich in der Gegensätzlichkeit zwischen dem Wunsch nach Aufrechterhaltung der autonomen Selbstidentität und der starken Sehnsucht nach Vereinigung und Bindung mit dem Objekt hin- und hergerissen zu fühlen, also Selbstidentität versus Bindungssehnsucht (MENTZOS 2004).
Ich möchte hierzu ein Behandlungsbeispiel geben:

Herr A. kam 32-jährig in meine Praxis; er bezog Erwerbsunfähigkeitsrente und lebte bei seiner Mutter. Diagnose: postschizophrene Depression. Er war mit 24 Jahren in die erste drogeninduzierte Psychose geraten, nach einem jahrelangen Missbrauch von Cannabis und LSD. Nach wiederholten stationären Behandlungen bis ins Vorjahr unserer Behandlung konnten weitere psychotische Krisen ambulant aufgefangen werden.
Als der Patient vier Jahre alt war, verließ der Vater die Familie, nachdem er mit einer aussichtslosen Krebserkrankung nach Hause entlassen worden war. Er überlebte nach eigener Einschätzung, weil er seine Ehefrau zu diesem Zeitpunkt verlassen hatte. Die Mutter des Patienten erschwerte für ihn und den zwei Jahre älteren Bruder den Kontakt zum Vater.

Herr A. fühlte sich von klein an für die Mutter, die an einer Messie-Problematik litt, verantwortlich und doch auch als Versager, weil er unter anderem keine Ordnung im Haus der Mutter herstellen konnte. Damit er das Abitur schaffen konnte, holte der Vater ihn für einige Monate zu sich; danach meinte Herr A. aber, wieder zu seiner Mutter zurückkehren zu müssen. Weil der Vater ihm kein Studium zutraute, begann er eine Ausbildung zum Versicherungskaufmann, war damit aber sehr unglücklich. Noch während der Ausbildung erkrankte er erstmals, schloss zwei Jahre später jedoch die Ausbildung ab. Eine weitere Psychose trat auf, als er erneut versuchte, bei der Mutter auszuziehen.

In seinem psychotischen Erleben glaubte Herr A., als Messias versagt zu haben und die Welt müsse deswegen leiden. Er werde dafür bestraft, indem er lebendig unter der Einfahrt der Mutter begraben werde. Im nächsten psychotischen Erleben musste er vor das jüngste Gericht treten, weil er beim Versuch, die Mutter zu verlassen, Sozialhilfe beantragen musste und die Eltern dadurch schädigte.

Herr A. ist ein ausgesprochen sensibler, feinfühliger, intelligenter, musischer Mensch. Er reagierte auf meine Deutung seiner Wahninhalte extrem erleichtert. Sie half ihm, sich besser zu verstehen und Schritt für Schritt den Mut zu finden, sich Erlaubnis zu geben, seine Mutter zu verlassen, sie nicht retten zu können und trotzdem eine adäquate Bindung zu ihr aufrechterhalten zu können. Er fand Halt und ein Stück Heimat in einer buddhistischen Gemeinschaft, in der ihm die täglichen Meditationsübungen zu mehr Struktur verhalfen.

Die Behandlung erstreckte sich über sechs Jahre. Herr A. arbeitet heute als Musiklehrer und lebt mit seiner Partnerin und Tochter zusammen. Alle Versuche, ohne Medikation auszukommen, gelangen nicht, und zwar unabhängig davon, ob es sich um eine psychische Abhängigkeit handelt oder die Substanz von 1 mg Risperdal positiv wirkt. Zwei- oder dreimal jährlich kommt er mit aktuellen Fragestellungen in die Praxis.

Er hat an der SuSi-Befragung teilgenommen und die Rückschau hilfreich erlebt. Sein Vater nahm die Befragung zum Anlass, sich für meine Unterstützung der Gesamtfamilie zu bedanken. Hierzu ist zu erwähnen, dass ich in meiner ländlichen Praxis (vergleichbar mit dem Hausarzt) häufiger die Rolle der Therapeutin für mehrere Mitglieder aus der

Familie einnehme. So ist der Behandlung dieses Patienten eine kurze Paartherapie des Vaters mit seiner zweiten Frau, die des Bruders wegen einer Hypochondrie und die der Schwägerin wegen einer Depression vorausgegangen. Dieses Vorgehen wird insbesondere von analytisch arbeitenden Kollegen kritisch gesehen. Ich selbst habe mit der Vielfalt der Perspektiven auf das gesamte System, natürlich unter besonderer Einhaltung der Schweigepflicht, die Erfahrung gemacht, bessere Möglichkeiten zu haben, den Einzelnen zu verstehen und zu unterstützen. Zudem gibt es im ländlichen Umfeld oft auch keine Alternative für Hilfe suchende Personen und Familien.

Beziehungsklärung

Das zweite Behandlungsbeispiel bezieht sich auf eine schizoaffektive Psychose, bei der es nach Mentzos um die Selbstwertregulation geht. Das Dilemma heißt hier: vom Objekt völlig unabhängige, autonome Selbstwertigkeit versus eine vom Objekt absolut abhängige Wertigkeit (MENTZOS 2004).

Frau B. kam 34-jährig in meine Praxis, nachdem sie zweimal stationär behandelt worden war. Diagnose: schizoaffektive Störung.
Frau B. wurde als uneheliches Kind ihrer 19-jährigen Mutter geboren. Die Chefin der Mutter nahm beide auf und wurde die wichtigste Bezugsperson für die Patientin. Sie war ein vitales, lebendiges Kind. Die Mutter heiratete, als die Patientin neun Jahre alt war, was den Wegzug von der geliebten Tante bedeutete. Zum Stiefvater und dessen zwei Kindern gab es zunächst keine gute Beziehung; sie erlebte die Mutter zudem als aggressiv und kalt. Gegen den Willen der Eltern zog sie 21-jährig aus, hatte Realschule, Handelsschule und eine kaufmännische Lehre absolviert. Wegen einer vorübergehenden Arbeitslosigkeit kehrte sie mit 28 Jahren zu den Eltern zurück, die sie nicht wieder ausziehen lassen wollten. Das erlebte sie als Bevormundung, Einmischung, Respektlosigkeit und schließlich als »Hölle«.
Der Krankheitsbeginn vollzog sich schleichend, bis sie schließlich in der akuten Psychose ihre Eltern als Menschenfresser, die sie im häuslichen Keller als Hackfleisch verspeisten, erlebte. Der Schulfreund aus der Nachbarschaft habe sie nach dem Klinikaufenthalt gerettet, ihr un-

ter anderem geholfen, eine Wohnung zu finden. Sie wurden ein ungleiches Paar: Er liebte sie als Frau, sie sah ihn als besten Freund, nicht als erotischen Partner. Auch ihn bezog ich in die Therapie ein. Er wirkte im Verlauf der Behandlung (ungewollt) eher bremsend auf die Entwicklung der Patientin ein, da er glaubte, sie vor den Anforderungen der Welt schützen zu müssen. Er förderte ihren Wiedereinstieg in den Beruf eher nicht, obwohl sie mit ihrer vitalen, intuitiven Stärke sehr gerne in den Beruf zurückwollte.

Im ersten Teil der Behandlung lernte die Patientin den Wahninhalt Eltern = Menschenfresser symbolisch zu verstehen als Ausdruck des Nicht-loslassen-Könnens und ihres Gefühls, dadurch vernichtet zu werden.

Im Behandlungsverlauf konnte die Patientin auch die Überforderung der Mutter wahrnehmen, deren emotionale Begrenzung verstehen lernen, und zwar vor dem Hintergrund der Geschichte der Mutter. Sie lernte ihre Art der Fürsorge wahrzunehmen, zu schätzen und sich von ihr abzugrenzen. Heute haben beide kein inniges, aber ein respektvolles Verhältnis miteinander.

Am Anfang der Behandlung kam es zu einem schweren psychotischen Einbruch. Ich konnte die Patientin bewegen, freiwillig mit in die Klinik zu gehen, indem ich sie zur stationären Aufnahme begleitete. Immer, wenn die Patientin im Verlauf der Behandlung weniger überflutet wurde von psychotischen Bildern, hatte sie den Impuls, sich von ihrem Freund zu trennen, weil sie ihn nicht als Mann begehren konnte. Gleichzeitig war das so beängstigend und mit Schuldgefühlen behaftet, dass sie es unterließ. An diesem Punkt brach sie nach zwei Jahren die Behandlung ohne Vorankündigung ab, reagierte weder auf meinen Anruf noch auf einen Brief.

Nach drei Jahren meldete sie sich wieder: »Sie sind die Einzige, die an mich geglaubt hat, machen Sie mit mir weiter?« Sie habe in der letzten Psychose ein Jahr zuvor den Auftrag erhalten, sich von ihrem Freund zu trennen, was sie auch getan habe. Jetzt sei sie voller Schuldgefühle und Zweifel.

Meines Erachtens hat die Patientin es dank dieser Psychose geschafft, den Schritt zu tun, den sie vorher nicht wagen konnte. Parallel hatte sie den Psychiater gewechselt; war umgestellt von Zyprexa auf Abilify. Alles zusammen hatte eine gute Wirkung.

Frau B. befindet sich heute am Ende der Behandlung, arbeitet im Direktvertrieb zweier Firmen, genießt eine Liebesbeziehung und ist ausgesprochen differenziert im Umgang mit sozialen Beziehungen. Sie kann Nähe zulassen und Grenzen ziehen. Sie hatte als zu bewältigendes Thema die Ablösung von der Familie sowie ihre Selbstwertfindung. Auch sie nahm an der SuSi-Befragung teil, fand sich in den Fragen zur Depression gut wieder, vermisste aber Fragen zur manischen Phase.

Verantwortung für sich übernehmen lernen

Das dritte Behandlungsbeispiel beschreibt eine Behandlung nach einer eher chronifizierend verlaufenden Vorgeschichte.

Herr C. kam 33-jährig mit sehr starken Zwängen und einem deutlich unsicheren Sozialverhalten in meine Praxis. Ihm sei bewusst geworden, dass seine alten Eltern sterben könnten und er ganz unselbstständig und abhängig sei. Mit 15 Jahren war er erstmals erkrankt. Vordiagnosen: paranoide Schizophrenie, soziale Phobie, Zwangsgedanken und -handlungen.
Es waren mehrere stationäre Aufenthalte vorausgegangen, vier Jahre Jugendwohnheim, während deren er engagiert ein Praktikum im Bereich Radio- und Fernsehtechnik absolviert hatte. Seit zehn Jahren lebte er in einem Heim für psychisch kranke Menschen. Er hat keinen Schulabschluss, keine Ausbildung und verbringt viele Stunden des Tages im Bett bzw. mit der Ausübung von Zwängen. Den behandelnden Psychiater fragte ich, warum diesem Patienten nicht schon vor zehn Jahren eine psychotherapeutische Behandlung empfohlen wurde, und erntete eher Schweigen. Ich selbst war durchaus skeptisch, ob ich diesen jungen Mann mit nur einer Stunde wöchentlich aus der jahrelang eingeübten Regression herausbegleiten könnte.
Herr C. bot das Bild eines durch und durch braven, angepassten jungen Mannes, der sich für alles entschuldigte. Er ist ausgesprochen intelligent, differenziert und sensibel. Da meine Praxis nicht mit öffentlichen Verkehrsmitteln zu erreichen ist, legte Herr C. unter höchster Anstrengung (er war viele Jahre nicht Fahrrad gefahren) den Weg zu mir mit dem Rad zurück. Die erste Zeit kam er dreißig, dann zwanzig und schließlich fünf Minuten zu spät. Seine Behandlungsziele wa-

ren die Minderung der Zwänge und soziale Kontakte außerhalb des Wohnheims, um so zu einer konstruktiveren Gestaltung seines Alltags zu gelangen.

Im ersten Behandlungsabschnitt ging es vor allem um die Ich-Stärkung und die Verarbeitung der einengenden Erfahrungen durch die sehr behütenden, selbst sehr angepassten Eltern. Impulse von Zorn und Enttäuschung zulassen zu dürfen waren für ihn große, beängstigende Erfahrungen, die er im Wohnheim erprobte. Die Abwehr, erwachsen zu werden und Verantwortung für sich zu übernehmen, lernte er verstehen sowohl vor dem Hintergrund der hohen Erwartungen der Eltern als auch des Sich-Alleingelassen-Fühlens in der sexuellen Entwicklung. Kindlich zu bleiben habe er als Schutz erlebt.

Die Zwänge (als Spannungsabfuhr) nicht auszuführen und stattdessen zu gesünderen Handlungen zu finden, war eine extrem hohe Anforderung, die ihn auch zeitweise in Psychosenähe brachte. Diese konnte aber mit Telefonkontakt und Tavor als Notmedikation aufgefangen werden. Ein gezielt geplanter stationärer Aufenthalt nach zwei Jahren ambulanter Behandlung ergab noch einen großen Entwicklungsschub.

Herr C. übernimmt nun selbstständig Aufgaben im Wohnheim, hat sich für einen Gitarrenunterricht angemeldet und hat für sich als nächste Perspektive festgelegt, in eine eigene Wohnung zu ziehen. Er hat die SuSi-Befragung damals noch als Belastung erlebt; er sei aber auch erstaunt gewesen über Zusammenhänge, die er entdecken konnte. Die Auseinandersetzung damit habe Angst, aber auch Hoffnung ausgelöst.

Der Therapeut als Dolmetscher

Die Behandlung dieser drei Patienten verlief jeweils über mehrere Jahre, meist bei wöchentlicher oder 14-täglicher Frequenz. Ich stimme Arnhild Lauveng zu, die selbst zehn Jahre schizophren erkrankt war: »Es dauerte mehrere Jahre und viele Therapiestunden, gesund zu werden, weil Veränderungen und Einsicht Prozesse sind, die aus dem Inneren herauswachsen müssen, die man nicht beschleunigen kann« (LAUVENG 2010).

Bei Ersterkrankungen jenseits des vierzigsten Lebensjahres habe ich aber auch die Erfahrung gemacht, dass eine Kurzzeittherapie (25 Stunden) ausreichen kann, um gesund zu werden oder zu bleiben; trotzdem gelingt es nicht allen Menschen. Es wollen und können nicht alle Betroffenen diesen Weg gehen. Wichtig ist mir zu erwähnen, dass die Behandlung von psychotisch erkrankten Menschen am besten gelingt, wenn alle an der Behandlung Beteiligten gut miteinander kooperieren. In meiner Region ist dies erfreulicherweise in besonderer Weise gegeben.

Ich möchte schließen mit einem Appell von Ursula Conraths (die selbst erkrankt war): »Aufgrund meiner Erfahrungen appelliere ich an alle psychotherapeutische Tätige, ihr Herz und ihr Können als Dolmetscher für die Babysprache zu öffnen – auch für Menschen mit psychotischen Erkrankungen« (CONRATHS 2004).

Stimmige Lebensgeschichte – die Sicht der systemischen Therapie

Gerhard Dieter Ruf

Nach der Systemtheorie Niklas Luhmanns hilft »Sinn« bei der Konstruktion von Geschichte, indem er ermöglicht, aus der Komplexität der Vergangenheit und der möglichen Zukunft bestimmte Ereignisse auszuwählen und sie zu einer Geschichte zu verbinden (LUHMANN 1984, S. 118). Solche Geschichten und Erzählungen helfen, die Widersprüche und Konflikte des sozialen Lebens in unserer Kultur zu ertragen (BRUNER 1990, S. 108).

Sinnvolle Geschichten als Basis der Therapie

Sinnvolle Geschichten, die wir über uns und die Welt konstruieren, sind die Basis der systemischen Therapie. Philosophische Grundlage ist der radikale Konstruktivismus (VON GLASERSFELD 1997). Danach bedeutet Erkennen, dass wir aus den Nervenimpulsen, die unser Gehirn über die Sinnesorgane erreichen, Vorstellungen über die Welt entwickeln. Jedes Erkennen ist somit aktives Handeln. Es ist unser »Bild« von uns und von der Welt, das wir dabei konstruieren (MATURANA/ VARELA 1984). Die von uns angenommene Realität kann nie voll erfasst werden. Die Vorstellungen, die wir uns von ihr machen, werden systemintern von unserem psychischen System in struktureller Kopplung mit dem Nervensystem und dem sozialen System geschaffen und können nur mit anderen Vorstellungen, die wir uns geschaffen haben, verglichen werden, nie mit der Realität selbst.

Nach der Theorie des sozialen Konstruktionismus werden auch soziale Phänomene konstruiert. So konstruieren wir unsere Individualität oder unser Selbst in Interaktionen mit anderen. »Versuche, sich selbst zu definieren, finden unvermeidlich aus einer Perspektive statt, und unterschiedliche Perspektiven haben unterschiedliche Auswirkungen darauf, wie eine Person behandelt wird« (GERGEN 1996, S. 239). Wir konstruieren unser Selbst, indem wir aus unserem Leben gewisse Ereignisse selektieren und zu einer Geschichte zusammenfügen. Sinn wird erzeugt durch die Geschichten, die Menschen über sich und die Welt konstruieren. Dabei werden Erfahrungen zu sinnvollen Geschichten zusammengefügt und in der eigenen Biografie geordnet.

Wenn Menschen mit psychotischen Symptomen den Arzt aufsuchen, wird ihnen meistens eine Geschichte von Defiziten und Funktionsstörungen vermittelt. Sowohl in der ICD-10 als auch im DSM-IV wird eine biologische oder psychische Funktionsstörung als Ursache der psychischen Störung angenommen. Eine solche Geschichte verhilft zu einer von den Krankenkassen finanzierten Behandlung und kann in manchen Fällen auch einen weiteren Sinn haben, wenn die psychiatrische Störung zum Beispiel Aufmerksamkeit verschafft, ein Nähe-Distanz-Problem löst oder den Familienzusammenhalt verbessert.

Das Etikett der Diagnose schützt vor Schuldzuschreibung, weil die Gesellschaft davon ausgeht, dass sich der psychisch Kranke nicht anders verhalten *kann*. In einem zirkulären Prozess kann dadurch die Motivation schwinden, sich durch eine Therapie von der psychischen Störung zu befreien. Das defizitorientierte »Sprachspiel« (WITTGENSTEIN 1984) der »psychischen Krankheit« erzeugt dann einen Sinn und gibt einen »sekundären Krankheitsgewinn«.

Allerdings bleibt bei einer solchen defizitorientierten Beschreibung der Patient als handelnde Person außen vor. Es fehlt das Bindeglied zwischen den eigenen, willentlich beeinflussbaren Handlungen und der Erfahrung der psychischen Störung. Das Ergebnis kann Hoffnungslosigkeit und ein vermindertes Selbstwertgefühl sein.

Phänomenologisch gesehen, betrifft psychisches Kranksein »das Selbstverhältnis der Person in ihrem Zentrum. Es ist nicht nur das Epiphänomen eines ›eigentlichen‹ physiologischen Prozesses, sondern *das veränderte Selbsterleben und Selbstverhältnis des Patienten stellen eine ständig wirksame Komponente des Krankheitsverlaufs dar*« (FUCHS 2008, S. 264, Hervorhebungen im Original).

Prinzipien der systemischen Therapie

In der systemischen Therapie wird mit den Wirklichkeitskonstruktionen gearbeitet, also mit den Geschichten, die Patienten oder ihre Familien über sich, über das in der Psychose veränderte Selbsterleben und Selbstverhältnis, über ihre Probleme und über Lösungsmöglichkeiten erzählen. Problematische Denkmuster können zu einer Verletzlichkeit (Vulnerabilität) für psychische Störungen führen (Ruf 2013). Gregory Bateson (1969) hat dafür den Begriff »erkenntnistheoretische Irrtümer« geprägt. So kann zum Beispiel die Geschichte »Ich muss perfekt sein, sonst bin ich ein Nichts« zu dauerhaften Selbstwertproblemen und depressiven Verstimmungen führen. Ziel der Therapie sind andere Wirklichkeitskonstruktionen, mit denen der Patient und seine Familie besser leben können.

Dabei wird der Beobachtungsrahmen vom Individuum auf sein soziales Umfeld erweitert. Symptome der Psychose zeigen sich (oder werden gezeigt) über die verbale oder nonverbale Kommunikation und sind somit ein soziales Phänomen. Das systemische Vorgehen fokussiert auf die Denk- und Handlungsmuster und somit auf einen willentlich beeinflussbaren Bereich mit dem Ziel, diesen zu vergrößern und damit Entscheidungs- und Handlungsspielräume des Patienten und seiner Angehörigen zu erweitern.

Methodisch sind bei der Sinnsuche vor allem narrative Vorgehensweisen hilfreich. Man kann den Sinn der Symptome oder der »Krankheit« thematisieren und neue, alternative Sinnangebote machen und erörtern. Ein »offener Dialog« (Seikkula u. a. 2003; Seikkula/Olson 2006) lässt ohne Wertung die Vorstellungen aller Familienmitglieder in das Gespräch einfließen, um gemeinsam Lösungen zu finden. Bei der lösungsorientierten Kurztherapie wird das defizitorientierte Sprachspiel in ein »lösungsorientiertes Sprachspiel« (Miller/de Shazer 1999) überführt, indem auf Ressourcen statt auf Defizite fokussiert wird: auf die Stärken des Patienten und auf die positiven Effekte der Symptomatik. Symptome werden als Fähigkeiten umgedeutet (positiv konnotiert).

Nutzen der Sinn-Erfahrung in der Therapie

Der Patient erfährt Sinn, wenn er die Psychose biografisch einordnen kann und eine kohärente und stimmige Lebensgeschichte für sich konstruiert, in der er als aktiv Handelnder vorkommt. Dadurch steigt sein Selbstwertgefühl und Selbstbewusstsein. Er wird zufriedener und kann sich auch mit den nicht beeinflussbaren Bereichen seines Schicksals, hier speziell der Konfrontation mit der Psychose, abfinden.
Ich möchte dies an einem Fallbeispiel verdeutlichen.

Die 48-jährige Frau B. hatte in den letzten zwanzig Jahren fünf kurze psychotische Episoden erlebt. Sie erwartete jetzt von einer Psychotherapie ein besseres Verständnis ihrer Psychose und letztendlich ein psychosefreies Leben. Es wurden sechs Therapiesitzungen im Zeitraum von neun Monaten durchgeführt.

Vor der ersten psychotischen Episode hatte sie ein Verhältnis zu einem Mann und war von ihm hypnotisiert und in traumatisierender Weise psychisch missbraucht worden. Auch danach hatte sie sich einen ebenso schwierigen Mann als Partner gesucht. Frühere Therapien hatten nur situativ entlastend gewirkt, aber an der Symptomatik nichts verändert.

Im Laufe der Gespräche wurde deutlich, dass Frau B. immer dann psychotisch wurde, wenn Grenzverletzungen und Intrigen sie an die früheren schlechten Erfahrungen erinnerten und sie sich eigentlich hätte schützen und abgrenzen müssen, dies aber vermied. Ich deutete ihr Verhalten um: Nach ihren früheren Erlebnissen wolle sie auf keinen Fall zum Täter werden und grenze sich deshalb nicht ab. Nach dieser Intervention äußerte sie den Wunsch, Abgrenzung zu lernen, und ich gab ihr die Hausaufgabe, in anonymer Umgebung und ohne Risiko für sich oder andere ein sozial noch akzeptables Maß an »Täterverhalten« zu üben, zum Beispiel sich an einer Warteschlange vorbeizudrängen und die Reaktionen der anderen zu beobachten. Durch diese Aufgabe lernte sie zu differenzieren zwischen einerseits akzeptablem und für die eigene Abgrenzung manchmal notwendigem und andererseits inakzeptablem Täterverhalten.

In der vierten Sitzung sah sie ihr Problem zu 60 Prozent als gelöst an. Im privaten Bereich gab sie mehr Verantwortung an ihren Mann und die Tochter ab und fühlte sich gut dabei.

Ein weiterer Sinn der Psychose wurde deutlich: Ihr früheres Verhalten in der Krankheitsepisode mit Rückzug in die Klinik war eine Möglichkeit, sich von den familiären Pflichten eine Auszeit zu nehmen. Als Nebeneffekt erwarb sich die pubertierende Tochter während der Abwesenheit der Mutter mehr Selbstständigkeit und eine zunehmende Ablösung von den Eltern. Vor der sechsten Therapiesitzung hatte ein Konflikt mit der Tochter eine Krise ausgelöst, aber Frau B. verzichtete auf eine stationäre Behandlung und ließ sich lediglich in der Klinikambulanz ein Neuroleptikum verordnen, das sie zuvor abgesetzt hatte. Sie hatte gelernt, dass eine Krise keine Katastrophe sein muss und dass Abgrenzung auch in der Familie ohne Rückzug in die Klinik möglich sein kann. Nachdem sie ihr Problem daraufhin als gelöst ansah, wurde die Therapie beendet.

Im Rückblick meinte sie, die Behandlung habe ihr emotional den Eindruck gebracht, die Psychiatrie könne auch ganz anders sein; sie wisse nicht, ob sich bei weiteren Krisensituationen ihre Traumageschichte ganz auflösen werde, aber sie könne jetzt pragmatisch damit umgehen; der andere Blickwinkel in der Therapie sei wohltuend gewesen und sie habe sich verstanden gefühlt.

Dieses Fallbeispiel zeigt, wie neue Sinnangebote nicht nur zu mehr Zufriedenheit, sondern auch zu Verhaltensänderungen führen können. Frau B. war anfangs nach den früheren Missbrauchserlebnissen blockiert und wagte nicht, sich in Alltagssituationen abzugrenzen, was sicherlich auch zur Auslösung psychotischer Episoden beigetragen hatte. Nach der Thematisierung dieses inneren Konflikts und der Umdeutung, sie wolle nicht zum Täter werden, lernte sie zu unterscheiden zwischen dem inakzeptablen Verhalten des früheren traumatisierenden Mannes und einer Abgrenzung in Alltagssituationen, die für jeden unerlässlich ist, um sich zum Beispiel vor Überlastung zu schützen. Schließlich meisterte sie die Krise mit ihrer Tochter ohne passiven Rückzug, indem sie sich lediglich ein Neuroleptikum verordnen ließ.

Der Sinn der Sinnsuche

Bei der Sinnsuche im therapeutischen Dialog wird der Patient nicht als Behandlungsobjekt gesehen, sondern als Person wertgeschätzt. In einer vertrauensvollen Begegnung können biografische Ereignisse besprochen und neu erklärt und bewertet werden (RUF 2005). Damit entstehen Veränderungen »zweiter Ordnung«, also ein »Wechsel, der das System selbst ändert« (WATZLAWICK u. a. 1974, S. 30). Lösungen zweiter Ordnung erfolgen auf einer Metaebene. Situationen werden so umgedeutet, dass eine Lösung erfolgen kann. Durch die Umdeutung wird dem Problem eine andere Bedeutung gegeben; es erfolgt ein Reframing (man stellt die Situation in einen anderen Rahmen).
»Erfolgreiches Umdeuten erfordert hier, dass das Problem aus dem Bezugsrahmen eines ›Symptoms‹ herausgehoben und in einen neuen Rahmen gesetzt wird, dem nicht die Implikation des Krankhaften oder des mangelnden guten Willens anhaftet. Wie in allen anderen Fällen führt auch hier natürlich nicht irgendeine Umdeutung zum Ziel, sondern nur eine, die sich mit dem Denken und der Wirklichkeitsauffassung der Betroffenen vereinbaren lässt« (WATZLAWICK u. a. 1974, S. 127). Dann kann Sinn und damit auch eine kohärente Lebenserzählung beim Patienten entstehen, und zwar mit der Folge von mehr Zufriedenheit, einem besseren Selbstbild und von Verhaltensänderungen, die das Risiko eines Psychoserezidivs reduzieren. Systemische Therapie von Psychosen ist bei geringer Sitzungszahl hochwirksam (VON SYDOW u. a. 2007).
In der therapeutischen Begegnung erfährt nicht nur der Patient, sondern auch der Therapeut Sinn. Dieser kann seine therapeutische Tätigkeit als hilfreich für den Patienten und damit auch für sich selbst als sinnstiftend erfahren.
Wichtig ist dabei eine neutrale und wertschätzende Haltung gegenüber dem Patienten und seiner Familie. Das beinhaltet eine Konstruktneutralität (RETZER 2002) gegenüber Bewertungen und Theorien, insbesondere Lebensentwürfen und Krankheitstheorien. Eine Veränderungsneutralität bezüglich der vom Therapeuten nicht zu entscheidenden Frage, ob Veränderung oder Nichtveränderung für den Patienten besser sei, würdigt seinen bisherigen Lebensentwurf. Soziale Neutralität bedeutet, bei Gesprächen mit verschiedenen Familienmit-

gliedern die verschiedenen Positionen nebeneinander stehen zu lassen, ohne die eine oder andere zu unterstützen. Risiken entstehen nur dann, wenn die Wünsche des Patienten oder seiner Familie nicht respektiert werden, wenn nicht erwünschte Gespräche aufgedrängt werden oder eine Veränderung gefordert wird, die der Patient nicht möchte oder die sein Leben auf riskante Weise verändern würde.

Wenn die Psychose zum Anlass für sinnstiftende Gespräche wird, dann kann in der psychischen Störung neben dem Leiden auch die Chance zur Veränderung gesehen werden.

Aneignung statt Abspaltung – ein Schlussplädoyer
Psychose und Lebenserfahrung – jede(r) ist anders

Fast 80 Prozent der Psychoseerfahrenen bringen die Psychose mit ihrer Lebenserfahrung in Verbindung. Das ist nicht unbedingt als ursächlicher Erklärungsversuch zu verstehen, eher als Ausdruck eines Bedürfnisses nach Einzigartigkeit und nach Wiederaneignung des Erlebten. Schon dieses Ergebnis unterstreicht die Berechtigung des alten phänomenologischen Ansatzes und die Notwendigkeit, die individuelle Besonderheit zu respektieren. Das klingt auf den ersten Blick banal und sollte wohl auch selbstverständlich sein. Der Alltag in der Psychiatrie und auch die normale Praxis der Psychoedukation zeigen, dass dem nicht so ist.

Einzigartigkeit jeder Erkrankung erkennen: Gerade bei Psychoseerfahrenen muss jede Therapie die Einzigartigkeit der Erkrankung realisieren, respektieren und dies explizit zum Ausdruck bringen. Auch Psychoedukation kann im Ansatz nur dann wirksam sein, wenn sie nicht auf allgemeine Krankheitseinsicht zielt, die es ohnehin so nicht geben kann und die für sich genommen auch nicht hilfreich ist. Krankheitseinsicht ist eher Aufgabe des Therapeuten – im Sinne einer Einsicht in die besonderen Umstände, die diesen konkreten Menschen in dieser Weise haben psychotisch oder depressiv oder manisch werden lassen.

Psychotisches Erleben – Vielfalt zulassen

Fast die Hälfte der Psychoseerfahrenen erlebt die akute Psychose nicht ausschließlich negativ. Es gibt besondere Aspekte, die auch ein positives Bild zulassen. Es gibt Sinneseindrücke, die nicht nur als belastend, sondern auch als bereichernd erlebt werden. Die Grenze von psychotischen und spirituellen Erlebnissen ist offenbar nicht so eindeutig zu ziehen, wie die Psychiatrie das üblicherweise glauben macht. Das psychotische Erleben ist belastend und ängstigend – ja, aber das offenbar nicht so unbedingt und zwingend, wie wir das bisher annahmen.

Bedingungen für positives Psychoseerleben kennenlernen: Wir psychiatrisch Tätigen sollten uns stärker dafür interessieren, in welchen Zusammenhängen die eher positiven Erlebnisse zum Tragen kommen. Könnte es sein, dass subjektive Voreinstellungen die Art der psychotischen Wahrnehmung mit bestimmen? Oder sind situative Momente und soziale Zusammenhänge entscheidend? Schon lange haben wir uns gefragt, warum manche Menschen die psychotische Entgrenzung eher angstvoll erleben und sie paranoid interpretieren, andere hingegen sich in einem Großen und Ganzen aufgehoben fühlen, das sie als bereichernd erleben, indem sie der Enge des persönlichen Erlebens vorübergehend entkommen.

Gibt es bei Psychosen auch einen Sucht- und Suchaspekt? Wenn das psychotische Erleben nicht nur negativ besetzt ist, erlaubt das auch mehr Verständnis dafür, dass manche Psychoseerfahrene den grauen Alltag unterbrechen wollen oder in bestimmten Situationen das Risiko einer Psychose zumindest billigend in Kauf nehmen. Das muss nicht planvoll handelnd geschehen, sondern kann von tiefer Ambivalenz geprägt sein. Bei der Rekonstruktion dieses Prozesses und dieser Widersprüchlichkeit kann es hilfreich sein, auch den Reiz der Psychose zu unterstellen. Wir nähern uns also auf diesem Weg der Recovery-Idee an, wonach nicht Symptomfreiheit um jeden Preis das Ziel der Therapie ist, sondern unter Umständen eher das gesunde Leben auch mit ungewöhnlichen und sehr besonderen Wahrnehmungen tolerierbar wird (BOCK 2013).

Psychose und Zukunftserwartung – Hoffnung tut not

Es existiert also eine hohe Anzahl von Betroffenen, die mit ihrer konkreten Psychoseerfahrung nicht nur destruktive, sondern auch konstruktive Konsequenzen verbinden. Die Psychose zerstört nicht nur

Hoffnungen, sondern ihre Bewältigung lässt auch neue Blickwinkel, neue Entscheidungen und neue Prioritäten zu. Puristen mögen einwenden, das sei »nur subjektiv« und vielleicht als resignative Anpassung zu verstehen. Aber wie anders entscheiden wir alle über unser Leben denn, als eben subjektiv und unter Berücksichtigung der vorher gemachten Erfahrungen? Ob wir das mit eher resignativer oder eher mit hoffnungsvoller Tendenz tun, ist dabei nicht unwesentlich.

Doch gerade an dieser Stelle hat sich die traditionelle Psychiatrie gegenüber Psychoseerfahrenen nicht gerade »mit Ruhm bekleckert«: Mit keiner Erkrankung wurde in der Geschichte der Psychiatrie resignativer, hoffnungsloser und zerstörerischer umgegangen – mit dem schrecklichen Gipfel von Zynismus, Hoffnungslosigkeit und Verbrechen durch die Nazi-Psychiatrie. Und bis heute überwiegen die hoffnungslosen Botschaften, obwohl sie nicht durch Fakten getragen, zum Teil sogar wissenschaftlich widerlegt sind.

Kann man aus psychotischen Krisen lernen? Wir müssen lernen, dass auch Psychosen Ereignisse sind, die zwar gravierend eingreifen in die innere Balance eines Menschen, aber in der Verarbeitung auch die Chance einer Neuorientierung offenlassen. Die Realität zu verlieren ist eine Erschütterung, doch umso mehr, wenn wir die allgemein verbindliche Realität überschätzen. Der Verlust persönlicher Grenzen ist erschütternd, aber umso mehr, wenn unsere Kultur ein allzu enges Verständnis von Identität zum Maß aller Dinge erklärt.

Das menschliche Handeln ist in der Psychose nicht außer Kraft gesetzt: Wir werden nicht ohne Grund psychotisch. Das psychotische Geschehen erscheint dsyfunktional, weil es uns aus bestimmten Zusammenhängen katapultiert, aber eben das hat auch eine funktionelle Bedeutung. So wie Träume Wunsch- und Angstaspekte beinhalten, transportieren Psychosen tiefe Befürchtungen, aber auch große (geheime) Hoffnungen. Wir konzentrieren uns in der Psychiatrie auf die Ängste, aber wir dürfen die andere Seite nicht übersehen.

Wenn wir neben der Dysfunktionalität die Funktionalität bestimmter Symptome und Erfahrungen außer Acht lassen, entlassen wir die Patientinnen und Patienten ohne Not aus einer Verantwortung für ihr Handeln und definieren psychotisches Verhalten außerhalb des menschlichen. Es geht hierbei nicht um die juristische Frage nach Schuldfähigkeit. Es gibt den Kontrollverlust, der bewusstes zielgerichtetes Handeln außer Kraft setzen kann; doch auch das geschieht nicht ansatzlos und ohne Grund, sondern zum Beispiel in einem aussichtslos scheinenden Konflikt oder in einer dramatisch erlebten Angstsituation.

Orientierung an Recovery: Die Vielschichtigkeit der zeitlichen, sozialen, situativen und vor allem subjektiven Zusammenhänge von Psychosen macht deutlich, wie unzureichend der symptomatische Reduktionismus und wie notwendig eine neue Recovery-Orientierung ist: Nicht die Beseitigung von Symptomen um jeden Preis ist das Maß aller Dinge, sondern die Qualität des Dialogs, um die Ziele der Therapie zu bestimmen. Schon damit müssen sich Psychiatrie und Psychotherapie stärker aufeinander beziehen und so würden wir uns insgesamt einem Primat der Psychotherapie nähern.

Zusammenhang von Aneignung und Hoffnung – Aufträge an Psychotherapie und Peerberatung

Die SuSi-Ergebnisse zeigen: Je stärker Menschen die Psychose mit ihrem Leben in Verbindung bringen, desto weniger negativ bewerten sie eine aktuelle Psychose und desto hoffnungsvoller schauen sie in die Zukunft. Die Eindeutigkeit dieses Zusammenhangs mag im psychiatrischen Alltag überraschen, aus der Perspektive der Salutogenese nicht.

Offenbar gilt auch für Schizophrenie, was für viele andere Erkrankungen gilt: Kohärenz tut gut. Sich das »verrückte« Erleben wieder anzueignen, kann helfen, Angst zu reduzieren. Die Angst ist nicht naturgesetzlich mit der Erkrankung verbunden, sondern mindestens ebenso mit deren Behandlung und Bewertung. Und offenbar gibt es einen Wunsch der Betroffenen, die Einzigartigkeit der Erfahrung zu behaupten: Meine Psychose unterscheidet sich von deiner. Wir sind beide nicht »von F 20 befallen«, sondern in einer sehr besonderen Art und Weise gezwungen gewesen, »auszusteigen«. Auch wenn wir das nicht bis ins Letzte kausal konstruieren können, hilft uns die Annahme, dass das, was da passiert ist, nicht völlig sinnlos war.

Einzigartigkeit respektieren, Aneignung fördern: Die Psychiatrie versteht oft »Krankheitseinsicht« (»Ich habe eine Schizophrenie«) sehr eng und macht diese zur Voraussetzung weiterer Therapieangebote oder setzt auf (psychoedukative) Maßnahmen, die Krankheitseinsicht zum bedingungslosen Ziel erklären. Diese Beschränkung schließt viele Patientinnen und Patienten aus, vor allem solche, die zwar Hilfe suchen, aber auf eigenwillige Art, und die sich selbst anders verstehen und andere Begriffe verwenden als die der üblichen Psychopathologie. An dieser Stelle müssen wir aufpassen, nicht Gefangene unserer eigenen Begrifflichkeit zu werden: Sie ist nicht viel mehr als eine sprachliche Einigung, eine Konstruktion. Hinzu kommt, dass bei einer Störung, die durch Realitätsverlust gekennzeichnet ist, Krankheitseinsicht zumindest unwahrscheinlich bzw. eine solche »Einsicht« krankheitsimmanent gar nicht möglich ist.

Wir sind also gut beraten, wenn wir die Krankheitseinsicht erst einmal von uns selbst verlangen – im Sinne einer Einsicht in die Umstände, die diesen konkreten Menschen zu diesem Zeitpunkt in seiner besonderen Weise haben psychotisch werden lassen. Wir müssen ihn »abholen«, seine Begriffe und sein Selbstverstehen ernst nehmen. In einem offenen Dialog die Aneignung der Erfahrung und das Annehmen ihrer Einzigartigkeit zu fördern, das scheint den konstruktiven Umgang mit der Psychose zu fördern. Das jedenfalls legen die SuSi-Ergebnisse nahe.

Biografisch orientierte Psychotherapie kann Kohärenz fördern: Wenn die Aneignung der Erfahrung eine konstruktive Krankheitsbewältigung fördert, ist daraus ein indirekter Beleg für die Wirksamkeit biografisch orientierter Psychotherapie abzuleiten und ein Auftrag an diese, sich stärker mit Psychosen zu befassen und in diesem Zusammenhang stärker als bisher auf Kohärenz zu setzen. Kohärenz wiederum ist kein allgemeines, aus Manualen ableitbares Ziel, sondern abhängig von konkreten Menschen, ihren Empfindungen, subjektiven Erfahrungen und Widersprüchen und selbstverständlich auch angewiesen auf eine gelungene vertrauensvolle dialogische (!) Beziehung.

Notwendigkeit einer integrierten Psychosenpsychotherapie: Psychotherapie muss die drei Zeitebenen von Vergangenem, Gegenwärtigem und Zukünftigem beim Ringen um Sinn (siehe SuSi-Fragebogen) im Blick haben und neu ausbalancieren. Stellvertretend sei hier Gwen Schulz mit ihrer ersten Rede beim 2. Kongress des Dachverbandes Psychosenpsychotherapie zitiert: »Ich will in meiner Gewordenheit wahrgenommen, in meinem Erleben ernst genommen und in meiner Hoffnung gestärkt werden« (LEMPA/VON HAEBLER 2012).

Auch hier ist man wieder geneigt zu denken: »Selbstverständlich, was denn sonst?« Und doch ist dieser einfach scheinende Wunsch kaum kompatibel mit der Alltagswirklichkeit der Akutpsychiatrie und auch nicht mit den Paradigmen, die diese heute prägen. Umso wichtiger ist es, dass die psychotherapeutischen Schulen in einen konstruktiven Dialog treten, wie die unterschiedlichen Erkenntnisse und Handlungsebenen sinnvoll zu verknüpfen und die Bedingungen für Psychosenpsychotherapie insgesamt zu verbessern sind. Dass sich die Experten für Denken, Fühlen und Handeln endlich (im Dachverband deutschsprachiger Psychosenpsychotherapie – siehe www.ddpp.eu) zusammenfinden, um enger zu kooperieren, ist hoffnungsvoll und zugleich überfällig bei einer Störung, bei der dem Patienten die Koordination genau dieser drei Funktionsbereiche schwerfällt (BOCK u. a. 2013).

Peerberater als natürliche Genesungsbegleiter und Hoffnungsträger: Was macht mehr Hoffnung als jemand, der die eigene Erkrankung so weit überstanden und verarbeitet hat, dass er daraus Kraft für die Beratung anderer Betroffener schöpft? Peerberater sind durch die eigene Erfahrung und durch die geschulte Entwicklung eines Wir-Wissens bestens geeignet, die eigene Erfahrung im Kontext zu reflektieren und die eigene Kohärenz zu stärken. Die Gewordenheit anzuerkennen ist selbstverständlich für jemanden, der selbst auf diesem Weg »geworden« ist. Die Vielfalt des Erlebens liegt nahe für jemanden, der sie selbst erlebt hat. Und Hoffnung vermittelt jemand automatisch, der selbst aus der Krise gestärkt hervorgegangen ist.

Familie als Ort psychischer Erkrankung – Trialog im Alltag fördern

Geht die Besinnung auf die Gewordenheit zulasten der Angehörigen? Wird die Renaissance biografisch orientierter Psychotherapie die Familie belasten? Muss die Familie nach dem Freispruch nun die erneute Beschuldigung fürchten? Oder gelingt uns eine ehrliche Annäherung an die wechselseitigen (!) Belastungen des Zusammenlebens? Schaffen wir eine Annäherung an die Komplexität der Zusammenhänge, bei denen die somatische Eigendynamik einer Psychose ebenso vorkommt wie die psychische und die soziale? Schaffen wir es, die Familie als einen möglichen Ort psychischer Erkrankung wahrzunehmen, der seinerseits vielfältigen Einflüssen und Widersprüchen ausgesetzt ist, ohne wieder in eindimensionale Kausalität und vor allem Schuldzuweisungen zu verfallen?

Der Trialog hat gezeigt, dass ein solcher Diskurs gelingen kann. Eine Verständigung über die wechselseitigen Belastungen des Zusammenlebens ist möglich, auch oder vielleicht gerade wenn eine Psychose ins Spiel kommt. Wir wissen um die Spannungsfelder von Autonomie und Bindung, um die häufige Widersprüchlichkeit von Selbst- und Fremderwartungen auch in sogenannten gesunden Familien. Das wird, wenn Psychosen hinzukommen, nicht einfacher, aber auch nicht grundlegend anders. Und selbstverständlich kommt es vor, dass zwischenmenschliche Beziehungen im Nahbereich belastend, ja manchmal sogar kaum erträglich werden und trotzdem unentrinnbar bleiben, zumindest wenn es um Beziehungen innerhalb der Primärfamilie geht, die man zwar aufkündigen, aber nicht »loswerden« kann.

Warum sollte man im Zusammenhang von Psychosen etwas leugnen, was in jedem guten Roman, in jedem Theaterstück, in jedem Spielfilm selbstverständlich erscheint? Nur müssen wir dann auch Angehörige in ihrer ganzen Vielfalt wahrnehmen: mit ihren unterschiedlichen Spannungsfeldern und Fragen (als Eltern, Geschwister, Partner, Kinder und Freunde), mit ihren großen Ressourcen, aber auch mit den Grenzen ihrer Belastbarkeit, in ihren Stärken und Schwächen. Im Psychoseseminar gelingt es nicht selten, auch über ganz offensichtliche Verwundungen und Belastungen zu sprechen, ohne einseitig Schuld zu verteilen; doch dies gelingt durch die Präsenz anderer und die Begegnung fremder Betroffener und Angehöriger, die manchmal vor allzu großer Intimität schützt.

Trialog im Alltag verwirklichen: Wenn es uns gelingt, in diesem Sinne ehrlich zu sein, dann kann der »Freispruch der Familie« beibehalten, muss gewissermaßen auf die Patienten ausgeweitet, gelegentlich aber unter Bewährungsvorbehalt gestellt werden. Dann müssen wir den Trialog nicht nur in Seminaren pflegen, sondern müssen den psychiatrischen Versorgungsalltag trialogisch gestalten. Dann wird die Einbeziehung der Angehörigen selbstverständlich und völlig unabhängig vom Datenschutz, weil zunächst einmal auch deren Balance und deren Erhalt als Ressource zu den Zielen der Therapie gehören. Es müsste dann vorbei sein mit dem »Double Bind« der Psychiatrie im Umgang mit den Familien, sie aus der Behandlung auszuklammern und allzu schnell als »lästig« zu empfinden, ihnen aber schamlos die Last der aktuellen Psychiatriepolitik aufzubürden und nach immer kürzeren stationären Behandlungen bei immer mehr ambulantem Chaos eine immer größere Hauptverantwortung zu übertragen.

Chancen von Angehörigen-Selbsthilfe und -Peerberatung: Nicht wenige Angehörige haben die einfache Botschaft der Pharmafirmen und der biologischen Psychiatrie dankbar aufgenommen, um nach den diversen Schuldzuweisungen der Vergangenheit endlich durchatmen zu können. Sollten sie sich nun doch wieder der komplexeren Wirklichkeit stellen, so ist dabei Hilfe notwendig. Nicht nur durch die Psychiatrie, sondern auch durch Selbsthilfe und zur Förderung derselben nicht zuletzt durch erfahrene Angehörigen-Peerberater. Denn das Zulassen der eigenen Interessen schützt das erkrankte Familienmitglied vor Schuldgefühlen. Das Ertragen seiner Sinnsuche fördert zudem seine Selbstverantwortlichkeit. Und die Beschäftigung mit den eigenen Anteilen an den Konflikten eröffnet auch für Angehörige selbst neue Einsichten.

Sinnerleben der Angehörigen – eine Gratwanderung

Wenn jemand psychotisch wird, sind viele andere Personen mitbetroffen, ebenfalls erschüttert und aus ihrem Alltag gerissen. Nicht wenige verausgaben sich so sehr, dass sie selbst an eigene Grenzen der Belastbarkeit und der Gesundheit stoßen. Ist es dann nicht zynisch, die Angehörigen nicht nur nach dieser offensichtlichen Belastung, sondern auch nach dem Sinn, ja sogar nach dem *Gewinn* der familiären Krise zu fragen?

Auch dem Autorenteam kam diese Ausgewogenheit anfangs fragwürdig vor, und die Resonanz der ersten Angehörigen-Fokusgruppen unterstrich, wie sensibel das Thema ist: Ihr wollt wohl nicht sehen, wie anstrengend die Situation für uns ist? Allerdings ging uns das bei den Betroffenen nicht anders. Auch hier war das Leiden offensichtlich und die andere Seite etwas versteckt. Aber kennen wir nicht aus der eigenen Familie Situationen, in denen schwerwiegende Lebensereignisse (jenseits von Psychosen) zu gemeinsamen Anstrengungen oder Gefühlen führen, deren Aushalten anschließend das Gemeinsamkeitsgefühl stärken und Wachstumsprozesse bei allen Beteiligten ermöglichen? Warum sollte das bei schweren psychischen Krisen einzelner Familienmitglieder anders sein? Nach den Schatten- *und* Lichtseiten einer Krise, nach den belastenden *und* konstruktiven Wirkungen zu fragen hat also mit Respekt vor den Familien und mit einer höheren Selbstverständlichkeit im Umgang mit Psychosen zu tun.

Auch in der Familie können Psychosen belastend und konstruktiv wirken. Nahe Angehörige sind durch die Psychoseerkrankung eines Familienmitglieds betroffen und belastet, umso mehr, wenn sie zusammenleben. Die konstruktive Auseinandersetzung mit der Erkrankung kann aber auch bei den Angehörigen zu erhellenden Erkenntnissen und sinnvollen Neuorientierungen führen und die Familie insgesamt in ihrem Zusammenhalt stärken. Ob und wann und wie das optimal geschieht, bedarf noch genauerer Betrachtung und weiterer Untersuchungen. Dass Familien dabei von angemessener Anerkennung, Einbeziehung und Unterstützung profitieren, versteht sich fast von selbst.

Angehörige und Therapeuten können einfühlsam sein – auch bezüglich des Sinnerlebens: Nach Sinnerleben befragte Triaden aus Betroffenen, Angehörigen und Therapeuten unterschieden sich in der Bewertung des Psychoseerlebens des Betroffenen nicht sehr deutlich. Angehörige nahmen die Komplexität des Sinnerlebens etwas sensibler wahr als die Therapeuten. Der konstruktive Aspekt der Psychose blieb Angehörigen und Therapeuten also nicht verborgen, doch bleiben die Betroffenen mit manchen Erfahrungen allein. Der Vergleich der Wahrnehmungen in einer Triade bedarf noch weiterer Untersuchungen. Die erste Stichprobe war selektiv in dem Sinne, dass ausgewählte Angehörige und hoch motivierte Therapeuten hinzugezogen und befragt wurden.

Sinnerleben im Trialog – Psychoseseminar fördert Kohärenz

Psychoseseminare sind Orte des Erzählens. Sie fördern den subjektiven Erfahrungsaustausch. Das Erzählen der eigenen Psychoseerfahrung in einem wohlwollenden Rahmen kann die Integration des Erlebten fördern – eine Art Therapie »ohne Absicht«. Die Verständigung zwischen fremden Betroffenen und Angehörigen kann das Verständnis auch für die eigene Familie fördern – eine Art Familientherapie ohne Familie. Und Therapeuten oder Auszubildende können in diesem Kontext ihre Wahrnehmung vervollständigen, ihre Gelassenheit und Dialogfähigkeit schulen – beides ein Gewinn für die alltägliche Hilfepraxis.

Doch gilt dieser Gewinn nur für den besonderen Einzelfall? Oder lassen sich konstruktive Prozesse auch für das gesamte Seminar nachweisen? Psychoseminare sind nicht einfach zu beforschen. Wer sich als Subjekt und Experte begegnen und die Subjekt-Objekt-Begegnung psychiatrischer Behandlung hinter sich lassen will, möchte nicht im nächsten Moment zum Objekt einer Forschung werden. Insofern gibt es zwar viele aufschlussreiche qualitative Studien, aber keine systematische Evaluation. Mit dem SuSi-Fragebogen konnte das nun zum ersten Mal gelingen. Dabei war hilfreich, dass das Thema der Suche nach dem subjektiven Sinn dem Selbstverständnis des Psychoseminars nahekommt.

Psychoseminare stärken eine konstruktive Bewältigungsstrategie: Aneignung des Erlebten wird gefördert, die Kohärenz gestärkt. Insofern sind Psychoseminare heilsame Orte – für die, die daran teilnehmen. Die Teilnahme geschieht nicht selektiv, sondern selbstbestimmt. Es sind Menschen mit sehr unterschiedlicher Krankheitsdauer und -schwere vertreten. Und ob sie profitieren, ist von der Schwere nicht wesentlich abhängig. Diese nun empirisch belegte Wirkung des Psychoseminars ändert nichts daran, dass die Teilnahme einer eigenen Entscheidung folgt und keiner Indikation von außen.

Aktive Krankheitsbewältigung bei anderen Diagnosen – ein neuer Trend?

Die Frage nach der Bedeutung der Erkrankung, der Versuch, eine aktive Antwort auf ihr Auftreten zu finden, sich das Geschehene (wieder) anzueignen und das Leben entsprechend umzustellen, dies betrifft alle Erkrankungen – auch und gerade Erkrankungen, die wie Krebs in hohem Maße somatisch determiniert sind. Es ist beeindruckend, wie viele Medizinbereiche sich mit dieser Frage beschäftigen. Die Frage nach der subjektiven Betrachtung ist also nicht exotisch. Sie auch für psychische

Erkrankungen wiederzuentdecken und zu vertiefen ist überfällig; sonst blieben wir sogar noch hinter der somatischen Medizin zurück.

Vielleicht hat dieser Aspekt bei Psychosen noch ein besonderes Gewicht; vielleicht ist hier die Subjektivität besonders mächtig – im Krankheitsgeschehen wie im Genesungsprozess. Vor allem aber hatten die Nichtbeachtung der Subjektivität und die Unfähigkeit zum Dialog besonders grauenvolle Konsequenzen. Deshalb ist es gut und wichtig, das Thema vor allem an Psychosen festzumachen; deswegen dürfen Psychosen nicht unbeachtet bleiben.

Respekt gegenüber subjektiven Krankheitskonzepten, Erklärungsmodellen und Sinnzuordnungen ist relevant in der gesamten Medizin. Er ist wissenschaftlich begründet, sollte in der Psychiatrie selbstverständlich sein und würde den Charme des Fachs ausmachen.

Stellenwert der Subjektivität steigt

Das vorliegende Buch spiegelt Entwicklungsprozesse in vielen Berufsgruppen und psychotherapeutischen Schulen wider. Die aktuelle Diskussion in der Pflege, der Psychoedukation und in der Psychotherapie lässt hoffen, dass Krankheitsverläufe wieder individueller wahrgenommen werden und damit auch das Interesse an der Subjektivität der handelnden Personen wächst. Die Pflege setzt auf Beziehungspflege und Kontinuität, die Psychoedukation stößt mit allzu engen Konzepten an Grenzen, das aktuell viel beachtete Metakognitive Training entwickelt individuelle Strategien. Und alle psychotherapeutischen Schulen entwickeln zunehmend differenzierte Konzepte, die den sehr verschiedenen Psychoseerfahrungen gerecht(er) werden.

Für alle ist das Ergebnis der SuSi-Studien relevant, wonach die Aneignung des Geschehens die subjektive Bewertung der Symptomatik und die Hoffnung hinsichtlich der Zukunft günstig beeinflusst.

Die Suche nach Sinn ist gerade in Krisen wichtig

Abschließend möchten wir uns noch einmal auf Viktor Frankl berufen, der am eigenen Leib und bezüglich seiner Familie viel Leid erlebt und auch daraus die Kraft und Überzeugung gezogen hat, die Suche nach Sinn in den Mittelpunkt seines Lebens und seiner Psychotherapie zu stellen.

Er schrieb: »[...] wovon der Mensch zutiefst und zuletzt durchdrungen ist, ist weder der Wille zur Macht noch ein Wille zur Lust, sondern ein Wille zum Sinn. Und auf Grund eben dieses seines Willens zum Sinn ist der Mensch darauf aus, Sinn zu finden und zu erfüllen. [...] Ist der Mensch ›auf der Suche nach Sinn‹ fündig geworden, dann wird er glücklich. Auf der anderen Seite wird er dann aber auch leidensfähig. Leiden bringt nämlich den Menschen nicht an und für sich zur Verzweiflung. Sondern nur Leiden, das ohne Sinn zu sein scheint, führt zur Verzweiflung« (FRANKL 1997, S. 265).

Autorinnen und Autoren

Janine Berg-Peer. Das Leben hat es mit sich gebracht, dass sie sich mit dem Thema Schizophrenie beschäftigen musste. Vor 17 Jahren erkrankte ihre Tochter, und sie haben seither ein Leben mit vielen Kämpfen, aber auch Freuden geführt. Sie musste erfahren, wie stark psychische Krankheiten tabuisiert werden, was dazu führt, dass die Betroffenen und ihre Angehörigen und Freunde alleingelassen werden mit ihren täglichen Problemen und Belastungen. Autorin von: *Schizophrenie ist scheiße, Mama!*
Thomas Bock, Prof. Dr., Jg. 1954, verheiratet, drei Kinder; Psychologischer Psychotherapeut, Leiter der Ambulanz für Psychosen und Bipolare Störungen sowie der Krisentagesklinik am Universitätsklinikum Hamburg-Eppendorf (UKE). Mitbegründer der Psychoseseminare gemeinsam mit Dorothea Buck. Verschiedene Forschungsthemen, aktuell vor allem zur Peerarbeit. Zahlreiche Veröffentlichungen. Kontakt: bock@uke.de.
Francesca Bohn, M. Sc. Psych., Mitarbeiterin der Arbeitsgruppe Klinische Neuropsychologie des Universitätsklinikums Hamburg-Eppendorf, Koautorin sowie durchführende Therapeutin des Individualisierten Metakognitiven Therapieprogramms für Menschen mit Psychose (MKT+). Kontakt: f.bohn@uke.de.
Brigitte Bremer, Diplom-Psychologin, Jg. 1948, Arbeit in eigener Praxis als Psychologische Psychotherapeutin. Kontakt: Auf den Kuhlen 11, 28857 Syke.
Evelyn Gottwalz-Itten, Jg. 1955, Diplom-Psychologin, Psychologische Psychotherapeutin (VT), Systemische Therapeutin und Supervisorin; Ambulanzleitung und stellvertretende Institutsleitung des Hamburger Ausbildungszentrums der DGVT. Ein weiterer Schwerpunkt ist die Vermittlung des »Offenen Dialogs«.
Daniel Hell, Prof. em. Dr., war bis Anfang 2009 Direktor an der Psychiatrischen Universitätsklinik Zürich und ordentlicher Professor für Klinische Psychiatrie der Universität Zürich. Heute ist er Leiter des Kompetenzzentrums »Depression und Angst« an der Privatklinik Ho-

henegg. Er hat sich wissenschaftlich vor allem mit Depressionen und anderen emotionalen Problemfeldern beschäftigt und dazu auch Sachbücher geschrieben.

Julia von Iljin, B. Sc., Jg. 1987, Cand. Master Psychologie Universität Hamburg. Ihre Bachelorarbeit *Religiosität, Sinnkonstruktion und andere Krankheitsverarbeitungsstrategien bei Psychose-Erfahrenen* kann bei der Autorin angefordert werden. Kontakt: voniljin@gmail.com.

Bettina Jacobsen, Dr., Psychiaterin und Psychotherapeutin; Arbeit beim »Assertive Community Treatment Team Erste Psychose« in Nijmegen. Kontakt: b.jacobsen@kpnplanet.nl.

Maike Hartmann, Diplom-Psychologin, Jg. 1983, beschäftigte sich im Rahmen ihrer Doktorarbeit mit Stress- und Einflussfaktoren psychotischer Störungen und legte ihren Schwerpunkt in der Ausbildung zur Verhaltenstherapeutin auf die Behandlung von Patienten mit Psychose. Kontakt: maike.hartmann@yahoo.de.

Roswitha Hurtz, Fachärztin für Psychiatrie, Oberärztin der beiden Soteria-Einheiten am kbo-Isar-Amper-Klinikum München-Ost. Besonderes Interesse für Psychosenpsychotherapie, Dozentin bei der Münchner Weiterbildung in Analytischer Psychosenpsychotherapie, Mitglied im Vorstand des Dachverbands Psychosenpsychotherapie DDPP. Kontakt: roswitha.hurtz@kbo.de.

Kalia Planells Keller, Psychologiestudium an der Universität Autónoma von Madrid, Assistenzzeit im Krankenhaus Parc Hospitalari Marti i Julia in Salt (Girona, Spanien). Kontakt: kaliapk@hotmail.com.

Kirsten Khaschei, Jg. 1961, ist Diplom-Psychologin sowie freie Autorin mit den Schwerpunkten Psychologie, Gesundheit und Familie in Hamburg. Kontakt: Kirsten Khaschei, Knorrestraße 5, 20099 Hamburg.

Martin Kolbe, Musiker, Jg. 1957, seit 2008 in der Deutschen Gesellschaft für Bipolare Störungen e. V. (DGBS) engagiert, seit 2011 einer der beiden Betroffenenvertreter im Vorstand der DGBS, Leiter des Referats Öffentlichkeitsarbeit. Kontakt: m.kolbe@dgbs.de.

Kristin Klapheck, Diplom-Psychologin, Jg. 1982, Verhaltenstherapeutin; Preisträgerin des Forschungspreises der Deutschen Gesellschaft für Soziale Psychiatrie 2012. Kontakt: k.klapheck@uke.de.

Katrin Körtner, Dr., Jg. 1972, Fachärztin für Psychiatrie und Psychotherapie, Oberärztin in der Klinik für Psychiatrie und Psychotherapie des Jüdischen Krankenhauses Berlin.
Kontakt: katrin.koertner@jkb-online.de.

Sabrina Koschinsky, Diplom-Psychologin, Jg. 1980, ist als Psychologin in einer Trauma-Ambulanz in Hannover tätig. Ihre Diplomarbeit zum subjektiven Sinn von Psychosen kann bei ihr angefordert werden. Kontakt: sabrinakoschinsky@gmx.de.

Günter Lempa, Dr., Arzt für Psychiatrie und Psychotherapeutische Medizin, Psychoanalytiker. Niedergelassen in eigener Praxis in München. Veröffentlichungen zur Theorie und Therapie der Psychosen und zur Sozialpsychologie. Kontakt: gulempa@aol.co.

Candelaria Mahlke, Dipl.-Psych., wissenschaftliche Mitarbeiterin im Peer-Projekt und im Bereich der Bipolaren Erkrankungen, Universitätsklinikum Hamburg-Eppendorf. Kontakt: c.mahlke@uke.de.

Anja Mehnert, Prof. Dr., Jg. 1973, Leitung der Sektion Psychosoziale Onkologie und kommissarische Leitung der Abteilung für Medizinische Psychologie und Medizinische Soziologie, Universitätsklinikum Leipzig. Kontakt: anja.mehnert@medizin.uni-leipzig.de.

Julie Mewes, M.A., Ethnologin, schrieb ihre Abschlussarbeit am Institut für Europäische Ethnologie der Humboldt-Universität zu Berlin über die ordnungsgebenden Praxen des Stimmenhörens in zwei Trialoggruppen des Netzwerks Stimmenhören e.V. Seit 2012 forscht sie als Doktorandin, gefördert durch die Hans-Böckler-Stiftung, zu den Arbeits-, Alltags- und Wissenspraktiken in der psychiatrischen Ergotherapie. Kontakt: julie.mewes@hu-berlin.de.

Hendrik Meyer, Jg. 1991, von 2009 bis 2011 jährlich jeweils manisch und depressiv erkrankt. Seit 2013 Bachelorstudium der Psychologie an der Universität Hamburg. Engagement als Erfahrener bei *Irre menschlich-* und *Psychenet*-Projekten in der Begegnungs- und Aufklärungsarbeit.

Steffen Moritz, Prof. Dr., Jg. 1969, Leiter der Arbeitsgruppe Klinische Neuropsychologie des Universitätsklinikums Hamburg-Eppendorf, Erstautor verschiedener Metakognitiver Trainings für Psychose und Zwang. Zahlreiche Veröffentlichungen. Kontakt: moritz@uke.de.

Dieter Naber, Prof. Dr., Jg. 1947, ist Klinischer Direktor der Klinik und Poliklinik für Psychiatrie und Psychotherapie am Universitätsklinikum Hamburg-Eppendorf. Kontakt: naber@uke.de.

Jörg Niewöhner, Prof. Dr., forscht und lehrt an der Humboldt-Universität zu Berlin am Institut für Europäische Ethnologie in den Bereichen Anthropologie der Lebenswissenschaften, Wissenschaftsforschung und Stadtanthropologie.
Kontakt: joerg.niewoehner@staff.hu-berlin.de.

Daniel Nischk, Diplom-Psychologe, Jg. 1971, Verhaltenstherapeut, Supervisor, verschiedene Lehraufträge und Dozententätigkeiten, ist therapeutischer Leiter der Soteria-Station am Zentrum für Psychiatrie (ZfP) Reichenau. Forschungstätigkeit im Bereich psychotherapeutischer Ansätze bei schizophrenen Psychosen. Kontakt: d.nischk@zfp-reichenau.de.
Simone Nordmeyer, Diplom-Psychologin, Jg. 1982, in Ausbildung zur Psychologischen Psychotherapeutin (tiefenpsychologisch fundiert). Tätig in der Klinik für Psychiatrie und Psychotherapie am St. Josef-Hospital Oberhausen. Kontakt: SimoneNordmeyer@gmx.de.
Gerhard Dieter Ruf, Dr., Jg. 1953, Facharzt für Neurologie und Psychiatrie, Psychotherapeut in eigener Praxis in Asperg; Systemischer Therapeut (IGST, SG, DGSF), Lehrtherapeut (DGSF) beim Bodensee-Institut für Systemische Therapie und Beratung. Schwerpunkte: systemische Psychiatrie, systemische Therapie bei psychischen Störungen, Psychotherapie bei Psychosen. Kontakt: gdruf@psych-asperg.de.
Friederike Ruppelt, M. Sc. Psychologie, Jg. 1988, Mitarbeiterin im Arbeitsbereich Psychose, Universitätsklinikum Hamburg-Eppendorf. Kontakt: f.ruppelt@uke.de.
Johannes Rusch, Facharzt für Psychiatrie am Zentrum für Psychiatrie Reichenau. Kontakt: j.rusch@zfp-reichenau.de.
Ingo Schäfer, PD Dr., MPH, Jg. 1971, Oberarzt in der Klinik für Psychiatrie und Psychotherapie des Universitätsklinikums Hamburg-Eppendorf. Leiter der Arbeitsgruppe »Trauma und Stressforschung« und Geschäftsführer im Zentrum für Interdisziplinäre Suchtforschung (ZIS) der Universität Hamburg. Zu seinen Arbeitsgebieten zählt die Bedeutung von Traumatisierungen für die Entwicklung schwerer psychischer Erkrankungen und die Entwicklung von angemessenen therapeutischen Angeboten für Betroffene. Kontakt: i.schaefer@uke.de.
Friederike Schmidt, Dr., Jg. 1977, Psychologische Psychotherapeutin mit Schwerpunkt Psychosenpsychotherapie am MVZ Pinel Berlin und der Charite Berlin. Kontakt: friederike.schmidt@charite.de.
Gwen Schulz, Tischlerin und Erzieherin, unter anderem psychoseerfahren, EX-IN-Ausbildung, seit 2011 mit ganzem Herzen Peerbegleiterin im Universitätsklinikum Hamburg-Eppendorf.
Michael Schulz, Prof. Dr., Jg. 1969, Lehrstuhl Psychiatrische Pflege an der Fachhochschule der Diakonie in Bielefeld. Arbeitsschwerpunkte:

Recovery, Adherence, Entwicklung psychiatrischer Pflege. Kontakt: michael.schulz@fhdd.de.

Maher Showah, Cand. Master Psychologie, Universität Konstanz, absolvierte ein halbjähriges Praktikum in der Soteria Reichenau und untersucht gegenwärtig im Rahmen seiner Masterarbeit die Korrelate von subjektiven Sinnzuschreibungen von jüngeren Psychosepatienten im längerfristigen Verlauf. Kontakt: maher.showah@uni-konstanz.de.

Martina Stubenvoll, Diplom-Psychologin, Jg. 1963, Arbeit in eigener Praxis als Psychologische Psychotherapeutin (VT), Schwerpunkt Trauma und Sucht. Langjährige therapeutische Arbeit im qualifizierten Entzug im Universitätsklinikum Hamburg-Eppendorf. Validierung und Etablierung des Therapieprogramms »Seeking Safety« für Posttraumatische Belastungsstörung und Substanzmissbrauch. Kontakt: mst@psychotherapie-stubenvoll.de

Robert Thessier, Jg. 1982, lebt in der Schweiz. Mit 24 Jahren durchlebte er während einer Auslandsreise und einem anschließenden Auslandssemester eine psychotische Episode. Fünf Jahre später schrieb er seine psychotischen Erfahrungen und Empfindungen als Erlebnisbericht nieder. Kontakt: robert.thessier@gmx.ch.

Christiane Uhlmann, Diplom-Psychologin, Jg. 1984, befindet sich in der Ausbildung zur systemischen Kinder- und Jugendlichenpsychotherapeutin und arbeitet als Diplom-Psychologin am Müritz-Klinikum in Röbel. Ihre Diplomarbeit zum subjektiven Sinn von Psychosen kann bei ihr angefordert werden.
Kontakt: christiane.uhlmann@googlemail.com.

Lilly Unverzagt, MFA, Jg. 1981, lebt und arbeitet in Hamburg. Depressionserfahrung. Autorin von *Ich habe gelernt zu fühlen – mein Weg aus der Depression.*

Charlotte Wittekind, Diplom-Psychologin, Jg. 1983, in Ausbildung zur Psychologischen Psychotherapeutin (VT) und wissenschaftliche Mitarbeiterin in der Klinik für Psychiatrie und Psychotherapie am Universitätsklinikum Hamburg-Eppendorf. Kontakt: c.wittekind@uke.de.

Literatur

A

AEBI, E. (1996): Vom weichen Zimmer hinaus ins Leben. In: AEBI, E.; CIOMPI, L.; HANSEN, H. (Hg.): Soteria im Gespräch. Bonn, S. 128–139.

AFFLECK, G.; TENNEN, H. (1996): Construing benefits from adversity. Adaptational significance and dispositional underpinnings. In: *Journal of Personality*, 64, S. 899–922.

AG der Psychoseseminare (Hg.) (2009): Es ist normal, verschieden zu sein. Verständnis und Behandlung von Psychosen. www.irremenschlich.de/download (letzter Aufruf 11/2013).

AMELANG, M.; ZIELINSKI, W. (2002): Psychologische Diagnostik und Intervention. Berlin

AMERING, M.; SCHMOLKE, M. (2007 und 2012): Recovery. Das Ende der Unheilbarkeit. Bonn.

ANDRES, K.; PFAMMATTER, M.; FRIES, A.; BRENNER, H.D. (2003): The significance of coping as a therapeutic variable for the outcome of psychological therapy in schizophrenia. In: *European Psychiatry*, 18, S. 149–154.

ANGERMEYER, M.C.; HOLZINGER, A.; CARTA, M.G.; SCHOMERUS, G. (2011): Biogenetic explanations and public acceptance of mental illness: Systematic review of population studies. In: *The British Journal of Psychiatry*, 199, 5, S. 367–372.

ANGERMEYER, M.C.; HOLZINGER, A.; MATSCHINGER, H. (1999): Lebensqualität, dass bedeutet für mich ... Ergebnisse einer Umfrage bei schizophrenen Patienten. In: *Psychiatrische Praxis*, 26, S. 56–60.

ANGERMEYER, M.C.; MATSCHINGER, H. (2005): Causal beliefs and attitudes to people with schizophrenia. Trend analysis based on data from two population surveys in Germany. In: *The British Journal of Psychiatry*, 186, S. 331–334.

ANTHONY, W.A. (1993): Recovery from mental illness. The guiding vision of the mental health service system in the 1990's. In: *Psychosocial Rehabilitation Journal*, 16, 4, S. 11–23.

ANTONI, M.H.; LEHMAN, J.M.; KILBOURN, K.M.; u.a. (2001): Cognitive behavioural stress management intervention decreases the prevalence of depression and enhances benefit finding among women under treatment for early stage breast cancer. In: *Health Psychology*, 20, S. 20–32.

ANTONOVSKY, A. (1979): Health, stress, and coping. The Jossey-Bass social and behavioral science series. San Francisco.

ANTONOVSKY, A. (1987): Unraveling the mystery of health: How people manage stress and stay well. The Jossey-Bass social and behavioral science series and the Jossey-Bass health series. San Francisco.

Antonovsky, A. (1993): The structure and properties of the sense of coherence scale. In: *Social Science and Medicine*, 36, S. 725–733.
ANTONOVSKY, A. (1997): Salutogenese. Zur Entmystifizierung der Gesundheit. Tübingen.
AWAD, A. G.; VORUGANTI, L. N. P. (2008): The Burden of Schizophrenia on Caregivers. A Review. In: *PharmacoEconomics*, 26, S. 149–162.

B

BAART, I.; WIDDERSHOVEN, G. (2013): Bipolar disorder: Idioms of susceptibility and disease and the role of »genes« in illness explanations. In: *Health*, 17, 6, S. 640–57.
BACH, P.; HAYES, S. (2002): The use of acceptance and commitment therapy to prevent the rehospitalization of psychotic patients: A randomized controlled trial. In: *Journal of Consulting and Clinical Psychology*, 70, S. 1129–1139.
BARKER, P.; BUCHANAN-BARKER, P. (2013): Das Gezeiten-Modell. Der Kompass für eine recovery-orientierte, psychiatrische Pflege. Deutschsprachige Ausgabe herausgegeben von Gianfranco Zuaboni, Christian Burr und Michael Schulz. Übersetzung aus dem britischen Englisch von Michael Herrmann. Bern.
BARROWCLOUGH, C.; HADDOCK, G.; LOWENS, I.; u. a. (2001): Staff expressed emotion and causal attributions for client problems on a low security unit: an exploratory study. In: *Schizophrenia Bulletin*, 27, S. 517–526.
BATESON, G. (1969): Krankheiten der Erkenntnistheorie. In: DERS. (1981): Ökologie des Geistes. Frankfurt/Main, S. 614–626.
BAUER, J. (2007): Prinzip Menschlichkeit. Hamburg.
BAUMANN, A. u. a. (2007): Veränderungen in der sozialen Distanz der Bevölkerung gegenüber schizophren Erkrankten in 6 deutschen Großstädten. In: *Der Nervenarzt*, 78, 7, S. 787–795.
BAUMEISTER, R. F.; NEWMAN, L. S. (1994): How stories make sense of personal experiences: motives that shape autobiographical narratives. In: *Personality and Social Psychology Bulletin*, 20, S. 676–690.
BEJERHOLM, U.; EKLUND, M. (2007): Occupational engagement in persons with schizophrenia: Relationships to self-related variables, psychopathology, and quality of life. In: *American Journal of Occupational Therapy*, 61, 1, S. 21–32.
BELLACK, A. (2006): Scientific and Consumer Models of Recovery in Schizophrenia. Concordance, Contrasts, and Implications. In: *Schizophrenia Bulletin*, 32, 3, S. 432–442.
BENGTSSON-TOPS, A.; BRUNT, D.; RASK, M. (2005): The structure of Antonovsky's sense of coherence in patients with schizophrenia and its relationship to psychopathology. In: *Scandinavian Journal of Caring Sciences*, 19, S. 280–287.
BENGTSSON-TOPS, A.; HANSSON, L. (2001a): Quantitative and qualitative aspects of the social network in schizophrenic patients living in the community. In: *International Journal of Social Psychiatry*, 47, S. 67–77.
BENGTSSON-TOPS, A.; HANSSON, L. (2001b): The validity of Antonovsky's Sense of Coherence measure in a sample of schizophrenic patients living in the community. In: *Journal of Advanced Nursing*, 33, 4, S. 432–438.

BERGSTEIN, M.; WEIZMAN, A.; SOLOMON, Z. (2008): Sense of coherence among delusional patients: prediction of remission and risk of relapse. In: *Comprehensive Psychiatry*, 49, S. 288–296.

BILLER, K.; STIEGELER, M. L. de (2008): Wörterbuch der Logotherapie und Existenzanalyse von Viktor Emil Frankl. Sachbegriffe, Metaphern, Fremdwörter. Wien.

BINSWANGER, L. (1947): Ausgewählte Vorträge und Aufsätze, Bd. I. Bern.

BINSWANGER, L. (1994): Der Mensch in der Psychiatrie. In: HOLZHEY-KUNZ, A. (Hg.): Ludwig Binswanger. Ausgewählte Werke, Bd. 4. Heidelberg, S. 57–72.

BIRCHWOOD, M.; MASON, R.; MACMILLAN, F.; HEALY, J. (1993): Depression, demoralization and control over psychotic illness: A comparison of depressed and non-depressed patients with a chronic psychosis. In: *Psychological Medicine*, 23, S. 387–395.

BLEULER, E. (1911): Dementia praecox oder die Gruppe der Schizophrenien. Leipzig.

BLEULER, M.; BLEULER, R. (1986): Dementia praecox oder die Gruppe der Schizophrenien: Eugen Bleuler. In: *The British Journal of Psychiatry*, 12, S. 661–662.

BOCK, T. (1995): Das Psychose-Seminar. Beitrag zum Trialog. Ohne Absicht therapeutisch. In: STARK, M.; BREMER, F.; ESTERER-WANDSCHNEIDER, I. (Hg.): Wege aus dem Wahnsinn. Therapien, Begleitung, Selbsthilfe bei psychischen Erkrankungen. Bonn, S. 194–200.

BOCK, T. (1999): Lichtjahre. Psychosen ohne Psychiatrie. Bonn.

BOCK, T. (2004): Spannungsfelder – bipolaren Patienten, ihren Angehörigen und Therapeuten. In: *psychoneuro*, 30, 10, S. 559–562.

BOCK, T. (2004a): Achterbahn der Gefühle – Leben mit Manie und Depression. Bonn.

BOCK, T. (2005): Psychotherapie mit Angehörigen, In: *Psychotherapie im Dialog* (Schwerpunktheft »Psychotherapie in der Psychiatrie«), 3, S. 283–288.

BOCK, T. (2005a): Stimmrecht der Seele? Stimmenhören in einem anthropologischen Psychosekonzept. In: KATSCHNIG, H.; AMERING, M. (Hg.): Stimmenhören – medizinische, psychologische, anthropologische Aspekte. Wien, S. 22–33.

BOCK, T. (2005b): Eigensinn und Psychose – Was wir von unbehandelten und unkooperativen Patienten lemen kftnnen. In: *Psychiatrische Pflege*, 11, 2, S. 62–66.

BOCK, T. (2011): Sinnsuche in der psychischen Störung – ein narrativer Ansatz in der Psychiatrie. In: *Kontext – Zeitschrift für Systemische Therapie und Familientherapie*, 42, 3, S. 227–244.

BOCK, T. (2011a): Eigensinn und Psychose – Noncompliance als Chance. Neumünster.

BOCK, T. (2012): Eigensinn und Psychose: Verstehen – Trialog – Psychotherapie. In: VON HAEBLER, D.; MENTZOS, S.; LEMPA; G. (Hg.): Psychosenpsychotherapie im Dialog. Göttingen, S. 100–115.

Bock, T. (2012b): Krankheitsverständnis – zwischen Stigmatisierung und Empowerment. In: *Schweizer Archiv für Neurologie und Psychiatrie*, 163, 4, S. 138–144.
Bock, T. (2013): Psychiatrie im Widerstreit der Interessen – Risiken und Chancen für die Zukunft. In: *Forum für Gemeindepsychologie*, 18.
Bock, T.; Brysinski, T.; Klapheck, K. u. a. (2010): Zum subjektiven Sinn von Psychosen. Erstellung, Validierung und erste Anwendung eines Fragebogens. Das Hamburger SuSi-Projekt. In: *Psychiatrische Praxis*, 37, S. 285–291.
Bock, T.; Buck, D.; Esterer, I. (2007): Stimmenreich. Mitteilungen über den WahnSinn. Bonn.
Bock, T.; Fritz-Krieger, S.; Stielow, K. (2008): Belastungen und Herausforderungen. Situation und Perspektive von Geschwistern schizophrener Patienten. In: *Sozialpsychiatrische Informationen*, 38, S. 28–31.
Bock, T.; Koesler, A. (2005): Bipolare Störungen. Manie und Depression erkennen und behandeln. Bonn.
Bock, T.; Mahlke, C.; Schulz, G.; Sielaff, G. (2013): Eigensinn und Psychose. Peerberatung und Psychotherapie. In: *Psychotherapeut*, 58, S. 364–370.
Bock, T.; Priebe, S. (2005): Psychosis seminars: An unconventional approach. In: *Psychiatric Services*, 56, S. 1441–1443.
Bombosch, J. (2000): Trialog in der Wissenschaft. Forschung im Psychoseseminar. Ein Arbeitsgruppenbericht. In: *Soziale Psychiatrie*, 3.
Bonanno, G. A.; Papa, A.; Lalande, K.; Zhang, N.; Noll, J. G. (2005): Grief processing and deliberate grief avoidance: A prospective comparison of bereaved spouses and parents in the United States and the People's Republic of China. In: *Journal of Consulting and Clinical Psychology*, 73, S. 86–98.
Borkin, J. R.; Steffen, J. J.; Ensfield, L. B.; u. a. (2000): Recovery Attitudes Questionnaire: Development and Evaluation. In: *Psychiatric Rehabilitation Journal*, 24, S. 95–102.
Borras, L. u. a. (2007): Religious beliefs in schizophrenia. Their relevance for adherence to treatment. In: *Schizophrenia Bulletin*, 33, 5, S. 1238–1246.
Bortz, J.; Döring, N. (2006): Forschungsmethoden und Evaluation. Heidelberg.
Boydell, K. M.; Stasiulis, E.; Volpe, T.; Gladstone, B. (2010): A descriptive review of qualitative studies in first episode psychosis. In: *Early intervention in psychiatry*, 4, S. 7–24.
Breitbart, W.; Rosenfeld, B.; Gibson, C.; u. a. (2010): Meaning-centered group psychotherapy for patients with advanced cancer: a pilot randomized controlled trial. In: *Psychooncology*, 19, S. 21–28.
Bruner, J. (1990): Sinn, Kultur und Ich-Identität. Zur Kulturpsychologie des Sinns. Heidelberg.
Brysinski, T. (2007): Erfassung der subjektiven Bedeutung von Psychosen: Erstellung, Überprüfung und erste Anwendung des Hamburger SuSi-Fragebogens. Unver. Diplomarbeit, Universität Hamburg.
Bucher, A. A. (2007): Psychologie der Spiritualität. Handbuch. Weinheim.
Buck-Zerchin, D. S. (2007): Auf der Spur des Morgensterns. Psychose als Selbstfindung. Norderstedt.

BUCKLEY, P. F.; MILLER, B. J.; LEHRER, D. S.; CASTLE, D. J. (2009): Psychiatric comorbidities and schizophrenia. In: *Schizophrenia Bulletin*, 35, S. 383–402.

BURKHARDT, A.; RUDORF, S.; BRAND, C. u. a. (2007): Ambivalenzen in der Beziehung von Eltern zu einem schizophreniekranken oder substanzabhängigen erwachsenen Kind. In: *Psychiatrische Praxis*, 34, S. 230–238.

BUTZLAFF, R. L. (1998): Expressed Emotion and Psychiatric Relapse. A Meta-analysis. In: *Archives of General Psychiatry*, 55, S. 47–552.

C

CHAUDHARY, P.; SHARMA, U. (1976): Existential frustration and mental illness. A comparative study of purpose in life in psychiatric patients and normals. In: *Indian Journal of Clinical Psychology*, 3, 2, S. 171–174.

CHEUNG, W. Y.; BARMALA, N.; ZARINEHBAF, S.; u. a. (2009): The association of physical and psychological symptom burden with time to death among palliative cancer outpatients. In: *Journal of Pain and Symptom Management*, 37, S. 297–304.

CHIBA, R.; KAWAKAMI, N.; MIYAMOTO, Y. (2011): Quantitative relationship between recovery and benefit-finding among persons with chronic mental illness in Japan. In: *Nursing & Health Sciences*, 13, S. 126–132.

CHOCHINOV, H. M.; HACK, T.; HASSARD, T.; u. a. (2004): Dignity and psychotherapeutic considerations in end-of-life care. In: *Journal of Palliative Care*, 20, S. 134–142.

CHOCHINOV, H. M.; HASSARD, T.; McCLEMENT, S.; u. a. (2009): The landscape of distress in the terminally ill. In: *Journal of Pain and Symptom Management*, 38, S. 641–649.

CIOMPI, L. (2011): Soteria Bern: Konzeptuelle und empirische Grundlagen, Wirkhypothesen. In: CIOMPI, L; HOFFMANN, H.; BROCCARD, M. (Hg.): Wie wirkt Soteria? Heidelberg, S. 43–68.

CIOMPI, L.; HOFFMANN, H.; BROCCARD, M. (Hg.) (2001): Wie wirkt Soteria? Eine atypische Psychosenbehandlung kritisch durchleuchtet. Bern.

COLE, B.; PARGAMENT, K. (1999): Re-creating your life: a spiritual/psychotherapeutic intervention for people diagnosed with cancer. In: *Psychooncology*, 8, S. 395–407.

CONRATHS, U. (2004): Die wichtigsten Elemente des Heilungsprozesses meiner schizophrenen Psychose. In: MACHLEIDT, W.; GARLIPP, P.; HALTENHOF, H. (Hg.): Schizophrenie. Behandlungspraxis zwischen speziellen Methoden und integrativen Konzepten. Stuttgart, S. 69–70.

CORBIN, J. M.; STRAUSS, A. L. (2004): Weiterleben lernen. Verlauf und Bewältigung chronischer Krankheit. Bern.

CORIN, E.; LAUZON, G. (1992): Positive withdrawal and the quest for meaning: the reconstruction of experience among schizophrenics. In: *Psychiatry*, 55, S. 266–278.

CREAMER, M.; BURGESS, P.; PATTISON, P. (1992): Reaction to trauma: a cognitive processing model. In: *Journal of Abnormal Psychology*, 101, S. 452–459.

CRUMBAUGH, J. C. (1968): Cross-validation of Purpose-in-Life Test based on Frankl's concepts. In: *Journal of Individual Psychology*, 24, S. 74–81.

CRUMBAUGH, J. C. (1977): The seeking of noetic goals test (SONG): A complimentary scale to the purpose in life test (PIL). In: *Journal of Clinical Psychology*, 33, 3, S. 900–907.

CRUMBAUGH, J. C.; MAHOLICK, L. T. (1964): An experimental study in existentialism: The psychometric approach to Frankl's concept of noogenic neurosis. In: *Journal of Clinical Psychology*, 20, S. 200–207.

CUNNINGHAM, A. J.; EDMONDS, C. V. (1996): Group psychological therapy for cancer patients: a point of view, and discussion of the hierarchy of options. In: *International Journal of Psychiatry in Medicine*, 26, S. 51–82.

CURRIER, J.; HOLLAND, J.; NEIMEYER, R. (2006): Sense-making, grief, and the experience of violent loss. Toward a mediational model. In: *Death Studies*, 30, S. 403–428.

D

DAMMANN, G. (Hg.) (2013): Phänomenologie und psychotherapeutische Psychiatrie. Stuttgart.

DAVIDSON, L.; SCHMUTTE, T.; DINZEO, T.; u. a. (2008): Remission and Recovery in Schizophrenia. Practitioner and Patient Perspectives. In: *Schizophrenia Bulletin*, 34, S. 5–8.

DAVIDSON, L.; STRAUSS, J. S. (1992): Sense of self in recovery from severe mental illness. In: *The British Journal of Medical Psychology*, 65, S. 131–145.

DAVIS, C.; WORTMAN, C. B.; LEHMAN, D. R.; SILVER, R. (2000): Searching for meaning in loss: Are clinical assumptions correct? In: *Death Studies*, 24, S. 497–540.

DAVIS, C. G.; NOLEN-HOEKSEMA, S.; LARSON, J. (1998): Making sense of loss and benefiting from the experience: Two construals of meaning. In: *Journal of Personality and Social Psychology*, 75, S. 561–574.

DEBATS, D. L. (1998): Measurement of personal meaning. The psychometric properties of the life regard index. In: WONG, P. T. P.; FRY, P. E. (Hg.): The Human Quest for Meaning. London, S. 237–259.

DENEKE, F.-W. (2001): Psychische Struktur und Gehirn. Die Gestaltung subjektiver Wirklichkeiten. Stuttgart.

DUDLEY, R.; SIITARINEN, J.; JAMES, I.; u. a. (2009): What do people with psychosis think caused their psychosis? A Q-methodology study. In: *Behavioural and Cognitive Psychotherapy*, 37, S. 11–24.

DUNKLEY, J. E.; BATES, G. W.; FOULDS, M.; u. a. (2007): Understanding adaptation to first-episode psychosis. The relevance of trauma and posttraumatic growth. In: *The Australasian Journal of Disaster and Trauma Studies*, 1.

E

EKLUND, M.; HERMANSSON, A.; HAKANSSON, C. (2012): Meaning in Life for People with Schizophrenia: Does it Include Occupation? In: *Journal of Occupational Science*, 19, S. 93–105.

ELLISON, C. (1983): Spiritual well-being: conceptualization and measurement. In: *Journal of Psychology & Theology*, 11, S. 330–340.

EMRICH, H. M. (2009): Vom Sinn der Depression. In: *Psychopraxis*, 12, 3, S. 17–23.

ENDICOTT, J.; NEE, J.; HARRISON, W.; BLUMENTHAL, R. (1993): Quality of Life Enjoyment and Satisfaction Questionnaire. A New Measure. In: *Psychopharmacology Bulletin*, 29, S. 321–326.

ENGLERT, J. S.; AHRENS, B.; GEBHARDT, R.; u. a. (1994): Das Berliner Coping-Projekt. Bewältigung von Krankheit und Belastungssituationen bei schizophrenen Patienten. In: SCHÜSSLER, G.; LEIBING, E. (Hg.): Coping. Verlaufs- und Therapiestudien chronischer Krankheit. Göttingen, S. 207–219.

ERIKSSON, M.; LINDSTRÖM, B. (2006): Antonovsky's sense of coherence scale and the relation with health: a systematic review. In: *Journal of Epidemiology and Community health*, 60, S. 376–381.

ESTROFF, S. E.; LACHICOTTE, W. S.; ILLINGWORTH, L. C.; JOHNSTON, A. (1991): Everybody's Got a Little Mental Illness: Accounts of Illness and Self among People with Severe, Persistent Mental Illnesses. In: *Medical Anthropology Quarterly*, 5, S. 331–369.

ESTROFF, S. E.; LACHIOTTE, W. S.; ILLINGWORTH, L. C.; JOHNSTON, A. (1997): »Jeder ist ein bisschen psychisch krank«. Die Krankheits- und Selbstdarstellungen von Menschen mit schweren, langwierigen psychischen Krankheiten. In: ANGERMEYER, M.; ZAUMSEIL, M. (Hg.): Verrückte Entwürfe. Kulturelle und individuelle Verarbeitung psychischen Krankseins. Bonn, S. 102–165.

F

FALLOT, R. D. (2007): Spirituality and religion in recovery. Some current issues. In: *Psychiatric Rehabilitation Journal*, 30, 4, S. 261–270.

FIFE, B. L. (1995): The measurement of meaning in illness. In: *Social Science & Medicine*, 40, S. 1021–1028.

FIFE, B. L. (2005): The role of constructed meaning in adaptation to the onset of life-threatening illness. In: *Social Science & Medicine*, 61, 10, S. 2132–2143.

FRANKL, V. E. (1997): Der Wille zum Sinn. Ausgewählte Vorträge über Logotherapie. München.

FRANKL, V. E. (1998): Der leidende Mensch: Anthropologische Grundlagen der Psychotherapie. Bern.

FRANKL, V. E. (2005): Ärztliche Seelsorge. Grundlagen der Logotherapie und Existenzanalyse. Zehn Thesen über die Person. Wien.

FRANZ, M.; MEYER, T.; GALLHOFER, B. (2002): Subjektive Lebensqualität schwer chronifizierter schizophrener Langzeitpatienten. Teil 3 der Hessischen Enthospitalisierungsstudie. In: *Psychiatrische Praxis*, 29, S. 306–310.

FRAZIER, P.; CONLON, A.; GLASER, T. (2001): Positive and negative life change following sexual assault. In: *Journal of Consulting and Clinical Psychology*, 69, S. 1048–1055.

FUCHS, T. (2007): The temporal structure of intentionality and its disturbance in schizophrenia. In: *Psychopathology*, 40, S. 229–235.

FUCHS, T. (2008): Das Gehirn – ein Beziehungsorgan. Eine phänomenologisch-ökologische Konzeption. Stuttgart.

G

Gaebel, W. (2006): Behandlungsleitlinie Schizophrenie. Praxisleitlinien in Psychiatrie und Psychotherapie. Darmstadt.

Geekie, J. (2004): Listening to the voices we hear. Clients' understandings of psychotic experiences. In: Read, J.; Mosher, L. R.; Bentall, R. P. (Hg.): Models of Madness. Psychological, social and biological approaches to schizophrenia. Hove, S. 147–160.

Gergen, K. J. (1996): Das übersättigte Selbst. Identitätsprobleme im heutigen Leben. Heidelberg.

Gielen, R.; Giesler, H.; Bock, T.; u. a. (2012): Leitlinie Bipolare Störungen und die Bedeutung des Trialogs. In: *Der Nervenarzt*, 83, S. 587–594.

Giffort, D.; Schmook, A.; Woody, C.; u. a. (1995): Construction of a Scale to Measure Consumer Recovery. Illinois Office of Mental Health.

Glasersfeld, E. v. (1997): Wege des Wissens. Konstruktivistische Erkundungen durch unser Denken. Heidelberg.

Goldberg, B.; Brintnell, S. E.; Goldberg, J. (2002): The Relationship between engagement in meaningful activities and quality of life in people disabled by mental illness. In: *Occupational Therapy in Mental Health*, 18, 2, S. 17–44.

Grawe, K. (2004): Neuropsychotherapie. Göttingen.

Groß, H. (2007): Validierung der deutschen Fassung der Skala »Life Regard Index revised« (LRI-r). Fragebogen-Test zum Lebenssinn. Dissertation, Universität Marburg.

Guardini, R. (2003): Vom Sinn der Schwermut. Mainz.

H

Habermas, T.; Bluck, S. (2000): Getting a life: The emergence of a life story in adolescence. In: *Psychological Bulletin*, 126, S. 748–769.

Hales, S.; Lo, C.; Rodin, G. (Hg.) (2010): Managing cancer and living meaningfully (CALM) – treatment manual: an individual psychotherapy for patients with advanced cancer. Psychosocial Oncology and Palliative Care. Toronto.

Hammer, M.; Plössl, I.; Hundsdörfer, T. (2008): Stressbewältigungstraining (SBT) für psychisch kranke Menschen. In: *Ergotherapie, Rehabilitation*, 47, 9, S. 10–17.

Hansson, L. (2006): Determinants of quality of life in people with severe mental illness. In: *Acta Psychiatrica Scandinavica*, 113, Suppl. 429, S. 46–50.

Hasler, F. (2011): Neuromythologie. Eine Streitschrift gegen die Deutungsmacht der Hirnforschung. Bielefeld.

Hasson-Ohayon, I.; Kravetz, S.; Roe, D.; David, A. S.; Weiser, M. (2006): Insight into psychosis and quality of life. In: *Comprehensive Psychiatry*, 47, S. 265–269.

Hauser, J. (2004): Vom Sinn des Leidens. Würzburg.

Hayes, S. C.; Strosahl, K.; Wilson, K. G. (1999): Acceptance and commitment therapy: An experiential approach to behaviour change. New York.

Heidenreich, T.; Michalak, J. (Hg.) (2013): Die »dritte Welle« der Verhaltenstherapie – Grundlagen und Praxis. Weinheim.

HEISEL, M. J.; FLETT, G. L. (2004): Purpose in life, satisfaction with life and suicide ideation in a clinical sample. In: *Journal of Psychopathological Behavior Assessment*, 26, S. 127–135.
HELL, D. (2009 a): Die Sprache der Seele verstehen. Die Wüstenväter als Therapeuten. Freiburg.
HELL, D. (2009 b): Welchen Sinn macht Depression? Ein integrativer Ansatz. Hamburg.
HELL, D. (2012): Depression als Störung des Gleichgewichts. Wie eine personbezogene Therapie gelingen kann. Stuttgart.
HERMANS, H. (2001): The Dialogical Self: Toward a Theory of Personal and Cultural Positioning. In: *Culture & Psychology*, 7, S. 243–281.
HERMANS, H.; KEMPEN, H.; RENS, J. (1992): The dialogical self – beyond individualism and rationalism. In: *American Psychologist*, 47, S. 23–33.
HOLZHEY-KUNZ, A. (1994): Leiden am Dasein. Die Daseinsanalyse und die Aufgabe einer Hermeneutik psychopathologischer Phänomene. Wien.
HOLZHEY-KUNZ, A. (2008): Daseinsanalyse. In: LÄNGLE, A.; HOLZHEY-KUNZ, A.: Existenzanalyse und Daseinsanalyse. Wien, S. 181–348.
HOLZINGER, A.; KILIAN, R.; LINDENBACH, I.; u. a. (2003): Patients' and their relatives' causal explanations of schizophrenia. In: *Social Psychiatry and Psychiatric Epidemiology*, 38, S. 155–162.
HOLZKAMP, K. (1972): Kritische Psychologie. Frankfurt/Main.
HORSTMANN, U. (1985): Der lange Schatten der Melancholie. Essen.
HUI, D.; DE LA CRUZ, M.; THORNEY, S.; u. a. (2011): The frequency and correlates of spiritual distress among patients with advanced cancer admitted to an acute palliative care unit. In: *American Journal of Hospice and Palliative Medicine*, 28, S. 264–270.

J

JACOBSEN, N.; GREENLEY, D. (2001): What is recovery? A conceptual model and explication. In: *Psychiatric Services*, 52, 4, S. 482–485.
JANOFF-BULMAN, R.; FRANTZ, C. M. (1997): The impact of trauma on meaning: From meaningless world to meaningful life. In: POWER, M. J.; BREWIN, C. R. (Hg.): The transformation of meaning in psychological therapies: Integrating theory and practice, Hoboken, NJ, S. 91–106.
JASPERS, K. (1913): Allgemeine Psychopathologie. Berlin.
JOHANNISSON, A. (1997): Bundesweite Erfassung aller zur Zeit bestehenden Psychoseminare und Befragung von Personen, die an einem Seminar teilnahmen. Unver. Diplomarbeit, Universität Hamburg.

K

KAROW, A.; NABER, D.; LAMBERT, M.; u. a. (2012): Remission as perceived by people with schizophrenia, family members and psychiatrists. In: *European psychiatry*, 27, S. 426–431.
KAROW, A.; PAJONK, F. G.; REIMER, J.; u. a. (2008): The dilemma of insight into illness in schizophrenia: self- and expert-rated insight and quality of life. In: *European Archives of Psychiatry and Clinical Neuroscience*, 258, S. 152–159.

KENYON, G. M. (2000): Philosophical Foundations of Existential Meaning. In: REKER, G. T.; CHAMBERLAIN, K. (Hg.): Exploring existential meaning: optimizing human development across the life span. Thousand Oaks.

KIM, Y.; SCHULZ, R.; CARVER, C. S. (2007): Benefit finding in the cancer caregiving experience. In: *Psychosomatic Medicine*, 69, S. 283–291.

KINGDON, D.; TURKINGTON, D. (2005): Cognitive therapy of schizophrenia. New York.

KISKER, K.-P. (1960): Der Erlebniswandel des Schizophrenen. Ein psychopathologischer Beitrag zur Psychonomie schizophrener Grundsituationen. Berlin.

KISKER, K.-P. (1976): Mit den Augen eines Psychiaters. Stuttgart.

KISSANE, D. W.; CLARKE, D. M.; STREET, A. F. (2001): Demoralization syndrome. A relevant psychiatric diagnosis for palliative care. In: *Journal of Palliative Care*, 17, S. 12–21.

KISSANE, D. W.; LOVE, A.; HATTON, A.; u. a. (2004): Effect of cognitive-existential group therapy on survival in early-stage breast cancer. In: *Journal of Clinical Oncology*, 22, S. 4255–4260.

KLAPHECK, K.; LINCOLN, T. M.; BOCK, T. (2014): Meaning of psychoses as perceived by patients, their relatives and clinicians. In: *Psychiatry Research* (im Erscheinen).

KLAPHECK, K.; NORDMEYER, S.; CRONJÄGER, H.; NABER, D.; BOCK, T. (2012): Subjective experience and meaning of psychoses. The German Subjective Sense in Psychosis Questionnaire (SUSE). In: *Psychological Medicine*, 42, S. 61–71.

KLICHE, T.; KRÖGER, G. (2008): Empowerment in Prävention und Gesundheitsförderung. Eine konzeptkritische Bestandsaufnahme von Grundverständnissen, Dimensionen und Erhebungsproblemen. In: Gesundheitswesen, 70, S. 715–720.

KLINGBERG, S.; HESSE, K. (2013): Kognitive Verhaltenstherapie bei schizophrenen Psychosen. Grundzüge einer evidenzbasierten, störungsspezifischen Psychotherapie. In: *Psychotherapeut*, 58, S. 352–356.

KLOSTERKÖTTER, J. (1992): The meaning of basic symptoms for the genesis of the schizophrenic nuclear syndrome. In: *Japanese Journal of Psychiatry & Neurology*, 46, S. 609–630.

KNUF, A. (2003): Empowerment fördern. Beispiel Psychiatrie. In: *Managed Care*, 7, S. 17–19.

KNUF, A. (2008): Recovery: Wider den demoralisierenden Pessimismus. Genesung auch bei langzeiterkrankten Menschen. In: *Kerbe*, 1, S. 8–11.

KNUF, A. (2009): Basiswissen. Empowerment in der psychiatrischen Arbeit. Bonn.

KOBASA, S. C. (1979): Stressful life events, personality, and health. An Inquiry into hardiness. In: *Journal of Personality and Social Psychology*, 37, S. 1–11.

KOENIG, H. G. (2004): Religion, spirituality, and medicine: research findings and implications for clinical practice. In: *Southern medical journal*, 97, 12, S. 1194–1200.

KOENIG, H. G. (2009): Research on religion, spirituality, and mental health. A review. In: *Canadian journal of psychiatry*, 54, 5, S. 283–291.

KOESLER, A.; BOCK, T. (2005): Psychotherapie bipolarer Störungen. In: *Psychotherapie im Dialog* (Schwerpunktheft »Psychotherapie in der Psychiatrie«), 6, 3, S. 283–288.
KOHLHOFER, T. (1992): Schizophrenie. Ätiologische Erklärungsmodelle, Überprüfung der existentiellen Dimension. Unver. Diplomarbeit. Universität Wien.
KOSCHINSKY, S. (2012): Der subjektive Sinn von Psychosen. Eine qualitative Studie im Rahmen des Hamburger SuSi-Projekts. Unver. Diplomarbeit, Universität Hamburg.
KRAEPELIN, E. (1899): Psychiatrie. Ein Lehrbuch für Studierende und Ärzte. Leipzig.
KUIPERS, E.; WATSON, P.; ONWUMERE, J.; u. a. (2007): Discrepant illness perceptions, affect and expressed emotion in people with psychosis and their carers. In: *Social Psychiatry and Psychiatric Epidemiology*, 42, S. 277–283.
KYLMÄ, J.; JUVAKKA, T.; NIKKONEN, M.; u. a. (2006): Hope and schizophrenia. An integrative review. In: *Journal of Psychiatric and Mental Health Nursing*, 13, S. 651–664.

L

LAMBERT, M.; NABER, D. (2012): Current schizophrenia. London.
LANGDON, R.; WARD, P. (2009): Taking the Perspective of the Other Contributes to Awareness of Illness in Schizophrenia. In: *Schizophrenia Bulletin*, 35, S. 1003–1011.
LÄNGLE, A. (1988): Entscheidung zum Sein. Viktor E. Frankls Logotherapie in der Praxis. München.
LÄNGLE, A. (2005): Das Sinnkonzept V. Frankls. Ein Beitrag für die gesamte Psychotherapie. In: PETZOLD, H. G.; ORTH, I. (Hg.): Edition Sirius: Sinn, Sinnerfahrung, Lebenssinn in Psychologie und Psychotherapie, Bd. 2. Bielefeld, S. 403–460.
LARSEN, J. A. (2004): Finding meaning in first episode psychosis: Experience, agency, and the cultural repertoire. In: *Medical Anthropology Quarterly*, 18, S. 447–471.
LAUVENG, A. (2010): Morgen bin ich ein Löwe. München.
LAZARUS, R. S.; FOLKMAN, S. (1984): Stress, appraisal and coping. New York.
LEAMY, M.; BIRD, V.; LE BOUTILLIER, C.; WILLIAMS, J.; SLADE, M. (2011): Conceptual framework for personal recovery in mental health. Systematic review and narrative synthesis. In: *The British Journal of Psychiatry*, 199, S. 445–452.
LEFERINK, K. (1997): Die Person und ihre Krankheit. Mangelnde Einsicht als Identitätsstrategie bei Menschen mit chronischer Schizophrenie. In: ANGERMEYER, M.; ZAUMSEIL, M. (Hg.): Verrückte Entwürfe. Kulturelle und individuelle Verarbeitung psychischen Krankseins. Bonn, S. 206–261.
LEHMAN, A. F. (1988): A Quality of Life Interview for the chronically mentally ill. In: *Evaluation and Program Planning*, 11, 1, S. 51–62.
LEMAY, K.; WILSON, K. G. (2008): Treatment of existential distress in life threatening illness: a review of manualized interventions. In: *Clinical Psychology Review*, 28, S. 472–493.

Lempa, G.; Montag, C.; von Haebler, D. (2013): Auf dem Weg zum Manual des psychodynamischen Psychosetherapeuten. In: *Psychotherapeut*, 4, S. 327–338.
Lempa, G.; von Haebler, D. (2012): Werkzeugkasten des psychodynamischen Psychosetherapeuten. In: *Psychotherapeut*, 5, S. 495–504.
Leontjew, A. N. (1982): Tätigkeit, Bewusstsein, Persönlichkeit. Köln.
Leucht, S.; Arbter, D.; Engel, R. R.; Kissling, W.; Davis, J. M. (2009): How effective are second-generation antipsychotic drugs? A meta-analysis of placebo-controlled trials. In: *Molecular Psychiatry*, 14, S. 429–447.
Leung, D.; Esplen, M. J. (2010): Alleviating existential distress of cancer patients: can relational ethics guide clinicians? In: *European Journal of Cancer Care*, 19, S. 30–38.
Lincoln, T. (2006): Kognitive Verhaltenstherapie der Schizophrenie. Ein individuenzentrierter Ansatz zur Veränderung von Wahn, Halluzinationen und Negativsymptomatik. Göttingen.
Lincoln, T. M.; Wilhelm, K.; Nestoriuc, Y. (2007): Effectiveness of psychoeducation for relapse, symptoms, knowledge, adherence and functioning in psychotic disorders: a meta-anlysis. In: *Schizophrenia Research*, 96, S. 232–245.
Linde, C. (1993): Life stories. The creation of coherence. Oxford.
Lindow, V. (1986): The social consequences of seeing a psychiatrist. Doctoral thesis, University of Bristol.
Link, B. G.; Struening, E. L.; Neese-Todd, S.; Asmussen, S.; Phelan, J. C. (2001): Stigma as a barrier to recovery: The consequences of stigma for the self-esteem of people with mental illnesses. In: *Psychiatric services*, 52, S. 1621–1626.
Lobban, F.; Barrowclough, C. (2005): Common sense representations of schizophrenia in patients and their relatives. In: *Clinical Psychology and Psychotherapy*, 12, S. 134–141.
Lobban, F.; Barrowclough, C.; Jones, S. (2003): A review of the role of illness models in severe mental illness. In: *Clinical Psychology Review*, 23, S. 171–196.
Lobban, F.; Barrowclough, C.; Jones, S. (2005 a): Assessing cognitive representations of mental health problems. I. The illness perception questionnaire for schizophrenia. In: *British Journal of Clinical Psychology*, 44, S. 147–162.
Lobban, F.; Barrowclough, C.; Jones, S. (2005 b): Assessing cognitive representations of mental health problems. II. The illness perception questionnaire for schizophrenia: Relatives' version. In: *British Journal of Clinical Psychology*, 44, S. 163–179.
Lobban, F.; Barrowclough, C.; Jones, S. (2006): Does Expressed Emotion need to be understood within a more systemic framework? An examination of discrepancies in appraisals between patients diagnosed with schizophrenia and their relatives. In: *Social Psychiatry and Psychiatric Epidemiology*, 41, S. 50–55.
Lucius-Hoene, G.; Deppermann, A. (2004): Rekonstruktion narrativer Identität. Ein Arbeitsbuch zur Analyse narrativer Interviews. Wiesbaden.

LUHMANN, N. (1984): Soziale Systeme. Grundriß einer allgemeinen Theorie. Frankfurt/Main.
LYNCH, D.; LAWS, K. R.; MCKENNA, P. J. (2010): Cognitive behavioural therapy for major psychiatric disorder: Does it really work? A meta-analytical review of well-controlled trials. In: *Psychological Medicine*, 40, S. 9–24.
LYSAKER, P. H.; LYSAKER, J. T. (2001): Psychosis and the disintegration of dialogical self-structure: Problems posed by schizophrenia for the maintenance of dialogue. In: *The British journal of Medical Psychology*, 74, S. 23–33.
LYSAKER, P. H.; LYSAKER, J. T. (2006): Psychotherapy and schizophrenia: an analysis of requirements of an individual psychotherapy for persons with profoundly disorganized selves. In: *Journal of Constructivist Psychology*, 19, S. 171–189.
LYSAKER, P. H.; BUCK, K. D.; CARCIONE, A.; u. a. (2011): Addressing metacognitive capacity for self reflection in the psychotherapy for schizophrenia? A conceptual model of the key tasks and processes. In: *Psychology and Psychotherapy: Theory, Research and Practice*, 84, S. 58–69.
LYSAKER, P. H.; ROE, D.; YANOS, P. T. (2007): Toward understanding the insight paradox: internalized stigma moderates the association between insight and social functioning, hope, and self-esteem among people with schizophrenia spectrum disorders. In: *Schizophrenia Bulletin*, 33, S. 192–199.
LYSSY, R. (2001): Swiss Paradise. Zürich.

M

MACHLEIDT, W.; PASSIE, T.; SPAZIER, D. (Hg.) (2007): PsychiaterSein. Karl Peter Kisker – Auswahl seiner Schriften. Bonn.
MAERKER, A.; ZÖLLNER T. (2004): The janus face of self-perceived growth. Toward a two component model of postraumatic growth. In: *Psychological Inquiry*, 15, S. 41–48.
MASCARO, N.; ROSEN, D. H. (2005): Existential meaning's role in the enhancement of hope and prevention of depressive symptoms. In: *Journal of Personality*, 73, S. 985–1013.
MATURANA, H. R.; VARELA, F. J. (1984): Der Baum der Erkenntnis. Die biologischen Wurzeln des menschlichen Erkennens. Bern u. a.
MAYRING, P. (2007): Qualitative Inhaltsanalyse. Grundlagen und Techniken. Weinheim.
MECHANIC, D.; MCALPINE, D.; ROSENFIELD, S.; DAVIS, D. (1994): Effects of illness attribution and depression on the quality of life among persons with serious mental illness. In: *Social Science & Medicine*, 39, 2, S. 155–164.
MEHNERT, A.; BRAACK, K.; VEHLING, S. (2011): Sinnorientierte Interventionen in der Psychoonkologie. In: *Psychotherapeut*, 56, S. 394–399.
MELCHINGER, H. (2011): Psychotherapie vs. fachärztliche Behandlung in der ambulanten psychiatrischen Versorgung. In: *Monitor Versorgungsforschung (MVF)*, 4, S. 35–40.
MELTON, A. M. A.; SCHULENBERG, S. E. (2008): On the measurement of meaning: Logotherapy's empirical contributions to humanistic psychology. In: *The Humanistic Psychologist*, 36, S. 31–44.

MENNEMANN, H. (2000): Leben angesichts des Todes. Sozialpädagogische Überlegungen zu Sinnfragen. In: BRELOER, G. (Hg.): Sinnfragen im Alter. Münster, S. 53–79.
MENTZOS, S. (2004): Psychodynamische Therapie der Psychosen. In: MACHLEIDT, W.; GARLIPP, P.; HALTENHOF, H. (Hg.): Schizophrenie. Behandlungspraxis zwischen speziellen Methoden und integrativen Konzepten. Stuttgart, S. 139–147.
MENTZOS, S. (2009): Lehrbuch der Psychodynamik. Die Funktion der Dysfunktionalität psychischer Störungen. Göttingen.
MERINDER, L. B. (2000): Patient education in schizophrenia: A review. In: *Acta Psychiatrica Scandinavica*, 102, S. 98–106.
MEYER, T. (2004): Vorstellungen schizophrener Menschen über Lebensqualität. Studien zur Schizophrenieforschung. Hamburg.
MILLER, G.; DE SHAZER, S. (1999): Lösungsorientierte Therapie als Gerücht. In: *Familiendynamik*, 24, S. 4–28.
MOHAMED, N. E.; BÖHMER, S. (2004): Die deutsche Version der Benefit Finding Skala: Ihre psychometrischen Eigenschaften bei Tumorpatienten. In: *Zeitschrift für Medizinische Psychologie*, 13, 2, S. 85–91.
MOHR, S. u. a. (2010): Evolution of spirituality and religiousness in chronic schizophrenia or schizo-affective disorders. A 3-years follow-up study. In: *Social psychiatry and psychiatric epidemiology*, 45, 11, S. 1095–1103.
MOHR, S.; BRANDT, P. Y.; BORRAS, L.; GILLIÉRON, C.; HUGUELET, P. (2006): Toward an integration of spirituality and religiousness into the psychosocial dimension of schizophrenia. In: *The American journal of psychiatry*, 163, 11, S. 1952–1959.
MOHR, S.; GILLIERON, C.; BORRAS, L.; BRANDT, P.-Y.; HUGUELET, P. (2007): The assessment of spirituality and religiousness in schizophrenia. In: *The Journal of nervous and mental disease*, 195, S. 247–253.
MOHR, S.; HUGUELET, P. (2004): The relationship between schizophrenia and religion and its implications for care. In: *Swiss medical weekly*, 134, S. 369–376.
MOOMAL, Z. (1999): The relationship between meaning in life and mental wellbeing. In: *South African Journal of Psychology*, 29, 1, S. 36–41.
MORITZ, S.; JELINEK, L.; HAUSCHILDT, M.; NABER, D. (2010a): How to treat the untreated: effectiveness of a self-help metacognitive training program (myMCT) for obsessive-compulsive disorder. In: *Dialogues in Clinical Neurosciences*, 12, S. 209–220.
MORITZ, S.; VECKENSTEDT, R.; RANDJBAR, S.; VITZTHUM, F. (2010b): MKT+: Individualisiertes metakognitives Therapieprogramm für Menschen mit Psychose. Heidelberg.
MORITZ, S.; VITZTHUM, F.; RANDJBAR, S.; VECKENSTEDT, R.; WOODWARD, T. S. (2010c): Detecting and defusing cognitive traps: Metacognitive intervention in schizophrenia. In: *Current Opinion in Psychiatry*, 23, S. 561–569.
MORITZ, S.; VECKENSTEDT, R.; RANDJBAR, S.; VITZTHUM, F.; WOODWARD, T. S. (2011): Antipsychotic treatment beyond antipsychotics: metacognitive inter-

vention for schizophrenia patients improves delusional symptoms. In: *Psychological Medicine*, 41, S. 1823–1832.

Moritz, S.; Favrod, J.; Andreou, C.; u. a. (2013 a): Beyond the usual suspects: positive attitudes towards positive symptoms is associated with medication noncompliance in psychosis. In: *Schizophrenie Bulletin*, 39, S. 917–922.

Moritz, S.; Veckenstedt, R.; Bohn, F.; Köther, U.; Woodward, T. S. (2013 b): Metacognitive training in schizophrenia. Theoretical rationale and administration. In: Roberts, D. L.; Penn, D. L. (Hg.): Social cognition in schizophrenia. From evidence to treatment. New York, S. 358–383.

Morrison, A. P.; Hutton, P.; Wardle, M.; u. a. (2012): Cognitive therapy for people with a schizophrenia spectrum diagnosis not taking antipsychotic medication: an exploratory trial. In: *Psychological Medicine*, 42, S. 1049–1056.

Mundhenk, R. (2004): Verborgene Pforte unseres Daseins – Aspekte des Religiösen im schizophrenen und mystischen Erleben. In: Bock, T.; Dörner, K.; Naber, D. (Hg.): Anstöße zu einer anthropologischen Psychiatrie. Bonn, S. 152–163.

Mundhenk, R. (2010): Lebt Gott in der Psychiatrie? Erkundungen und Begegnungen. Neumünster.

Muthny, F. A. (1989): Freiburger Fragebogen zur Krankheitsverarbeitung: FKV. Weinheim.

N

Naef, A. (2003 a): Nachtgängers Logik. Berlin.

Naef, A. (2003 b): Ich geh zur Tankstelle, trinke Kaffee und bin plötzlich aus dem Leben gestossen. *SonntagsZeitung* vom 10. August 2003.

Nischk, D.; Merz, P.; Rusch, J. (2012): Schizophrenie als Störung des verkörperten Selbst – therapeutische Konsequenzen aus phänomenologischen Analysen. Beitrag zum DGPPN-Preis für Philosophie 2012.

Nischk, D.; Rusch, J. (2009): Umsetzung neuropsychologischer Befunde der Schizophrenie in der stationären Behandlung akuter Psychosen. In: *Schizophrenie*, 25, S. 4–16.

Noiseux, S.; Ricard, N. (2008): Recovery as perceived by people with schizophrenia, family members and health professionals: A grounded theory. In: *International Journal of Nursing Studies*, 45, S. 1148–1162.

Noiseux, S.; Tribble St-Cyr, D.; Corin, E.; u. a. (2010): The process of recovery of people with mental illness. The perspectives of patients, family members, and care providers: Part 1. In: *BMC Health Services Research*, 10, S. 161.

Nowotny, M.; Dachenhausen, A.; Stastny, P.; Zidek. P.; Brainin, M. (2004): Empowerment, Lebensqualität und Partizipation in der neurologischen Rehabilitation. Eine empirische Studie an Schlaganfallpatienten und Angehörigen. In: *Wiener Medizinische Wochenschrift*, 154, S. 577–583.

P

Pargament, K. I. (1997): The psychology of religion and coping. Theory, research, practice. New York.

Parfy, E.; Schuch, B.; Lenz, G. (2003): Verhaltenstherapie. Moderne Ansätze für Theorie und Praxis. Wien.

Park, C. L. (2010): Making sense of the meaning literature. An integrative review of meaning making and its effects on adjustment to stressful life events. In: *Psychological Bulletin*, 136, S. 257–301.

Park, C. L.; Folkman, S. (1997): Meaning in the context of stress and coping. In: *Review of general psychology*, 1, S. 115–144.

Patel, M. X. (2004): Attitudes to psychosis: health professionals. In: *Epidemiology and Psychiatric Sciences*, 13, S. 213–218.

Pearson, P. R.; Sheffield, B. F. (1989): Psychoticism and purpose in life. In: *Personality and Individual Differences*, 10, S. 1321–1322.

Pekkala, E.; Merinder, L. (2002): Psychoeducation for schizophrenia. The Cochrane Database of Systematic Reviews, 2.

Peplau, H. E. (2009): Zwischenmenschliche Beziehungen in der Pflege – ausgewählte Werke. Bern.

Pielmaier, L.; Maerker, A. (2011): Risikofaktoren, Resilienz und posttraumatische Reifung. In: Seidler, G. H.; Freyberger, H. J.; Marker, A. (Hg.): Handbuch der Psychotraumatologie. Stuttgart, S. 73–82.

Pietruch, M.; Jobson, L. (2012): Posttraumatic growth and recovery in people with first episode psychosis. An investigation into the role of self-disclosure. In: *Psychosis*, 4, S. 212–223.

Priebe, S.; Warner, R.; Hubschmid, T.; Eckle, I. (1998): Employment, Attitudes Toward Work, and Quality of Life Among People With Schizophrenia in Three Countries. In: *Schizophrenia Bulletin*, 24, 3, S. 469–477.

Rapp, C. A.; Goscha, R. J. (2006): The Strengths Model. Case Management with People with Psychiatric Disabilities. New York.

Raskob, H. (2005): Die Logotherapie und Existenzanalyse Viktor Frankls. Systematisch und kritisch. Wien.

Reimann, S.; Hammelstein, P. (2006): Ressourcenorientierte Ansätze. In: Renneberg, B.; Hammelstein, P. (Hg.): Gesundheitspsychologie. Berlin, S. 13–28.

Reker, G. T. (2000): Theoretical perspective, dimensions and measurement of existential meaning. In: Reker, G. T.; Chamberlain, K. (Hg.): Exploring existential meaning. Optimizing human development across the life span. London, S. 39–55.

Reker, G. T.; Chamberlain, K. (Hg.) (2000): Exploring existential meaning. Optimizing human development across the life span. London.

Reker, G. T.; Wong, P. T. P. (1988): Towards a theory of personal meaning. In: Birren, J. E.; Bengston, V. L. (Hg.): Emergent theories of aging. New York, S. 214–246.

Retzer, A. (2002): Passagen – Systemische Erkundungen. Stuttgart.

Ridgway, P. (2001): Restoring psychiatric disability: Learning from first person recovery narratives. In: *Psychiatric Rehabilitation Journal*, 24, S. 335–343.

Riedel, C.; Deckart, R.; Noyon, A. (2008): Existenzanalyse und Logotherapie. Ein Handbuch für Studium und Logotherapie. Darmstadt.

Ritsner, M.; Kurs, R.; Gibel, A.; Ratner, Y.; Endicott, J. (2005): Validity of an abbreviated quality of life enjoyment and satisfaction questionnaire (Q-LES-Q18) for schizophrenia, schizoaffective, and mood disorder patients. In: *Quality of Life Research*, 14, S. 1693–1703.

Rodgers, M. L.; Norell, D. M.; Roll, J. M.; Dyck, D. G. (2007): An overview of mental health recovery. In: *Primary Psychiatry*, 14, S. 76–85.

Rodin, G.; Lo, C.; Mikulincer, M.; u. a. (2009): Pathways to distress: the multiple determinants of depression, hopelessness, and the desire for hastened death in metastatic cancer patients. In: *Social Science and Medicine*, 68, S. 562–569.

Rodin, G.; Zimmermann, C. (2008): Psychoanalytic reflections on mortality: a reconsideration. In: *Journal of the American Academy of Psychoanalysis and Dynamic Psychiatry*, 36, S. 181–196.

Roe, D. (2001): Progressing from patienthood to personhood across the multidimensional outcomes in schizophrenia and related disorders. In: *The Journal of nervous and mental disease*, 189, S. 691–699.

Roe, D. (2005): Self and narrative in schizophrenia: time to author a new story. In: *Medical Humanities*, 31, S. 89–94.

Roe, D.; Ben-Yishai, A. (1999): Exploring the relationship between the person and the disorder among individuals hospitalized for psychosis. In: *Psychiatry*, 62, S. 370–380.

Rogers, S.; Chamberlin, J.; Langer, E. M.; Crean, T. (1997): A consumer constructed scale to measure empowerment among users of mental health services. In: *Psychiatric Services*, 48, S. 1042–1047.

Romme, M.; Escher, S. (2013): Stimmenhören verstehen: Der Leitfaden zur Arbeit mir Stimmenhörern. Köln.

Rose, L. E.; Mallinson, R. K.; Walton-Moss, B. (2002): A Grounded Theory of Families Responding to Mental Illness. In: *Western Journal of Nursing Research*, 24, S. 516–536.

Rosen, J. (1953): Direct analysis. New York.

Rössler, W.; Salize, H. J.; Cucchiaro, G.; Reinhard, I.; Kernig, C. (1999): Does the place of treatment influence the quality of life of schizophrenics? In: *Acta psychiatrica Scandinavica*, 100, 2, S. 142–148.

Ruf, G. D. (2005): Systemische Psychiatrie. Ein ressourcenorientiertes Lehrbuch. Stuttgart.

Ruf, G. D. (2013): Einführung in die systemische Psychiatrie. Heidelberg.

Ruppelt, F. (2012): Auswirkungen von Psychose-Seminaren auf Sinnsuche, Recovery und Empowerment. Eine trialogische Erhebung im deutschsprachigen Raum. Unver. Masterarbeit, Universität Hamburg.

Rutter, M. (1985): Resilience in the face of adversity: Protective factors and resistance to psychiatric disorder. In: *British Journal of Psychiatry*, 147, S. 598–611.

Rutter, M. (2000): Resilience reconsidered: Conceptual considerations, empirical findings, and policy implications. In: Shonkoff, J. P.; Meisels, S. J. (Hg.): Handbook of early childhood intervention. Cambridge, S. 651–682.

S

SAMHSA (2005): The Ten Fundamental Components of Recovery. National Mental Health Information Center. http://store.samhsa.gov/shin/content/SMA05-4129/SMA05-4129.pdf (letzter Aufruf 12/2013).

SCAGNETTI-FEURER, T. (2011): Gesund oder krank? Eine vergleichende Untersuchung religiöser Visionen an PsychiatriepatientInnen und Gesunden. In: *Zeitschrift für Nachwuchswissenschaftler*, 3, S. 59–80.

SCHMID, R.; NEUNER, T.; CORDING, C.; SPIESSL, H. (2006): Lebensqualität schizophren Erkrankter und ihr Zusammenhang mit Krankheitsbewältigungsstrategien und Behandlungsaspekten. In: *Psychiatrische Praxis*, 33, S. 337–343.

SCHMID, R.; SPIEßL, H.; CORDIG, C. (2005): Die Situation von Geschwistern psychisch Kranker. In: Fortschritte der Neurologie – Psychiatrie FDN, 73, S. 736–749.

SCHMIDT, F. (2012): Nutzen und Risiken psychoedukativer Interventionen für die Krankheitsbewältigung bei schizophrenen Erkrankungen. Eine mehrperspektivische Studie. Bonn.

SCHNYDER, U.; VALACH, L.; HEIM, E. (1995): Coping and the decision to hospitalize in emergency psychiatry. In: *General Hospital Psychiatry*, 17, 5, S. 362–370.

SCHOLZ, L. (1914): Leitfaden für Irrenpflege. Halle.

SCHOMERUS, G. u. a. (2012): Evolution of public attitudes about mental illness: A systematic review and meta-analysis. In: *Acta psychiatrica Scandinavica*, S. 1–13.

SCHOMERUS, G. u. a. (2013): Causal beliefs of the public and social acceptance of persons with mental illness. In: *Psychological Medicine*, 4, S. 1–12.

SCHRANK, B.; SIBITZ, I.; SCHAFFER, M.; AMERING, M. (2007): Zu unrecht vernachlässigt: Geschwister von Menschen mit schizophrenen Psychosen. In: *Neuropsychiatrie*, 21, S. 216–225.

SCHULZ, M. (2005): Neuorientierung und Paradigmenwechsel: Psychiatrische Pflege im Umbruch. In: *Psychiatrische Pflege heute*, 11, S. 256–263.

SEIDL, E.; MOLLIK-KREUZWIRT, H. (2006): Die logotherapeutische Herangehensweise bei psychotischen Störungen. In: WIESMEYR, O.; BATTHYÁNY, A. (Hg.): Sinn und Person. Ausgewählte Beiträge zu Logotherapie und Existenzanalyse von Viktor E. Frankl. Weinheim, S. 323–330.

SEIKKULA, J.; ARNKIL, T. E.; ERIKSSON, E. (2003): Postmodern society and social networks: open and anticipation dialogues in network meetings. In: *Family Process*, 42, S. 185–203.

SEIKKULA, J.; OLSON, M. E. (2006): Der Ansatz des Offenen Dialogs bei akuter Psychose: Seine »Poetik« und »Mikropolitik«. In: *Zeitschrift für systemische Therapie und Beratung*, 24, S. 183–197.

SHEFFIELD, B. F.; PEARSON, P. R. (1974): Purpose-in-life in a sample of british psychiatric out-patients. In: Journal of Clinical Psychology, 30, 4, S. 459–469.

SIBITZ, I. u. a. (2011): The impact of the social network, stigma and empowerment on the quality of life in patients with schizophrenia. In: *European Psychiatry*, 26, S. 28–33.

Sin, J.; Moone, N.; Wellman, N. (2005): Developing services for the carers of young adults with early-onset psychosis – listening to their experiences and needs. In: *Journal of Psychiatric and Mental Health Nursing*, 12, S. 589–597.

Slade, M.; Amering, M.; Oades, L. (2008): Recovery: an international perspective. In: *Epidemiologia e Psichiatria Sociale*, 17, 2, S. 128–137.

Spiegel, D.; Spira, J. (Hg.) (1991): Supportive-expressive group therapy: a treatment manual of psychosocial intervention for women with recurrent breast cancer. Stanford.

Stainsby, M.; Sapochnik, M.; Bledin, K.; Mason, O. J. (2010): Are attitudes and beliefs about symptoms more important than symptom severity in recovery from psychosis? In: *Psychosis*, 2, 1, S. 41–49.

Stein, L. I.; Test, M. A. (1980): An alternative to mental health treatment. I: Conceptual model, treatment program, and clinical evaluation. In: *Archives of General Psychiatry*, 37, S. 392–397.

Stolovy, T.; Lev-Wiesel, R.; Doron, A.; Gelkopf, M. (2009): The meaning in life for hospitalized patients with schizophrenia. In: *Journal of Nervous and Mental Disorders*, 197, 2, S. 133–135.

Stratenwerth, I.; Bock, T. (2007): Die Bettelkönigin. Bonn.

Strauss, A. L.; Corbin, J. (1996): Grounded Theory: Grundlagen qualitativer Sozialforschung. Weinheim.

Sydow, K. v.; Beher, S.; Retzlaff, R.; Schweitzer, J. (2007): Die Wirksamkeit der Systemischen Therapie/Familientherapie. Göttingen u. a.

T

Taubert, S. (2003): Sinnfindung, Krankheitsverarbeitung und Lebensqualität von Tumorpatienten im perioperativen Verlauf. Online veröffentlichte Dissertation an der Freien Universitat Berlin, www.diss.fu-berlin.de/diss/receive/FUDISS_thesis_000000000959 (letzter Aufruf 11/2013).

Taubert, S.; Förster, C. (2005): Sinnfindung, Krankheitsverarbeitung und Lebensqualität von Tumorpatienten im perioperativen Verlauf. In: *Zeitschrift für Gesundheitspsychologie*, 13, 4, S. 147–157.

Tausch, R. (2004): Sinn in unserem Leben. In: Auhagen, A. E. (Hg.): Positive Psychologie. Anleitung zum »besseren« Leben. Weinheim, S. 86–102.

Tedeschi, R.; Calhoun L. G. (1996): The Posttraumatic Growth Inventory: Measuring the positive legacy of trauma. In: *Journal of Traumatic Stress*, 9, S. 455–471.

Tedeschi, R.; Calhoun, L. G. (2004): Posttraumatic growth: Conceptual foundations and empirical evidence. In: *Psychological Inquiry: An International Journal for the Advancement of Psychological Theory*, 15, S. 1–18

Test, M. A.; Stein, L. I. (Hg.) (1978): Alternatives to mental hospital treatment. New York.

Teunissen, S. C.; Wesker, W.; Kruitwagen, C.; u. a. (2007): Symptom prevalence in patients with incurable cancer: a systematic review. In: *Journal of Pain and Symptom Management*, 34, S. 94–104.

THEKKUMPURATH, P.; VENKATESWARAN, C.; KUMAR, M.; BENNETT, M. I. (2008): Screening for psychological distress in palliative care: a systematic review. In: *Journal of Pain and Symptom Management*, 36, S. 520–528.

THEODORE, K. u. a. (2011): Quality of life and illness beliefs in individuals with early psychosis. In: *Social Psychiatry and Psychiatric Epidemiology*, 47, 4, S. 545–551.

TOLSTIKOVA, K.; FLEMING, S.; CHARTIER, B. (2005): Grief, complicated grief, and trauma: The role of the search for meaning, impaired selfreference, and death anxiety. In: *Illness, Crisis & Loss*, 13, S. 293–313.

TOPOR, A. (2001): Managing the contradictions. Recovery from severe mental disorders. Stockholm Studies of Social Work, 18. Stockholm University. http://su.diva-portal.org/smash/get/diva2:302582/FULLTEXT01 (letzter Aufruf 12/2013).

TURNER, N. u. a. (2007): What influences purpose in life in first episode psychosis? In: *British Journal of Occupational Therapy*, 70, S. 401–406.

U

UPDEGRAFF, J. A.; SILVER, R. C.; HOLMAN, E. A. (2008): Searching for and finding meaning in collective trauma: Results from a national longitudinal study of the 9/11 terrorist attacks. In: *Journal of Personality and Social Psychology*, 95, S. 709–722.

UTSCHAKOWSKI, J.; SIELAFF, G.; BOCK, T. (Hg.): Vom Erfahrenen zum Experten. Wie Peers die Psychiatrie verändern. Köln.

V

VAN VELDHUIZEN, R. J. (2007): FACT: A Dutch Version of ACT. In: *Community Mental Health Journal*, 43, S. 421–433.

VAUTH, R.; STIEGLITZ, R. D. (2006): Chronisches Stimmenhören und persistierender Wahn. Fortschritte der Psychotherapie. Göttingen.

VEHLING, S.; LEHMANN, C.; OECHSLE, K.; u. a. (2011): Global meaning and meaning-related life-attitudes: exploring their role in predicting depression, anxiety and demoralization in cancer patients. In: *Supportive Care in Cancer*, 19, S. 513–520.

VON ILJIN, J. (2013): Religiosität, Sinnkonstruktion und andere Krankheitsverarbeitungsstrategien bei Psychose-Erfahrenen. Unver. Bachelorarbeit. Universität Hamburg.

W

WALSH, E. (1998): Strengthening family resilience. New-York

WATZLAWICK, P.; WEAKLAND, J. H.; FISCH, R. (1974): Lösungen. Zur Theorie und Praxis menschlichen Wandels. Bern u. a.

WENDT, H. (2012): Gemeinsamkeiten und Unterschiede bei medizierten und nichtmedizierten Personen mit der Diagnose einer psychotischen Störung. Ein Vergleich hinsichtlich Einstellung zur Behandlung, Symptomerleben, Krankheitskonzepten und Krankheitsbewältigung. Unver. Diplomarbeit, Universität Hamburg.

WETZEL, J. (2006): Versuche der Verständigung. Das Psychose-Seminar Pankow. Unver. Diplomarbeit, Katholische Hochschule für Sozialwesen Berlin.

WIEDEMANN, G.; KLINGBERG, S. (2003): Psychotherapie (CBT) produktiver Symptomatik bei Patienten mit schizophrener Psychose. In: *Nervenarzt*, 74, S. 76–84.

WILKEN, J.P.; DEN HOLLANDER, D. (2005): Rehabilitation and recovery. A comprehensive approach. Amsterdam.

WIRTZ, U.; ZÖBELI, J. (1995): Hunger nach Sinn: Menschen in Grenzsituationen. Grenzen der Psychotherapie. Zürich.

WITTGENSTEIN, L. (1984): Philosophische Untersuchungen, Werkausgabe Bd. 1. Frankfurt/Main, S. 225–580.

WYKES, T.; STEEL, C.; EVERITT, B.; TARRIER, N. (2008): Cognitive behavior therapy for schizophrenia: Effect sizes, clinical models, and methodological rigor. In: *Schizophrenia Bulletin*, 34, S. 523–537.

Y

YALOM, I.D. (1980): Existential Psychotherapy. New York.

YALOM, I.D. (1989): Existentielle Psychotherapie. Köln.

YALOM, I.D.; GREAVES, C. (1977): Group therapy with the terminally ill. In: *American Journal of Psychiatry*, 134, S. 396–400.

YANOS, P.T.; ROE, D.; LYSAKER, P.H. (2010): The Impact of Illness Identity on Recovery from Severe Mental Illness. In: *American journal of psychiatric rehabilitation*, 13, S. 73–93.

YARNELL, T.D. (1971): Purpose-in-Life Test: Further correlates. In: *Journal of Individual Psychology*, 27, 1, S. 76–79.

Z

ZÖLLNER, T.; CALHOUN, L.G.; TEDESCHI, R.G. (2006): Trauma und persönliches Wachstum. In: MAERCKER, A.; ROSNER, R. (Hg.): Psychotherapie der posttraumatischen Belastungsstörungen. Krankheitsmodelle und Therapiepraxis – störungsspezifisch und schulenübergreifend. Stuttgart, S. 36–45.

ZUABONI, G.; ABERHALDEN, C.; SCHULZ, M.; WINTER, A. (Hg.) (2012): Recovery Praktisch! Schulungsunterlagen. Bern. www.sanatorium-kilchberg.ch/data/Recovery_praktisch_PDF_Version_2012_7606.pdf (letzter Aufruf 11/2013).

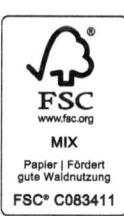

Zeitfracht Medien GmbH
Ferdinand-Jühlke-Straße 7
99095 Erfurt, Deutschland
produktsicherheit@kolibri360.de